神奇本草

邵国杰 编著

中国中医药出版社
·北京·

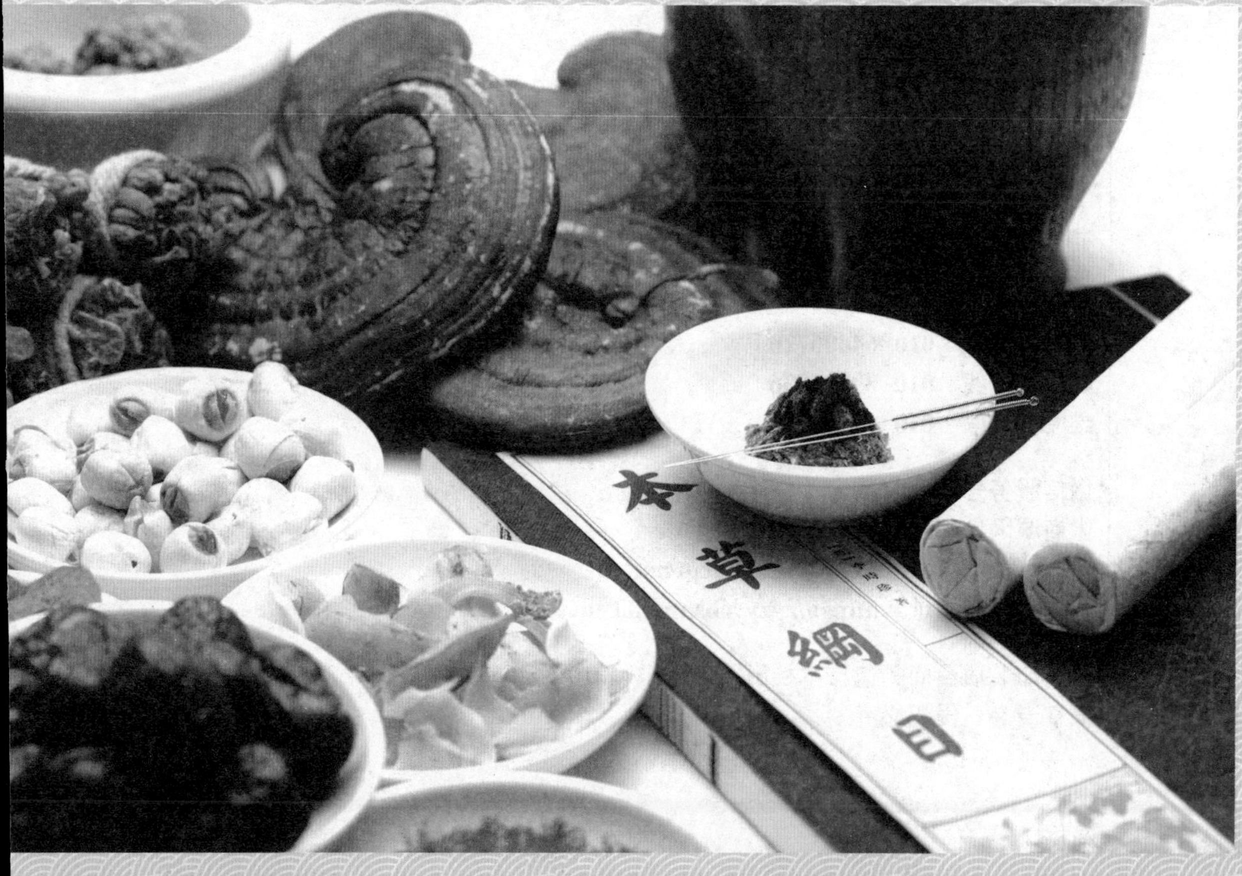

图书在版编目（CIP）数据
神奇本草 / 邵国杰编著 .—北京：中国中医药出版社，2019.5
ISBN 978 – 7 – 5132 – 5133 – 4

Ⅰ . ①神…　Ⅱ . ①邵…　Ⅲ . ①本草－普及读物　Ⅳ . ① R281-49

中国版本图书馆 CIP 数据核字（2018）第 167425 号

中国中医药出版社出版
北京经济技术开发区科创十三街 31 号院二区 8 号楼
邮政编码　100176
传真　010-64405750
山东百润本色印刷有限公司印刷
各地新华书店经销

开本 787×1092　1/16　印张 13.75　彩插 1　字数 288 千字
2019 年 5 月第 1 版　2019 年 5 月第 1 次印刷
书号　ISBN 978 – 7 – 5132 – 5133 – 4

定价　58.00 元
网址　www.cptcm.com

社 长 热 线　010–64405720
购 书 热 线　010–89535836
维 权 打 假　010–64405753

微信服务号　zgzyycbs
微商城网址　https://kdt.im/LIdUGr
官 方 微 博　http://e.weibo.com/cptcm
天猫旗舰店网址　https://zgzyycbs.tmall.com

如有印装质量问题请与本社出版部联系（010-64405510）

内容提要

本书是河南省开封市中医院副主任医师邵国杰先生的力作。中医药学在中华传统文化中占有重要地位。作者为执着的情，岁逾古稀，百代本草索神奇。其提要勾玄，穷搜极览，解析医学要旨，展示中药风采。

本书亦俗亦雅，融知识性、观赏性于一体，重在“赏”，囊括了160余味中药的神功奇闻，让读者在对中医药学有相应认知的同时，陶冶性灵，提升文化素养。中医药源于天地自然，彰显天人和谐。中医药文化血肉有情，生动精彩。赏识中医药文化，以修身洁行，颐神养性，把握阴阳，形与神俱，而尽终其天年，不亦乐乎？

本书堪称中医药学的创新版、考究版、赏析版、休闲版，是作者努力向广大读者奉献的赏识中医药文化读本；亦可作为中医药院校教材的补充参考读物及展出、宣讲、弘扬中医药文化的素材。

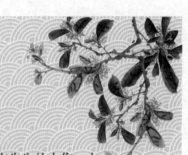

序

“神农尝百草”乃本草之始祖，而亘古封神。《本草纲目》集药学之大成，令天下称奇。从神农氏、李时珍到如今，悠悠数千年，多少神奇事，尽在求索中。

“本草”是中药的原始称号。《尚书·洪范》曰“庶草蕃芜”，言众草茂盛，而不及木，则木亦可谓之草。故“本草”的“草”已包括木，实为植物的总称。

中药有植物、动物、矿物药及部分加工品、化学制品和外来药，而统称为“本草”。“本草”二字始见于《汉书·平帝纪》，所以一直沿用至今，是由于“诸药以草为本”，草木植物在中药中占多数的缘故。五代后蜀韩保升云：“按药有玉石、草木、虫兽，而直云本草者，为诸药本草类最多也。”

“神”者，灵也，秘也。《素问·天元纪大论》曰：“阴阳不测谓之神。”“奇”者，特也，异也。《庄子·知北游》云：“万物一也，是其所美者为神奇。”王安石的《游褒禅山记》中说：“而世之奇伟、瑰怪、非常之观，常在于险远，而人之所罕至焉，故非有志者不能至也。”

历代医药典籍是中医药学宝贵文化遗产的重要组成部分，也是发掘、整理、学习、研究药物知识的宝库。诸如阐述药物的产地、采集、炮制、性味、归经、功用、主治、配伍、禁忌等的著作及当今中药教材，虽已是车载斗量，却多人云亦云，辗转抄录，而把那些有关中药的奇谈、趣闻、传说、佳话、神功、妙用常视作“旁门左道”，任其流落散轶，没有进行过认真整理。尽管其中有些浪漫的词语和光怪陆离的故事略显夸张色彩，但大都充溢着丰富的药理、医理、哲理乃至天文、人文等多学科、多方面的知识，是中医药文化亟待开发的璞玉。正如宋·胡仔《苕溪渔隐从话后集》所言：“嗟呼，世之不乏奇珍异宝，乏识者耳。”

本书独辟蹊径开发整理，考究求证有关中医药的神传奇闻、神人奇事和神功奇用，以展现中药的神通灵奥、奇妙特绝、出神入化、珍奇瑰丽。本书有血有肉，而富含滋味。书中既有先贤文章、诗赋、神话、典故、俗谚、病案的记载，还兼具幽默、诙谐。《警世通言·叙》说得好：“野史尽真乎？曰：‘不必也。’尽赝乎？曰：‘不必也。’然则去其赝而存其真乎？曰：‘不必也。’”

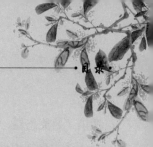

所谓“嬉笑怒骂，皆成文章”。

本书融知识性、趣味性、观赏性为一体，每每令读者如置身本草王国中漫游，山水景观、人文地理、原始生态、四时风物、异域习俗、古刹巨树、湖光塔影、亭台楼阁、园林花草、谷肉果菜、羽毛鳞介、玉石珠宝、古玩收藏等尽收眼底。更有王侯将相、征战治国；大医良方、妙手回春；文豪诗仙、纵情抒怀；名仕靓女、竞显风流。读来多能引人入胜，雅俗共赏。如果把中药文化喻为一枚钻戒，那么这些神奇恰似钻戒上的宝石，熠熠生辉；如果把中药文化比作一席盛宴，那么这些神奇就是盛宴上的美酒，令人陶醉。

明·凌濛初《二刻拍案惊奇》卷三十七诗曰：“窈渺神奇事，文人多寓言，其间应有实，岂必尽虚玄？”神神奇奇，殊文别说，见余采记者侈多矣。然而寻采神奇宛如沙里淘金，海中捞针，古今中外相关资料，皆在搜觅之列。“不神不采，不奇不录”乃既定方针，“无神不采，无奇不录”谈何容易！有道是：“集诸碎锦，时见珍异。”笔者忙里偷闲，处处留心，时断时续，自1980年起例发凡以来，三充其容，数易其名，始得脱稿。正如宋·洪迈《夷坚丁志·序》所言：“顾以三十年之久，劳动心口耳目，琐琐从事于神奇荒怪，索墨费纸。”凡淫艳亵狎，俗鄙下流之糟粕，则舍弃。清·李汝珍《镜花缘》第一回写得好：“所叙虽近琐细，而曲终之奏，要归于正，淫词秽语，概所不录。”

本书恒以历代中医药著作及有关资料中对本草的神奇记载为主线，引录有名家朗朗上口的精辟论述和经典医案，以便医药学生能念念不忘，奉为楷模，有对药物性能的考择去取，而定群言之得失，有“名不见经传”的传闻，甚至不乏笔者的感悟和临证心得，即所谓“增以己言，总为一编”。

弘扬本草文化，振兴中医中药，为著书初衷。书中载病案180余例、诗词270余首、古今人物300多位、故事500余例。正是“药药有故事，味味传神奇”。本书取名作《文化本草》《休闲本草》亦甚觉恰当。

本书按药物名称首字的拼音排序。“神多多采，奇少少录”，所谓“有话即长（如人参、朱砂洋洋六七千言），无话即短（如王不留行、三棱寥寥二三百字）”是也。

笔者形单影只，孤陋寡闻，虽乐此不疲，却收效甚微，谨将所辑160余味中药，以飨读者。希冀同人对其中以讹传讹，指鹿为马，挂一漏万，舍本求末处师诲斧正，送炭点石，共铸神奇。

邵国杰

2019年1月

前言

玄，奥妙也。老子《道德经·一章》曰："玄之又玄，众妙之门。"神，神奇莫测也。《易·系辞上》曰："阴阳不测之谓神。"医蕴玄奥，药彰神明。是书启解医道玄机，传扬本草神奇。启玄能洞识中医奥秘，传神可鉴赏中药灵验，启玄传神，越读越有滋味。本书独辟蹊径弘扬传统文化，而为赏识中华文明之中医药文化读本。

昔神农、黄帝、扁鹊、仲景之书，辞旨简严，难以即解。唐·杨玄操所谓："理趣深远，非卒易了。"药味以千记，病症逾万种，名家辈出，流派纷呈，脏腑经络，内服外治方药之书汗牛充栋，十数年不能竟其说。常令读者望洋兴叹，踟蹰不前。

韩愈《进学解》曰："记事者必提其要，纂言者必钩其玄。"笔者"参博以为要，辑简而舍烦"，为您解析医学要旨，展示药物风采，努力向读者奉献出最具魅力的赏识中医药文化读本。《宋史·欧阳修传》曰："赏识之下，率为闻人。"随着中医药文化越来越受到世人的赏识和关注，中医药会更加声名远播，必将有助于其振兴和发展，这正是笔者撰书的初衷。

本书不刻意追求完美，重在显扬中医药文化理念与特色。其与以往中医药书籍辗转抄录、人云亦云不同，并无固定模式和套路。全书论医讲药，既一脉相承，各篇又相对独立，自成一节。其内容及风格亦医亦药、亦文亦史、亦古亦今、亦精亦杂、亦深亦浅、亦俗亦雅、亦庄亦谐，堪称中医药文化的创新版、考究版、赏析版、休闲版。读来让您爱不忍释、流连忘返。在提升中华文化素养、陶冶性灵的同时，能心领神会，对中医药学有相应的认知。

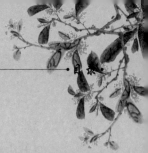

启医道之玄机，传本草之神奇，融笔者的感悟于其中，弘扬中医药文化，促进中医药知识的普及与提高，虽为已告退者亦理所应当，责无旁贷。古老、神秘、丰富、绝妙的中医药，令垂暮之人毅然日窗心织，夜案笔耕，乐此不疲。历经三十余载不断修改增删，考订完善。这正是：因沉醉的爱，年近不惑，千年医道求玄机；为执着的情，岁逾古稀，百代本草索神奇。笔者奋编摩之志，僭纂述之权，黾勉成帙。鉴于才识疏庸，理著而非切磋之彦，事述而无博雅之儒。仅凭一己之力，“穷坠绪之茫茫，独旁搜而远绍”（韩愈《进学解》）。虽兴言撰辑，却无意勒成一家。“不立异以为高，不逆情以干誉”（欧阳修《纵囚论》），不求炫示，只期信心，谨请读者明察。

最后，特向为本书友情题写书名的书法家河南焦作许海林先生致谢。

邵国杰

2019 年 1 月

语录

胸中有万卷书，笔底无半点尘者，始可著书；胸中无半点尘，目中无半点尘者，才许作古书注疏。

清·柯琴《伤寒来苏集》

万物一也，是其所美者为神奇……

《庄子·知北游》

平淡之极，乃为神奇。

清·费伯雄《医醇賸义·自序》

医道通天，药香活人；医药相贯，天人合一。
为人者，不可不知医；为人父母，做人子女者，尤不可不知医。

邵国杰2016年11月于汴

书酒诗

世间珍品书与酒，书声酒气最动人。
有酒无书低俗辈，有书无酒难销魂。
书酒为伴生雅兴，读书把酒长精神。
书到用时方恨少，酒香也怕失分寸。

作者邵国杰在编著本书之际，还致力于对中医药之酒文化的研究、开发，写有“书酒诗”一首并呈读者。

目录

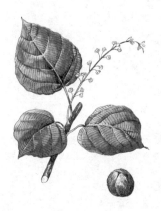

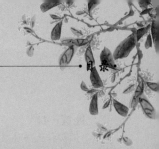

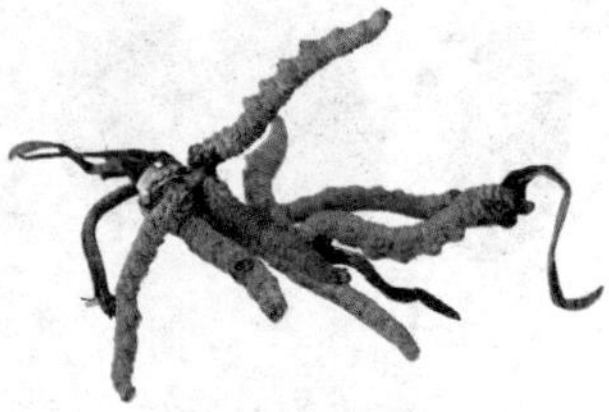

E

F

G

H

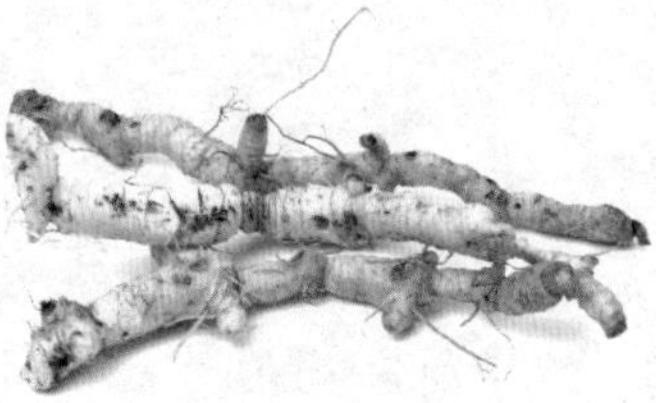

J

K

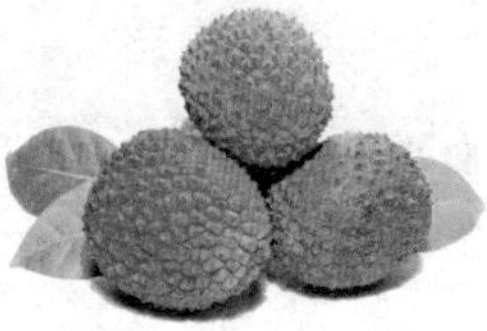

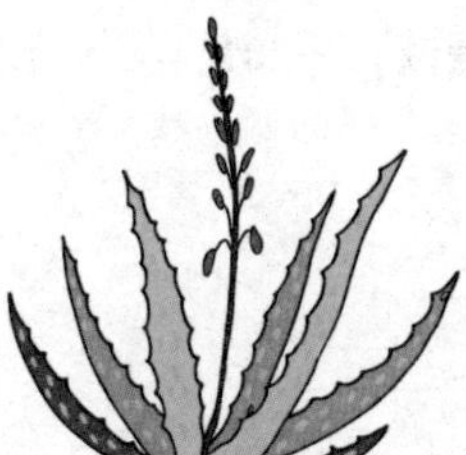

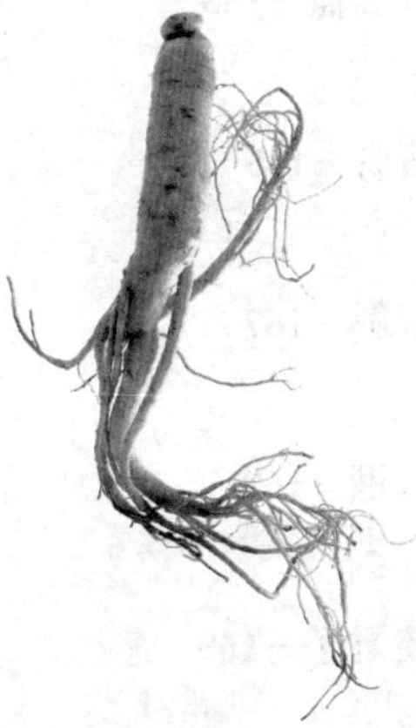

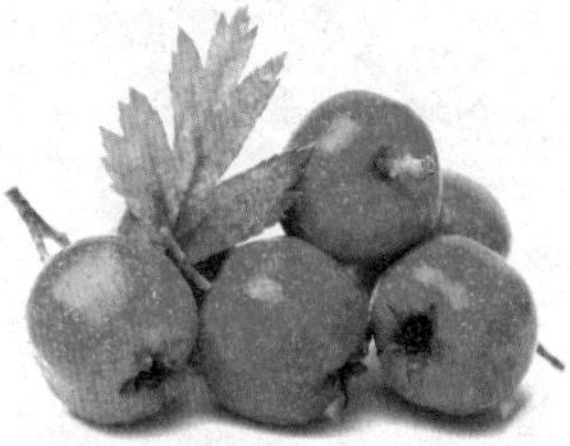

T

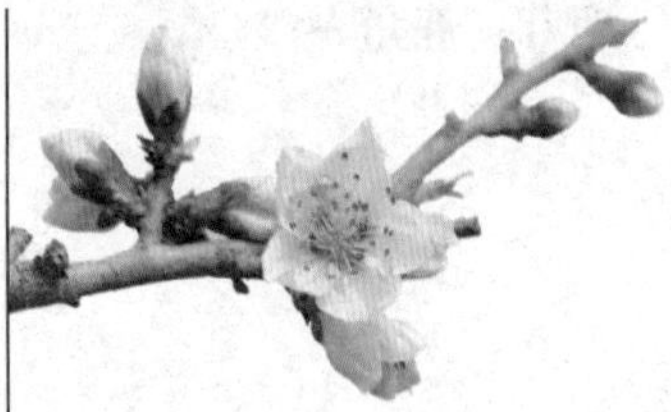

W

X

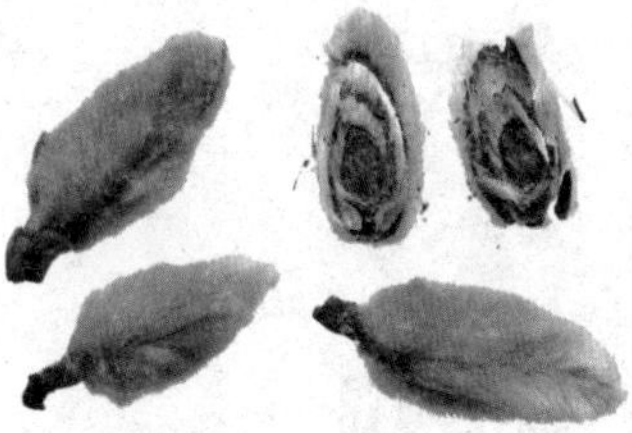

Y

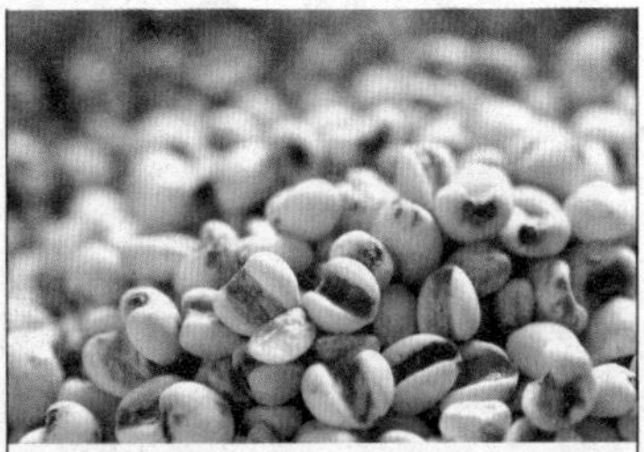

Z

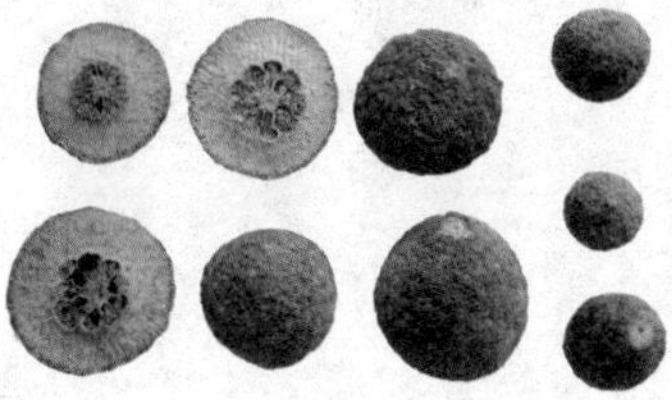

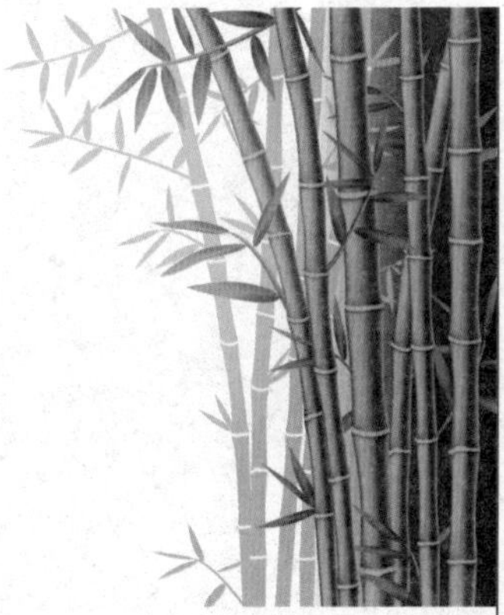

万物一也，是其所美者为神奇……

《庄子·知北游》

平淡之极，乃为神奇。

清·费伯雄《医醇賸义·自序》

艾 叶

七年病求三年艾

房门上悬挂艾叶、包粽子、刻龙舟，是千家万户过农历五月初五日时的古俗。南北朝梁宗懔所撰的《荆楚岁时记》载：“五月俗称恶月，多禁。五月五日，谓之浴兰节……采艾以为人，悬门户上，以禳毒气。”宋代吕原明撰《岁时杂记》记：“端午以艾为虎形，至有如黑豆大者，或剪彩为小虎，粘艾叶以戴之。”这便是“艾虎”。宋代诗人范成大在《竹枝词》中所写的“五月五日气岚开，南门竞船争看来”的诗句，突显出端午的节日气氛。清代文学家曹雪芹也在《红楼梦》第三十一回中描写了端午节的景象：“这日正是端阳佳节，蒲艾簪门，虎符系臂”。“蒲”指菖蒲，菖蒲之叶似钟馗之剑，相传可以斩妖驱魔；艾叶其气清香，可辟病邪、解疫毒；虎符系臂，目的也是为了驱邪，现今已被淘汰。

端午时的艾叶，清嫩味鲜，能开胃健脾，增进食欲。每逢端午，回族人民制作蒸艾叶、艾叶饺子等，乡野味馥郁。一首古诗说得好：

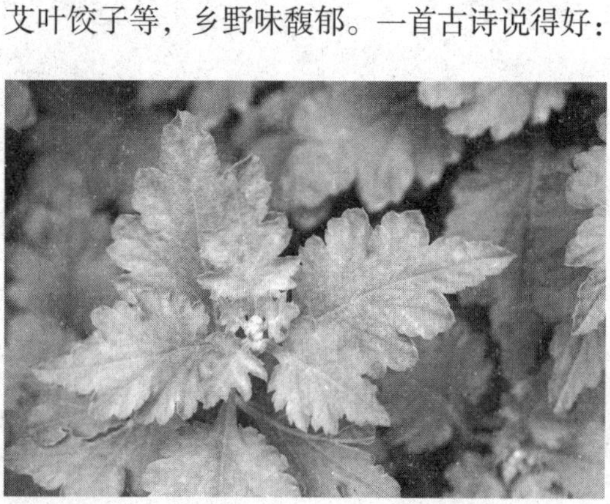

“端午时节草萋萋，野艾茸茸淡着衣，无意争颜呈媚态，芳名自有庶民知。”

有医家云：“杏乃中医之花，艾乃中医之草。”艾为菊科多年生草本植物，可在春夏间未开时采摘叶片，晒干或阴干，生用或炒炭用。有冰台（二字反切合声即“艾”）、艾蒿、灸草、草蓬、野莲头等多个异名。艾叶可内服，若连枝割下，晒干捣绒名艾绒，做成艾条，又可外用灸穴。《尔雅义疏》云：“盖医家灼艾灸病，故师旷谓为病草。”《名医别录》谓艾为医草。《孟子·离娄上》曰：“今之欲王者，犹七年之病求三年之艾也。苟为不畜，终身不得。”这是孟子说诸侯欲称王需要长期积蓄力量，就像治病必须用干燥存放多年的艾叶一样，否则不会成功。东汉经学家赵岐注解道：“艾可以为炙人病，于久益善，故以为喻。”《本草纲目》引元代医家朱震亨所言：“不知艾性至热，入火灸则气下行；入药服，则气上行”。同时又言：“艾叶生则微苦太辛，熟则微辛太苦，生温熟热，纯阳也。可以取太阳真火，可以回垂绝元阳。服之则走三阴，而逐一切寒湿，转肃杀之气为融和。灸之则透诸经，而治百种病邪，起沉疴之人为康泰，其功亦大矣。”《本草正义》更说：“古人灸法，本无一症不可治，艾之大用，惟此最多。”

医籍中以艾救治垂危的病例不可胜数，如“东垣灸元好问脑疽，以大艾炷如两核许者，灸至百壮，始觉痛而痊”。《名医类案·卷十二·脐风》载道：“枢密孙公抃，生子数日，患脐风（即新生儿破伤风），已不救，家人乃盛以盘合，将送诸江（水葬）。道遇老媪曰，儿可活。即与俱归，以艾灸脐下，即活。”另《古今议案按·卷二·泄泻》记：“邻郡一富翁，病泄泻弥年……富翁之病，乃气不能举，为下脱也……以艾灸百会穴三四十壮，泄泻止矣。”《续名医类案·卷十七·鼻》载：“王执中（宋代医学家）母氏，久病鼻干，有冷气。问诸医者，医者亦不晓。但云病去自愈，即而病去亦不愈也。后因灸绝骨（即悬钟穴）而渐愈。执中亦常患此，偶绝骨微疼而着艾，鼻干亦失去。初不知是灸绝骨之力，后阅《千金方》有此症，始知鼻干之去，因灸绝骨也。”

关于灸法，艾叶具有温经通络、行气活血，祛湿逐寒等作用。艾叶以春末夏初时采集为好。艾叶采摘后，除净泥土，晒干贮存，年代愈久愈好。李时珍云：“凡用艾叶，须用陈久者，治令细软，谓之熟艾；若生艾，灸火则易伤人肌脉。”就是在说艾灸所用的艾绒或艾条要用陈艾。艾叶可直接熏蒸一定的穴位和身体的某一部位，艾灸也分为直接灸和间接灸两种。直接灸仅用艾柱，间接灸有隔姜（片）灸、隔蒜（片）灸、隔盐灸等。小儿多采用间接灸法。施用灸法时，体位要平正，不能移动，防止艾柱滚落，或艾条的燃灰脱落而烫伤患者或烧坏衣服。由于姜汁或蒜汁的刺激，灸时灼痛，则可将姜、蒜片稍移动或向上提取片刻。若起小水泡无需处理，较大水泡可用消毒针头刺破后做消毒处理。

如今艾之药用剂型种类甚多。有灸用的艾绒、艾条、艾饼；有口服的片剂、水剂、汤剂、气雾剂等。艾灸可以透诸经而医百病；艾叶善治妇科病症，著名方剂“胶艾四物汤”即以艾叶为主药，有温经止痛、止血安胎等功效；艾叶的浸制液治疗慢性支气管炎有显效；艾叶的气雾剂可治哮喘；艾叶的烟雾剂还可杀灭金黄色葡萄球菌、大肠杆菌、绿脓杆菌。此外用艾制剂治疗乳腺小叶增生，可使患者免除手术之苦。将艾研末调敷或煎水洗，对疥癣都有很好的疗效。艾的药用范围之广泛为诸药所不及，“艾乃中医之草”的说法，并不过分。

巴　豆

巴豆性烈最为上

巴豆中的“巴”指产地，该药其形如豆，因名“巴豆”。巴者，古国名，位于四川省东部一带地方。

巴豆禀阳刚猛烈之性，以峻下寒积而称雄。《备急千金要方》《外台秘要》方中用巴豆者之不胜屈，大都治在消积排水。北宋政治家、科学家沈括在《梦溪笔谈·药议》说《药性论》“乃以众药之和厚者，定以为君，其次为臣，为佐，有毒性多为使。此谬说也。设若欲攻坚积，如巴豆辈，岂得不为君哉？”

《本草纲目》中引张元素之言：“巴豆乃斩关夺门之将，不可轻用。”并解释说：“世以巴豆热药治酒病膈气，以其辛热能开肠胃郁结也。但郁结虽开，而亡血液，损其真阴。”自此之后，一些本草名著相继随声附和，以致后之医者顾忌许多，因噎废食，在其后的书籍中很少见到使用巴豆的记录，巴豆几成“禁药”。诚然，巴豆系辛热有毒之品，用之不当则“危害昭昭”。记得笔者初行医时曾治一寒积腹痛张姓患者，遵《金匮要略》走马汤方，令患者张某取巴豆一枚，在炉火旁烤煨去油，来医院捣成粉霜，取巴豆粉少许，配杏仁数枚，服下后约一刻钟开始腹泻，连续腹泻十二三次。虽其后腹痛缓解，但精神萎顿，数日仍未能恢复精神。然而张某依然对笔者用药的胆量赞赏有加，两三个月后张某要求再服走马汤。这次笔者婉拒。俗语称“好汉扛不住三泡稀”，并非玄谈。巴豆其毒性在油，有服用巴豆油 20 滴而致死者。

然而毕竟有有识之士，不囿于张元素之说，研究巴豆得到了较全面的认识，并有取得成功的范例。如明代医家李中梓，曾用巴豆霜一味治好了八十高龄患泄泻病，自治不愈的著名医家王肯堂。李受邀去为王诊病，王肯堂比李中梓年长，当时王肯堂的名气也比李中梓大，于是李中梓问王肯堂曰：“公体肥多痰，当有迅利荡涤，能勿疑乎？”王曰：“当世之医，推君与我，君定方，我服药，又何疑也。”于是李中梓便一反他医治法，用“巴豆霜一味，下痰涎数升，其疾顿愈。”又如李时珍在《本草纲目》中说：“巴豆气热味辛，生猛熟缓，能吐能下，能上能行，是可升可降药也”，并记载有“巴豆，峻用则有劫病之功，微用亦有调中之妙”。

《续名医类案》记载的有关巴豆的案例较多，如其一为治水蛊：“元时名医宋会之治水蛊法，用老丝瓜一枚，去皮及子，剪碎，与巴豆二七粒同炒，视巴豆褐色为度，去巴豆存丝瓜。又用黄米如丝瓜之数同炒，视米褐色，去丝瓜存米研末，清水和为丸，梧桐子大。每服百丸，白汤下，蛊水尽从大便中出，而疾除矣。其言曰：巴豆逐出水者也，而患其迅，藉丝瓜取其气，丝瓜有筋，象人身脉络，得引巴豆之气，达诸脉

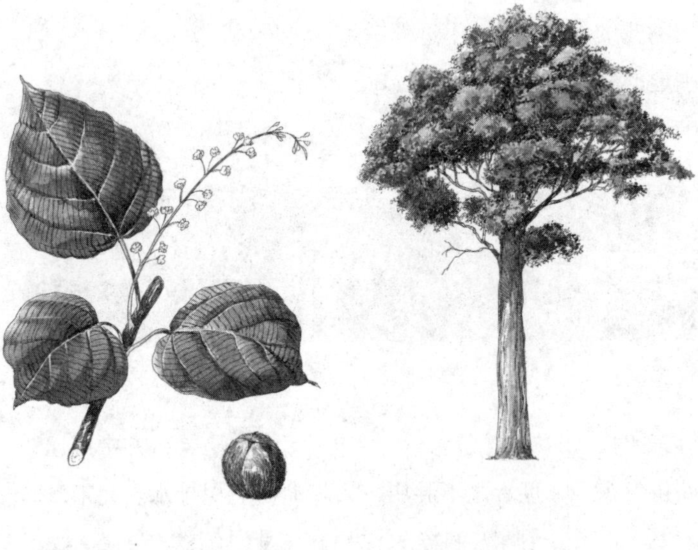

络。而仍用米者，投其胃气也。仍去丝瓜者，畏其受巴豆之气太甚也。”此方可否用于肝腹水、肾腹水及肿瘤引起的肿胀等，尚待研究。其二为治牙疼：“昔率为乐清主簿者，蛀牙疼不可忍，蛀牙疼不可忍，号呼之声，彻于四邻，用药不效。有丐者献一方，用之即安。以汉椒为末，及巴豆一粒，同研成膏，饭为丸如绿豆大，以绵裹安在蛀牙孔处立效。”其三为治肿胀：“张景岳在京治十五岁儿，适经药铺，见有晒晾巴豆，其父误以为松仁，以一粒与食之，嚼而味辣，亟吐出，已半粒下咽矣。少顷大泻十余，次日肚腹通身即肿胀，绝口不食。或谓宜黄连、绿豆以解毒。或谓四苓、五物以利口。张曰：大攻之后，岂非大虚之症乎？能再堪苦寒以败脾否？大泻之后，又尚有何水之可利？遂单用独参汤及温胃饮，以培脾气，不数剂而复元。夫既已大泻，而何以反胀若是，是可知大虚致成肿胀者，类多如此。”此即“塞因塞用”之法。

巴豆得热则助泻，遇冷则泻止。巴豆之毒，以少许轻擦完好之肤，须臾即发一泡，必至肿烂成疮，况肠胃柔脆之质。《药性论》曰：“中其毒，用黄连汁，大豆汁解之。”触摸巴豆的手应立刻清洗，切不可揉眼，误揉会使眼睑肿胀。

白豆蔻

豆蔻梢头二月初

豆蔻按中医习惯通常指草豆蔻。如《本草衍义》云：“豆蔻，草豆蔻也，气味极辛，微香。此是对肉豆蔻而名之。”而《辞海》则称“豆蔻”是植物名，亦称“白豆蔻”“圆豆蔻”。

草豆蔻与白豆蔻都是我国原有植物，而与之区别，肉豆蔻的故乡是印度，在印度传统烹饪中，豆蔻是上等食品的必不可少的配料。至于白豆蔻的药用价值，中医药学则认为白豆蔻属芳香健胃之品，有行气温中，化湿止呕的功能。白豆蔻所含的挥发油很不稳定，应在临用前磨碎入药。如古代汉族药学著作《本草通玄》所云：“白豆蔻，其功全在芳香之气，一经火炒，便减功力；即入汤液，但当研细，待诸药煎好，乘沸点服尤妙。”

白豆蔻性温，味辛，用其制成的祛寒湿饮料在我国历史悠久，兴盛于宋元时期。南宋女词人李清照在《摊破浣溪沙·病起萧萧两鬓华》写道：“豆蔻连梢煎熟水，莫分茶。”《事林广记别集》卷七载有诸品熟水，并有造熟水法：“夏月，凡造熟水，先倾百煎滚汤在瓶器内，然后将所用之物投入，密封瓶口，然后将所用之物投入，密封瓶口，则香倍矣。”

白 果

小苦微甘韵最高

白果人称银杏，为我国所独有。明代著名医药学家李时珍言："原生江南，叶似鸭掌，因名鸭脚。宋初始入贡，改呼银杏，因其形似小杏而核白色，今名白果。"宋代诗人梅尧臣在《答友人》中写道："鸭脚类绿李，其名因叶高。"宋代文学家欧阳修诗曰："绛囊因入贡，银杏贵中州。"

白果其实并不是果，而是银杏科落叶乔木银杏的成熟种子。银杏又名公孙树，是是古代银杏类植物在地球上存活的唯一品种，银杏的祖先远在两亿七千万年前的二叠纪时期便已出现，因此有活化石之称。银杏是世界上现存的种子植物中最古老的孑遗植物，也是我国特产的珍贵树种。近代文学家郭沫若曾作诗曰："亭亭最是公孙树，挺立乾坤亿万年。云去云来随落拓，当头几见月中天。"并热情地称赞银杏树应为中国的国树。

有趣的是，银杏树是雌雄异株植物，雄树开雄花，雌树开雌花，要经过授粉后，才会结出银杏来。李时珍云："其核两头尖，三棱为雄，二棱为雌。其仁嫩时绿色，久则黄。须雌雄同种，其树相望，乃结实。"

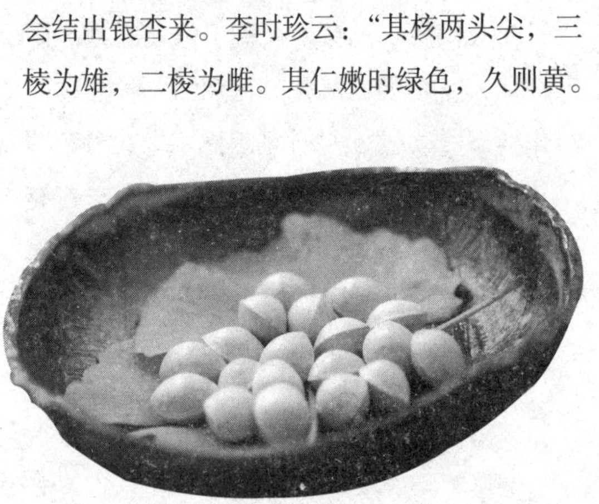

白果历来被食客所推崇，宋代诗人杨万里在《银杏赋》中写道："深灰残火累相遭，小苦微甜味更高。未必鸡头如鸭脚，不妨银杏伴金桃。"是说把白果埋在火灰里，烧熟的白果从火灰里蹦跳出来，露出青莹鲜嫩的白果仁，嚼之微甜稍苦，软韧鲜香，别有风味。

白果作药用，最早收载于元代吴瑞所撰的《日用本草》一书。《本草纲目》云："银杏，宋初始著名，而修本草者不收，近时方药亦时用之。"前人认为白果"其花夜开，人不得见，性阴，有小毒，故能消毒杀虫。"据清代成本的《续名医类案·卷二十二》载："黄履素曰：人阴毛中生虱，名八角子，贴伏毛根最痒恼。人相传此虫不医，延及头髦眉毛，其人当死。治法以生银杏捣烂，敷合毛上，隔宿其虫尽死。"

白果性平，味甘、苦、涩，能敛肺气，止喘嗽，止带缩尿，为呼吸科、泌尿科及妇科带症常用之品。后人曾有诗赞曰："止带涩精医道深，频频竟入女儿行。等闲欲问裙衩字，银杏姑娘姓公孙。"

因为白果有"缩小便"功能，过去参加科举考试的众多秀才常带些炒熟的白果，在临上场前吃几粒，以免在考试时尿急误事。中国古代婚礼，新娘总是要做几个小时的轿子，新娘子母亲则会在上轿前给女儿吃下熟白果，就不必担心新娘在中途会有尿意了。

《日用本草》对白果的副作用作了叙述：

“多食壅气动风，小儿多食昏霍、发惊引疳。同鳗鲡鱼食患软风。”宋代苏轼整理的《物类相感志》说：“银杏能醉人。”元代李鹏飞所撰的《三元参赞延寿书》说：“白果食满千个者死，小儿尤不可多食，多食立死。”又述“小儿多食，昏霍发惊。昔有饥者，以白果代饭食饱，次日皆死。”现代医学研究证明，白果含有银杏毒素，有毒，不可多食，多食能引起中毒，甚至死亡。若中毒可用麝香一分，调温水服即解。又喘咳痰稠者服后易致咳痰困难，宜配入清热之药为妥。

白及

填肺神方救死囚

关于白及的命名，据传说也与皇帝有关。因一老农献药草治愈了随西汉皇帝御驾亲征的一位将军的箭伤，皇帝便以老农的名字，给这种药草取名白及。而李时珍则说：“其根白色，连及而生，故名白芨。”

洪迈《夷坚志》记有一则故事，说台州一名将要被处死的囚犯告诉狱吏：“吾七犯死罪，苦遭讯拷，坐是肺皆控损，至于呕血。适得神方”才幸免于难。为了报答狱吏的照顾庇护之恩，囚犯于赴刑前把“神方”说给了狱吏。原来“只白及一味米饮调耳”。囚犯被“凌迟”处死后，刽子手剖开犯人胸膛，见肺间“数十孔，皆白及填补，色犹不变也”。虽然故事显得离奇，未可尽信，但白及却能使损伤的肺叶复生。正如《重庆堂随笔》所言：“白及最黏，大能补肺，可为上损善后之药。”

白及味苦而涩，性寒，质黏，为收敛止血药，可治疗体内外诸出血症。因其入肺、胃经，故临床多用于肺胃出血。笔者还常于顽固性口腔溃疡治疗中配用白及而获得一定

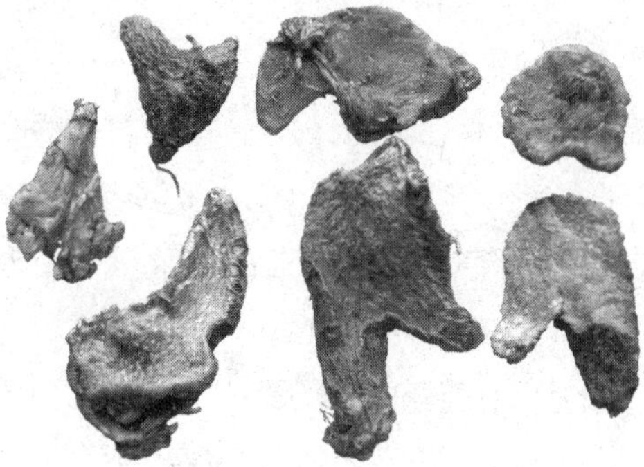

效果。

暮春初夏，白及花梗从碧绿的叶片中婷婷而出，淡紫色的花朵开得楚楚动人，“幽香自典雅，嫣然称清绝”，花朵俏丽可人的白及也是美容良药，被誉为“美白仙子”，可治疗痤疮、体癣、红肿、疤痕等皮肤病。《药性论》说白及“治面上疮，令人肌滑”，《本草纲目》云：“洗面黑，祛斑。”白及可以外用，也可以煮粥食用。著名京剧表演艺术家梅兰芳先生，就经常把白及与大豆、核桃仁等放在一起做粥食服，所以至老依然面容红润、肌肤光泽。

白及在金银雕饰品、景泰蓝掐丝上的应用由来已久。古代金银雕饰品立体垒丝的制作过程，须先用炭末粉调和白及黏液，塑成各种人物或鸟兽形象，用金丝盘曲、垒丝、用焊药焊牢固定，置火中，将炭模烧掉，而成为立体中空、剔透玲珑的金饰品。在景泰蓝的制作中，用白及或糨糊黏在掐叠翻卷好的铜胎上，经烧焊、点蓝和镀金而成。

因白及黏性强，古人常以之作浆糊，用来制作碑帖、册页之硬壳，如明代装裱理论家周嘉胄所著《装潢志》载："糊用白及、明矾、少加乳香、黄蜡、又用花椒、百部煎水投之。"

白 芍

养柔缓敛花绰约

亲人离别赠芍药，这是我国的一种古老的民俗。早在《诗经·国风·郑风》中就有"维士与女，伊其相谑，赠之以芍药。"《离骚》中的"留夷"也是芍药的古称，《韩诗外传》记载："芍药，离草也。"

李时珍对芍药的注释是："芍药，犹绰约也，美好貌。此草花容绰约，故以为名。"亲人惜别赠芍药，意为祝愿亲人旅途美好，平安吉祥。而古代戏词"莫恋他乡路边草，常惦庭院芍药花"，则是妻子告诫即将出门远行的丈夫，莫忘家中亲人。

李时珍在《本草纲目》中说："群花品中，以牡丹排第一，芍药为第二，故世谓牡丹为花王，芍药为花相。"因芍药于每年谷雨前后继牡丹之后开花，正是俗语说的"谷雨三朝看牡丹，立夏三照看芍药"，故芍药又有"牡丹之妹"的称呼。对于"花相"来历还另有说法，北宋时期朝廷"簪戴"（头帽上插花）之风流行，达官贵人举行酒宴时也加以仿效。《梦溪笔谈·补笔谈》里就载有"四相簪花宴"的故事。故事说北宋庆历年间韩琦任扬州太守，官署后花园中有一株芍药忽然开花四枝，花色上下红、中间黄蕊相间。这种品种的芍药后世称为"金缠腰"或"金带围"，当时同在大理寺供职的王珪、王安石两个人正好在扬州，韩琦便邀他们一同观赏。因为花开四朵，所以韩琦又临时请路过扬州也在大理寺供职的陈升之来参加。席间把花

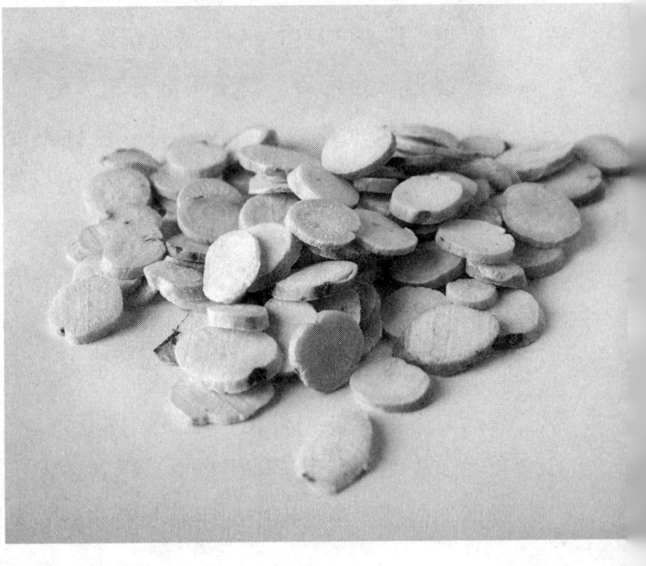

剪下，四个人各簪一枝。此后四人都先后做了宰相，芍药因此被称为“花相”。

古人说：“芍药著于三代（指夏商周）之际，风雅所流咏也。今人贵牡丹而轻芍药，不知牡丹初无名，依芍药而得名。”在唐代以前人们赞花只知“梨花带雨争妖艳，芍药笼烟骋媚妆”，不曾有牡丹。如唐代元稹的《红芍药》：“芍药绽红绡，巴篱织青琐。繁丝蹙金蕊，高焰当炉火。”生动地描绘出芍药的美妙特色。苏东坡曾言：“扬州芍药为天下之冠”。芍药种下后要到第三年才开花，红白紫三色花团锦簇、鲜艳夺目，“日烧红艳排千朵，风递清香满四邻。”唐宋间人还称之为“大器晚成”的“婪尾春”，把芍药开花的景象比作春之盛筵的“压轴戏”。而唐代开始，牡丹受到上层权贵的赏识和宠爱。时人称洛阳牡丹，广陵（扬州）芍药，并美于世。但喜爱芍药的文人仍然不少，宋代杨万里七律诗曰：“红红白白定谁先，婀婀娉娉各自妍。”是对其寓所多稼亭前两槛红白对开芍药花的描写。宋代诗人邵雍诗说：“一声啼鴂画楼东，魏紫姚黄扫地空。多谢化工怜寂寞，尚留芍药殿春风。”

白芍为毛茛科植物芍药的根。与观赏的要求不一样，药用的芍药重在其根而不是花。白芍味苦、酸，性凉，入肝、脾二经。具有养血柔肝，缓中止痛，敛阴收汗之功。常用于治疗肝血亏虚，胁肋、脘腹疼痛及四肢挛急作痛，泻痢腹痛，月经不调，崩漏带下等，临床应用非常广泛。

芍药之名，初载于《神农本草经》，从南北朝陶弘景开始，分为白芍药、赤芍药两种。作为药材，白芍药多为栽培种，赤芍药则多为野生种。金代成无己《注解伤寒论》云：“芍药，白补而赤泻，白收而赤散。”

说起亳州白芍，就不能不提三国时名医华佗与芍药的一个故事。华佗家的房前屋后，种满了花草药材。一天，有人送他一棵芍药，种植在屋前，他研究了芍药的叶、花、茎后觉得没有什么药性，因此从不用它来治病。一天夜晚，华佗听到窗外有人啼哭，往外一看有位美貌的女子，华佗出得门来，却只见芍药不见人影。华佗心想，难道那位啼哭的女子就是这芍药的化身？是因为其被我冷落而感到委屈吗？想来芍药的用处还未查清。不日华佗的妻子崩漏不止，华佗突然想起那天夜晚的事，便挖了芍药根，让妻子服用，病情便得到了控制。后来华佗对芍药进行了深入的研究，证实了芍药的多种功效。从此华佗的家乡亳州，种芍药之风日盛。

白术

后天滋生脾土旺

《本草通玄》曰：“白术，补脾胃之药，更无出其右者。土旺则能健运，故不能食者，食停滞者，有痞积者，皆用之也。土旺则能胜湿，故患痰饮者，肿满者，湿痹者，皆赖之也。土旺则清气善升，而精微上奉，浊气善降，而糟粕下输，故吐泻者，不可阙（缺）也。”《本草汇言》云：“白术，乃扶植脾胃，散湿除痹，消食除痞之要药也。脾虚不健，术能补之；胃虚不纳，术能助之。”近代名医张锡纯认为白术不仅可以补脾胃，而且对其他脏器也具有补益作用。他说白术“其德之令为后天资生之要药，故能于金、木、水、火四脏皆能有所补益也。”

据《名医类案》载：“丹溪治一贵人，年近六十，形壮，色苍，味厚（喜食厚味），春得痎疟，用劲药，屡止屡作，绵延至冬，来求治。知其痰少，惟胃气未完，天寒欠汗，非补不可。以一味白术，末之，粥丸，空腹热汤下二百丸，尽二斤，大汗而愈。”曾时新等编著的《名医治学录·钱乙》登有钱乙巧用白术末一两煎水三升，使患者尽量饮服，如此连投三剂，治愈五岁姓朱患儿夜间发热，多涎喜睡出现大渴引饮的病例。

《续名医类案》还记有一则病案说：“端州太守吴淞岩，病几四十日矣。延诊，告以初时恶心倦怠，食减便溏。既而夜不寐，躁而数起，起而复卧，凌晨必呕痰数升。或以为暑，而用香薷六一，或以为湿，而用萆薢五苓；或以为瘴，而用平胃；或以为痰，而用二陈，遍尝无效。渐加烦渴，与肾气丸及生脉饮，服之转剧。脉之濡而缓，右关为甚。据脉与症，湿热无疑，何诸治罔效？因思患者素喜肥甘，又饮酒食面，其脾胃如土在雨中，沾渍既久，值夏令乃蒸郁而发。故非渗利厘清可愈，亦非风行燥发可瘳。唯圣术煎，一味白术重两许，酒煎，从而治之，必应。令如法服之，再以菟丝子五钱，煎饮代茶，服至一旬，渐瘥，半月全愈。”此则病案，文字精炼，用排比句表述既往诊治情况，用形象比喻辨证用药，治愈过程交代的简明清楚。此案堪称一则完美的样板书写病历，后学者应奉为楷模，认真学习。

当代名医魏龙骧治疗老年便秘，则重用白术，少则 30 ～ 60 克，重则 120 ～ 150 克，并加生地黄以滋之，时或少佐升麻，乃升清降浊之意。

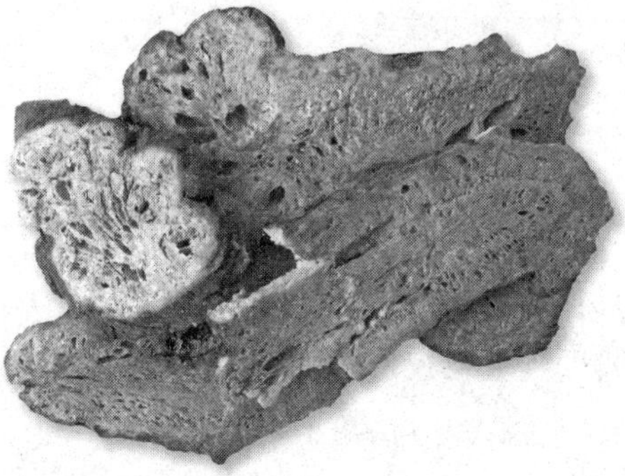

白术随炮制方法的变化而功能略异，生白术益气生血；炒白术健脾燥湿；焦白术助消化，开胃口，散癥癖；土炒白术补脾胃而止泄泻。另外还有炙白术，白术炭之用法。中药中如白术炮制方法之多样的并不多见。

明代邵宝为答谢友人赠送白术而赋诗一首说：“医家白术重天台，郡守曾将蜜浸来。嚼罢不知香满室，桃花流水梦瑶台。”

《神农本草经》及《名医别录》皆只称术而无苍、白之分，后世本草才化为两种。色白为白术，色赤为苍术（与白芍、赤芍类似）。《本草崇原》说：“凡欲补脾则用白术，凡欲运脾则用苍术。欲补运相兼，则相兼而用，如补多运少，则白术多而苍术少，运多补少，则苍术多而白术少；品虽有二，实则一也。”苍术白术均能健脾燥湿，但苍术芳香苦温，其性较烈，兼能升阳散邪，其燥湿升散之力优于白术，而健脾补气生血之力则不及白术。

前人有白术伐肾，肾虚者不宜服术之说。《卫生十全方》载有一病案云，一人牙齿日长，渐渐撑开口，难为饮食。医生诊为骨髓外溢，乃肾有余邪所致，只服白术散而愈。对此，过去常按五行相克之理解释，即以白术补土以克肾水（之余邪）。除此病案（且不言此病案的真实性是否可靠），再未见到“白术伐肾”的记载，相反《续名医类案》却载有：“薛立斋治一产妇，腰痛腹胀善噫，诸药皆呕，薛以为脾虚弱，用白术一味炒黄，每剂一两，米泔浸，时饮匙许，四剂后渐安，服百余剂而愈。”笔者亦有重用白术治疗肾虚腰痛而兼脾胃虚弱患者的病例，临床未见到损肾的情况。且治疗过程中随着患者脾胃健壮，腰痛等症状亦相应轻缓，即所谓“补后天而益先天”。因此，对“白术伐肾”之说，笔者不能苟同。

白 芷

用治疮疡说纷纭

白芷别名香白芷、芳香白芷，其性温，味辛，功能解表散寒，燥湿止带，通鼻窍。战国时期著名的诗人屈原《离骚》一诗中有“扈江离与辟芷兮，纫秋兰以为佩”的诗句，说明白芷在古代最先是以佩挂香药应用的。

《续名医类案·卷十六》记一则病案说：“王定国病风头痛，至都梁求明医杨介老治之，连进三丸，实时病失。恳求其方，则用香白芷一味，洗晒为末，炼蜜丸弹子大，每嚼一丸，二茶清或荆芥汤化下，遂名都梁丸。”

宋代王璆原所撰的《是斋百一选方》中还记有治牙痛方用“香白芷（太平州道地者，不知多少）朱砂（十分白芷之一，别研）上为细末，入朱砂拌匀，炼蜜丸如大樱桃大，每用一丸，擦痛处立止。庐州郭医传云，渠亲曾取屡效，尽胜它药。此药乃濠梁一村妇人，以医延师母夫人者，仓猝不用朱砂及蜜亦可，其功只在香白芷耳。赵从简府判所用只白芷、细辛二味等分，亦每作效！”

对于用白芷治疗恶疮痈疡，李东垣说：“白芷气性芳香，能通窍止久泻，并为疮疡常

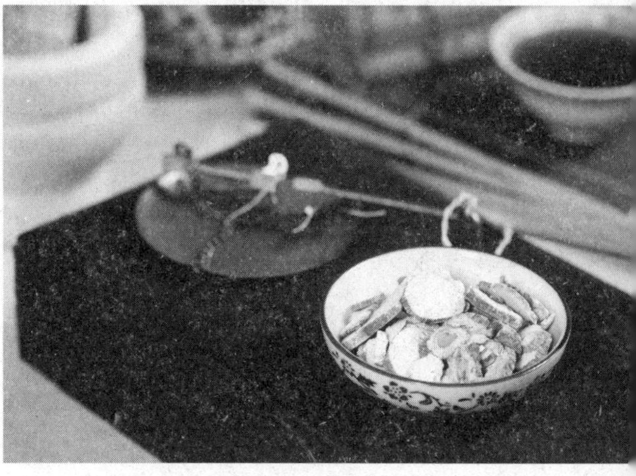

用药。”而《本草正义》却对此提出了尖锐的批评，书中写道：“白芷，气味辛温，芳香特甚，最能燥湿。《神农本草经》所谓长肌肤而润泽颜色者，以温养为义，初非谓通治外疡，可以生肌长肉；乃《大明本草》竟以治乳痈、发背、瘰疬、痔瘘、疮痍、疥癣，谓为破宿血，生新血，排脓止痛云云……颐谓辛温上升之品，可治寒湿，必不可治湿热，而溃疡为病，湿热者十之九而有余，寒湿者十之一而不及，胡可以统治痈疡，抱薪救火。《日华子》排脓止痛一句，实是无中生有，大乖医药原理。”如此议论似不无道理，但其云溃疡为病，“寒湿者十之一而不及”显然欠妥，不仅寒湿型溃疡甚至虚寒型溃疡临床并不少见，其实笔者治疗疮肿痈疡，几乎皆用白芷，效果良好。白芷虽然辛温燥湿，但其却能散结消肿，排脓止痛，非他药所能替代，不仅虚寒型溃疡，即便是火毒热疮用亦无妨。白芷还可配用有清凉解毒之品，如被公认为治疗阳证疮疡肿毒的首选方“仙方活命饮”（出自《校注妇人良方》）即是如此。读者不要被《本草正义》所惑，临床上遇到疮痈溃疡患者，尽可放心使用白芷。另外白芷也常用于止带。

百合

百年好合最宜人

明媚的夏日，百合花蓓蕾初绽，片片翠绿的茎叶，陪衬着端庄素雅的花朵，洁白如雪，婷婷而立，给人以圣洁之感。百合系多年生草本植物，属百合科，其鳞叶重叠，紧紧相抱，恰似百片合成，故名之以百合。李时珍说：“百合之根，以众瓣合成也。或云，专治百合病故名。”

百合以润肺止咳见长，又能清心安神益智，养正去邪。《本草从新》：“朱二允曰：久咳之人，肺气必虚，虚则宜敛。百合之甘敛，甚于五味之酸收也。”《本草述》云：“百合之功，在益气而兼之利气，在养正而更能去邪，故李氏谓其为渗利和中之美药也。如伤寒百合病，《要略》（即《金匮要略》）言其行住坐卧，皆不能定，如有神灵，此可想见其邪正相干，乱于胸中之故，而此味用之以为主治者，其义可思也。”《续名医类案》就载一则如此病案。原文为“一人病昏昏默默，如热

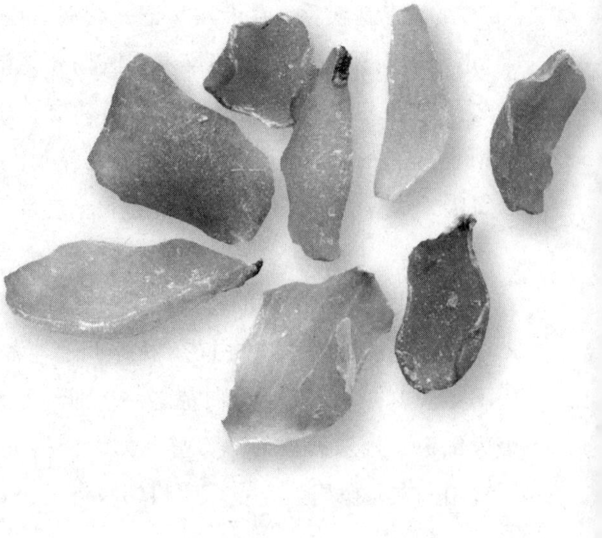

无热，如寒无寒，欲卧不能卧，欲行不能行，虚烦不耐，若有神灵，莫可名状，此病名百合。虽在脉，实在心肺两经，以心合血脉，肺朝百脉故也。盖心藏神，肺藏魄，神魄失守，故见此症。良由伤寒邪热，失于汗下和解，致热伏血脉而成。用百合一两，生地汁半钟，煎成两次服，必候大便如漆乃瘥。”这则病案写的十分精彩，把百合病的症状、病因、病机、辨证、治疗、用药及服药后的反应等都做了精辟的论述，堪称经典之作。笔者在临床上也常用百合来缓解某些患者因心理、精神、神经的异常或内分泌失调而出现的神志方面及功能方面的症状，如脏躁（癔病）、神经衰弱、神经官能症、忧郁症、慢性咽炎、食道炎、围绝经期综合征等。治疗时往往重用百合，配用茯神、远志、骨龙等取得显效。

清代名医陈修园《医学从众录》说：“百合合众瓣而成，有百脉一宗之象。其色白而入肺，肺主气，肺气降而诸气俱调。”陈氏采录的验方“百合汤”由百合30克，乌药9克，水2杯组成。他在《时方歌括》中说：“此方余从海坛得来，用之多验。”并谓：“治心口痛，服诸热药不效者，亦属气痛。”在《时方妙用》中则言：“气痛，脉沉而涩，乃七情之气郁滞所致，宜百合汤（微凉）。”

中国中医研究院焦树德先生应用丹参饮加良附丸、百合汤名曰“三合汤”，用以治疗经久不愈、虚实寒热证交错互见的胃脘痛。

《本草经集注》说百合“近道处处有之，根如胡蒜，数十片相累”。《名医别录》载百合有止涕泪之功，唐代著名诗人画家王维，晚年时双目经常流泪，视物不清，后经人指点觅得百合止涕泪的偏方而眼疾渐除，于是高兴地吟出“冥搜到百合，真使当重肉。果堪止泪无，欲纵望江目”的诗句。

百合中主含生物碱（如秋水仙碱）、淀粉、蛋白质、脂肪、类胡萝卜素、各种维生素等，其营养价值及药用价值越来越被人瞩目。百合作为餐桌上的佳肴由来已久。《本草纲目》中引明代正德时所著《食物本草》中的汪颖语：“百合新者，可蒸可煮，和肉更佳，干者作粉食最益人。”百合有家种和野生之分，家种的百合鳞叶丰阔而薄，味不太苦，鲜品在秋天以蔬菜上市。各地干果店中的百合大都是栽培品，新鲜百合可清蒸蘸糖食用，入口甘甜滑嫩。亦可做出多种菜肴，如拔丝百合香甜不腻。名气最大的有“百合蟠桃”“蜜汁百合”“百合炖鸡”“百合牡丹”等，色香味形皆为上乘。百合绿豆汤也是防暑佳饮，是夏季上等清凉饮料，既可清热润肺，又能滋补益中。

百合原产于我国中部，而今全国各地均有产。我国著名植物分类学家孔宪武教授，曾给兰州百合以很高评价，他说：“兰州百合味极甜美、纤维很少、又毫无苦味，不但闻名全国，亦可称世界第一。”

《百草镜》曰：“百合，白花者入药。红花者名山丹，黄花者名夜合，今惟作盆玩，不入药。百合以野生者良，有甜、苦二种，甜者可用，取如荷花瓣，无蒂无根者佳。能利二便，气虚下陷者忌之。”汉代以前，种百合主要是取肉质鳞叶供药用，因其花形优美，唐宋实则栽培有不少品种作为花卉观赏，至明清时期百合才正式被编入《群芳谱》《花镜》等专著中，品种有药百合、卷丹、山丹、麝香百合等。

半　夏

夏至十日半夏生

半夏因在农历五月，半夏天时生而得名。《急就篇·卷四》颜师古注："半夏，五月苗始生，居夏之半，故为名也。"而《逸周书·时训解》说："夏至之日鹿角解，又五日蜩始鸣，又五日半夏生。"指出夏至后十天左右，半夏开始生长，有些年份却在阴历六月初。

半夏味辛，性微温，有毒，归肺、脾、胃经，其功能燥湿化痰、降逆止呕、消痞散结、为临床常用药。

古人云："夏至一阴生。"此时尽管自然界的阳气很旺盛，然而阴气也从地下开始萌动。半夏正是在天地阴阳盛衰发生变化之际开始生长的，所以人们认为半夏具有"交通阴阳"的作用。而阴阳不相交是造成失眠的主要原因，因此前人也常用半夏治疗失眠。最早的有关记载可追溯到《灵枢·邪客》，此后《备急千金要方》《外台秘要》《杂病源流犀烛》等书中都有引用或列举类似的方剂。《本草纲目》甚至将半夏列入能治疗失眠的药对中。《冷庐医话》引《医学秘旨》："余尝治一人患不睡，心肾兼补之药，遍尝不效。诊其脉，知为阴阳违和，二气不交。以半夏、夏枯草二味浓煎。盖半夏得阴而生，夏枯草得至阳而长，是阴阳配合之妙也。"又如《重订灵兰要览》载："不寐之证，椿田每用制半夏、夏枯草各五钱，取阴阳相配之义，浓煎长流水，竟覆杯而卧。"笔者曾用制半夏、夏枯草治疗顽固性失眠者，连服数日无效。又明代徐树丕所著《识小录》中述及半夏"能治不眠。姑苏张濂水名康忠，尝治董尚书浔阳不眠。用百部一两、半夏一两，董即得美睡，酬之百金。"由上可知半夏治疗失眠古圣即有明训，各代也不乏名医论述和验案。然而如今对半夏的这一功用，却少有问津者，值得研究。笔者认为半夏可能对一次性的失眠有效，或能取效于一时，但对顽固性失眠效果不一定显著。

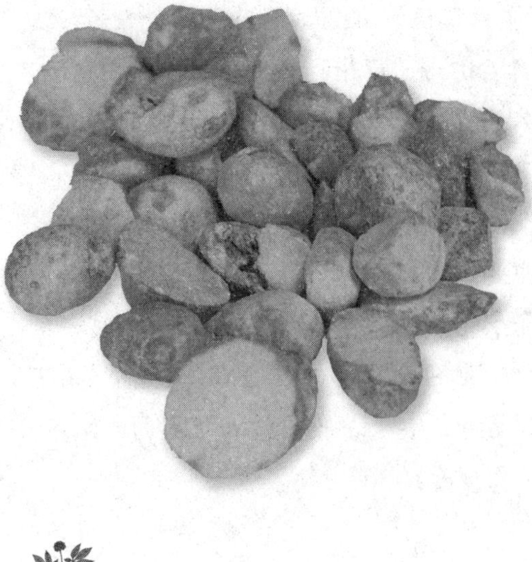

半夏内服时常用生姜制其毒，如《本草纲目》引陶弘景言："方中有半夏必须用生姜者，以制其毒也。"古代还有用生半夏细末吹鼻急救治疗痰厥、昏迷、中风、猝死的方法。如《名医类案》引《外台秘要》所载："刘太丞，昆陵人。有邻家朱三者，只有一子，年三十余，忽然卒死，脉全无，请太丞治之。（太丞）取齐州半夏细末一大豆许，纳（患者）鼻中，良久，身微暖，气更苏，迤逦无事。（此必痰厥一时）。（有）人问：卒死，太丞单方半夏，如何活得死人？答曰：此南岳魏夫人方。”接着《名医类案》还记载了一个救五绝病的“神方”：“一曰：自缢死气绝。二曰：墙壁屋崩压死气绝。三曰：溺水死气绝。四曰：鬼魇死气绝。五曰：产乳死气绝。并能救之。问葛生何授得此神术，能活人命，生曰：我因入山采药，遇白衣人问曰：汝非葛医生乎，我乃半夏之精，汝遇人有五绝之病，用我救治即活，但用我作细末令干，吹人鼻中，即复生矣。”实是一则有启发性的趣事。而今用生半夏细末吹鼻急救之法已无人使用，其机理也无人研究，希望有朝一日能有人对生半夏急救的原理展开研究，并以此改进或开创出一种新的急救手段，或研发新型的药品。

因半夏有毒而被《神农本草经》列为下品。医生张仲景为最善用半夏者，他在《伤寒论》《金匮要略》中，多次使用以半夏为君的方子。南北朝时的陶弘景曾言：“半夏，用之皆先汤洗十许过，令滑尽，不尔戟人咽喉。”实际上是一个去毒过程，入药再经煮沸，何毒之有。因有半夏生用使人“失音”的传言，如今医家全用制半夏、法半夏。

蚌　粉

治痰嗽张杲记详

中药的蚌粉是取河蚌的贝壳洗净，刮去黑皮，研成粉末或煅灰而成。《本草纲目》称其能：“解热燥湿，化痰消积。止白浊，带下，痢疾，除湿肿，水嗽，明目，擦阴疮、湿疮、痱痒。”

《医说》作者张杲有“治痰嗽”篇记述道：“绶带（官职名）李防御，京师人。初为入内医官。直（值）嫔御阁妃苦痰嗽，终夕不寐，面浮如盘。时（当时）方（正）有甚宠。徽宗幸其阁，见之以为虑，驰遣呼李。先数用药弗应。诏令往内东门供状，若三日不效，当诛。李优挠技穷，与妻对泣，忽闻外间叫云：‘咳嗽药，一文一贴，吃了今夜得唾。’李使人市药十帖，其色浅碧，用淡奋水滴麻油橄点调服。李疑草药性犷，或使脏腑滑泄，并三为一自试之，既而无他。于是取三贴合为一，携入禁庭授妃，请分两服以饵。李虽幸其安，而念必宣索方书，何辞以对？殆亦死尔。命仆俟前卖药人过，邀入坐，饮以巨钟。语之日：‘我见邻里服汝药多效，意欲得方，倘以传我此诸物，为银百两，皆以相赌不吝。’曰：‘一文药安得其值如老？防御要得方，当便奉告，只蚌粉一物，新瓦妙令通红，拌青黛少许尔。’叩其所从来，曰：‘壮而从军，老而停汰，顷见主帅有此，故剽得之。以其易办，姑借以度余生，无他长也。’”

中医处方中的“炒阿胶”系以蛤粉炒热，加入切好的阿胶丁，炒至阿胶全部鼓起，质地酥脆后配方用的，其补而不腻，同时增强润肺平喘、止咳化痰的作用。

贝 母

唐人记事人面疮

贝母有川贝母、浙贝母、平贝母，入药部位皆为百合科植物贝母的鳞茎，而品种不同。而中药中还有一味名为“贝子”的中药，是宝贝科动物货贝或环纹货贝等的贝壳，如《本草纲目·介部·贝子》云：“古者货贝为宝龟，用为交易，以二为朋。”与本文所言的百合科植物贝母完全不同。

《植物名实图考》引张载诗曰：“贝母阶前蔓百寻，双桐盘绕叶森森”，足见当时贝母生殖之茂盛。

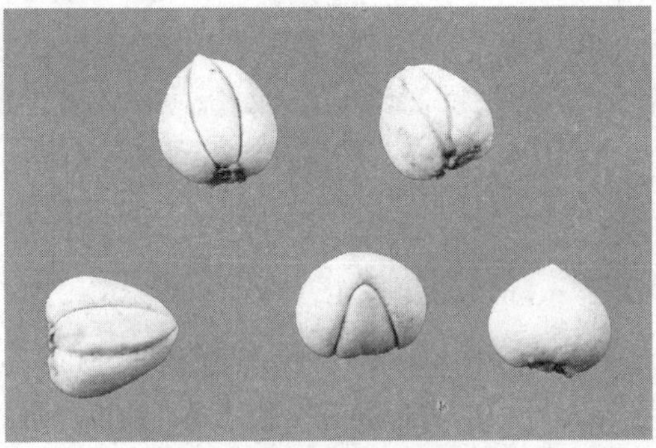

《本草纲目》引唐人记其事云：“江左尝有商人，左膊上有疮如人面，亦无他苦。商人戏以酒滴口中，其面赤色。以物食之，亦能食，多则膊内肉胀起。或不食，则一臂痹焉。有名医教其历试诸药，金石草木之类，悉无所苦，至贝母，其疮乃聚眉闭口。商人喜，因以小苇筒毁其口灌之，数日成痂遂愈，然不知何疾也。”商人左膀内侧患“人面疮”实为怪病，灌以贝母而愈，甚合医理。有关“人面疮”的论述，还有《名医类案》记道：“有人患人面疮，多在股上，其形似人面，有口眼，敷药上，即食之，与饮食亦然。一日将贝母末敷，即密口不受，遂拉之疮口，数次遂愈。”

临床上贝母广泛用于治疗各种痈疡肿毒，外如瘰疬、恶疮、痤疮、乳痈、发背、痔疮、金疮出血、火疮疼痛等，内如肺痈、胃痈、肠痈、肝痈等。《续名医类案》还载有贝母治虫咬伤法，说“苏韬光寓婺女城外魁星馆，有人书一方于壁间，曰：此方治诸虫咬，神效。韬光屡以救人，皆验。其方用贝母为末，酒调，令病者量饮之，饮不得，即止。顷之，酒自伤处为水流出，水尽为度。却以贝母塞疮口，即愈。虽伤已死，但有微气，可以下药者，即活，神效不可言。”

在《本草纲目》以前的医药典籍中，并未明确分立川贝、浙贝、平贝专条，至明《本草汇言》始有“川贝为妙”之说，对此近代名医张山雷则颇有微词。张山雷的意见比较中肯：“就川贝功力而言，其效力远在象贝之下，虽曰虚人痰咳不宜象贝之苦泄，然用川贝，其功效亦并不可见。而世俗珍之者，徒以价值渐昂，以耳为目，作彼公想当然之意见耳。”有人认为，张氏之说，失之偏激。因查张山雷氏系江苏嘉定人，为浙贝产地之一，难免有地区偏爱，亦在情理之中。但笔者却赞同张山雷的观点，临床喜用浙贝。其实川、浙贝母功用相同，皆能润肺化痰而为治嗽要药。但习惯上川贝常用于阴虚内热咳嗽，浙贝适用于外感咳嗽。另有平贝母清肺化痰，散结消肿。

扁　豆

味冠诸品需煮烂

扁豆，《新修本草》称藊豆，以豆形扁而名。扁豆豆脊上有白色一道，微弯如眉，故《本草纲目》名蛾眉豆。《名医别录》："扁豆，人家种之于篱垣"，在墙头篱上、屋后河滨，皆有扁豆蔓延而生，于是得"沿篱豆"之名。扁豆花能点缀田园景色，杨万里曾咏《秋花》道："道边篱落聊遮眼，白白红红扁豆花"。清代陈扶摇在《花镜》说搭成扁豆棚架，"夏可以乘凉"。明代王世懋（mào，通茂）《学圃杂疏》曰："豆之类者无如白扁豆"，清代包世臣《齐民四术》："采为蔬味眉，诸品性尤益人"，明代抗倭英雄葛天民有诗云："烂炊白扁豆，便当紫团参"。

扁豆有白色、黑色、红褐色等数种，入药主要用白扁豆，黑色者古名"鹊豆"，不供药用。《本草纲目》云："硬壳白扁豆，其子充实，白而微黄，其气腥香，其性温平，得乎中和，脾之谷也。入太阴气分，通利三焦，能化清降浊，故专治中宫之病，消暑除湿而解毒也。"《本草新编》说："白扁豆，味轻气薄，单用无功，必须同补气之药共用为佳。"本草书大都载有白扁豆能解砒霜毒、畜禽肉毒、酒毒，但临床除偶用于煮食解酒外，解其余毒的少有用者。

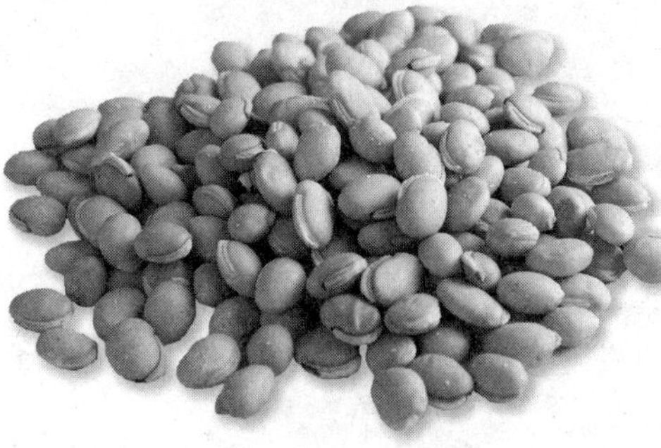

食用白扁豆时必须注意，其所含的凝集素具有一定毒性，食后中毒会出现恶心、呕吐、腹痛、头痛等症状，只有将其煮熟加热后才能破坏掉毒素，食用才安全。

《本草便读》云："扁豆花赤者入血分而宣瘀，白者入气分而行气，凡花皆散，故可清暑散邪，以治夏月泄痢等证也。"清代名医吴鞠通在《温病条辨》中即用扁豆花解暑温，并说道："鲜扁豆花，凡花皆散，取其芳香而散，且保肺液。以花易豆者，恶其呆滞也。夏日所生之物，多能解暑，惟扁豆花为最"。白扁豆花也常用于治疗妇女白带黏稠、白带异常。吴氏用于治疗暑温余邪不解的"新加香薷饮方"中也有使用白扁豆花。

槟榔

红潮登颊醉槟榔

槟榔在汉代之前也叫作仁频，见司马相如的《上林赋》“留落胥邪，仁频并闾”，可知当时槟榔树在中原地域也是有生长的。《本草纲目》引汉代喻益期与韩康伯笺云：“槟榔，子既非常，木亦特异。大者三围，高者九丈，叶聚树端，房构叶下，华秀房中，子结房外。其擢穗似禾，其缀实似谷。其皮似桐而浓，其节似竹而概。其内空，其外劲。其屈如伏虹，其申如缒绳；本不大，末不小；上不倾，下不斜。调直亭亭，千百如一。步其林则寥朗，庇其阴则萧条。信可长吟远想。但性不耐霜，不得北植。必当遐树海南，辽然万里。弗遇长者之目，令人恨深也。”那么，司马相如所赋的仁频，大约只能见于帝王的苑林里了。

晋代植物学家嵇含在《南方草木状》里写道：“出林邑，彼人以为贵，婚族客必先进；若邂逅不设，用相嫌恨。一名宾门药饯。”李时珍云：“宾与郎皆贵客之称”，槟榔之名，概取义与此。由此延伸槟榔也作为奉宾馈赠礼品，如《南史·刘穆之传》载：“及穆之为丹阳尹，召妻兄弟饮，至醉饱，令厨人以金盘盛槟榔一斛进之。”后因以“一斛贮槟榔”谓不以旧恶为念。

人们常知以槟榔代茶而往往忽视其杀虫，消积，行气，利水，截疟之药用，对此宋代理学家朱熹大为不满，特作一首《槟榔诗》以梭时俗。诗文写道：“忆昔南游日，初尝面发红。药囊知有用，茗碗（即碗）讵（岂）能同？蠲疾收殊效，修真录异功。三彭（膨通，言腹胀大）如不避，糜烂七非中。”对用槟槟榔驱虫，明代薛己辑《本草约言》认为：“一云能杀寸白虫，非杀虫也，以其性下坠，能逐虫下行也。”值得提出的是，用槟榔治疗绦虫病。据《中华人民共和国药典》的记载，槟榔对猪肉绦虫，治愈率多在 90% 以上。但也有报告 8 例仅治愈 4 例（50%），认为与药质不良，制法不当有关。对短小绦虫的疗效，文献报告不一：报告的少致病例（1 ～ 6 例）都获治愈；8 例治愈 6 例（75%）；32 例的排虫率为 37.5%，而大便虫卵的阴转率为 82.8%。但亦有报告 14 例仅治愈 3 例；治疗儿童 8 例次均属无效。对阔节裂头绦虫，报告虽均为个别病例，但均获治愈。对牛肉绦虫，疗效较差，治愈率一般在 30% ～ 50% 之间，如与南瓜子合并应用，则疗效可大大提高，治愈率达 90% ～ 95% 或以上；然亦有报告治疗 23 例，结果见虫头驱出者 5 例，驱出大部虫体（未见虫头驱出）者 14 例，无效 4

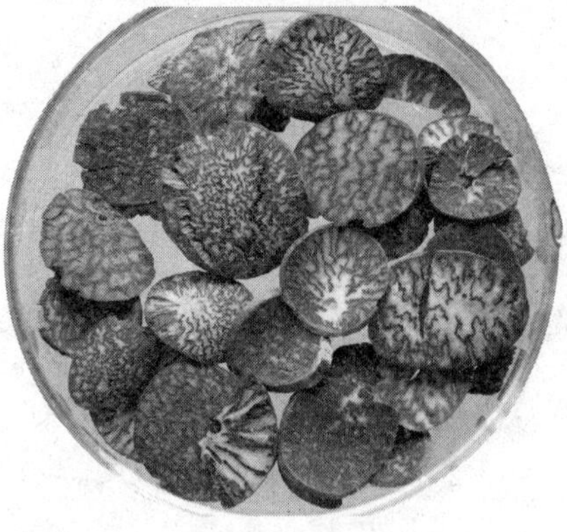

例。实践证明：槟榔与南瓜子对绦虫均有使之瘫痪的作用，但槟榔主要作用于绦虫的头节和未成熟节片（即前段），南瓜子主要作用于中段与后段的孕卵节片，两者合用，可以提高治疗效果。用法：一般采用煎剂口服。常用量为 60 ～ 100 克，但也有用至 120 克或更多的。20 世纪 70 年代，笔者曾按上述方法对两例绦虫病患者进行治疗，都有绦虫排出。其中一例（因食用“米猪肉”发病）成年人，未见虫头驱出，后来形成脑囊虫，常年服用据说含有雷丸的药控制，数十多年依然健康。另一例儿童有虫头驱出，未进行追踪随访。

槟榔“能调诸药下行”而长于降气，有人喻为“性如铁石之降”，能把人体最高部位的滞气，降泻至极下之处。南宋医家严用和所著《济生方》中的著名“四磨汤”即以槟榔为君药。明代药学著作《本草蒙筌》则说：“槟榔，久服则损真气。多服则泻至高之气，较诸枳壳、青皮，此尤甚也。”所以气虚下陷之人当谨慎服食。《冷庐医话》亦云：“医书槟榔治瘴，川广人皆喜食之。食久，近则他处亦皆效尤。不知其性沉降，破泄真气。耗损既久，一旦病作不治，莫识受害之由。嗜之者终无所警也。”又云：“川广人皆食槟榔。食久，顷刻不可无之，无则口舌无味，气乃秽浊。尝与一医论其故，曰：槟榔能降气，亦能耗气，肺为气府，居膈上，为华盖，以掩腹中之秽，久食槟榔，则肺缩不能掩，故秽气升闻于辅颊之间，常欲啖槟榔以降气，实无益于瘴，彼病瘴纷然，非不食槟榔也。此论槟榔之害，最为切要，知非特无瘴之地不可食也。嗜槟榔者其鉴之。”书中以中医脏腑理论说明了嗜食槟榔的危害。另外长期吃槟榔会损伤牙齿，槟榔的汁液呈紫红色，嚼槟榔日久会使人牙齿变黑。

据估计，全球约有 2 亿人偏爱咀嚼槟榔。在印度，吃槟榔不仅是一种不成文的礼仪，成为印度人的日常习惯和民间习俗，这种习俗在印度的盛行有悠久的历史，成为印度文化的一个组成部分。西太平洋土著人亦有嚼食槟榔的习惯。

嚼槟榔是越南越族人的古老习俗，当地民间有句俗语：“嚼槟榔是故事的开端”，因为待客必宴槟榔。我国国内喜爱嚼食槟榔的是台湾和湖南地区，台湾的槟榔多是水煮工艺，而湖南的槟榔则是卤制的。

但现代医学家认为，这种流传久远的风习是无益之举。湖南湘雅医院官网发文称，“在口腔颌面外科 46 病室，现 50 位住院患者有 45 人患口腔癌，其中 44 人有长期、大量咀嚼槟榔病史。”湖南省口腔医学会会长、中南大学口腔癌前病变研究所所长翦新春，2014 年在《国际口腔医学杂志》上发表的论文《槟榔致癌物质与口腔癌》中写道：“咀嚼槟榔可引起口腔黏膜下纤维化（以下简称 OSF），OSF 是一种癌前病变，经过长期的慢性病理过程可恶变为口腔癌”。

在古代，槟榔是我国四大南药之一，属常用中药。槟榔性温，味苦、辛，归胃、大肠经，有杀虫、破结、下气行水的功效。槟榔含生物碱 0.3% ～ 0.6%，缩合鞣质 15%，脂肪油 14% 及槟榔红色素，富含自由氨基酸、儿茶精、花白素及其聚合物。槟榔有药用与食用之分，“槟榔致癌”说的其实是食用的槟榔。药用槟榔多为成熟干燥种子，而咀嚼食用的槟榔选取的是幼果，药用槟榔指槟榔子（或称桄榔），食用槟榔则是槟榔壳，两者在外型及内部结构差异较大。再者槟榔致癌的前提是反复咀嚼，如今尚无任何证据能证明，槟榔除“嚼食”会致癌之外，有其他也会致癌的食用方法（如水煎服）。所以槟榔无论做煎剂、散剂完全可以放心药用，大可不必“谈癌色变”。

不少国家的民众嗜好槟榔，足见其口味有某种诱惑力。但为了健康，还是应该拒绝食用槟榔，现今嚼食槟榔的人也已经大为减少了。

冰 片

诸香之冠名龙脑

冰片又称龙脑香。味辛、苦，性凉，能通窍醒脑，清热止痛，可疗中风口噤，痰热昏迷，五官火热诸疾，内服多入丸散与他药配伍应用，外症疮用之尤多。《本草纲目》中记有一则病例说潘氏女云：“一女病，发热腰痛，手足厥逆，目如昏闷，形症极恶，疑是

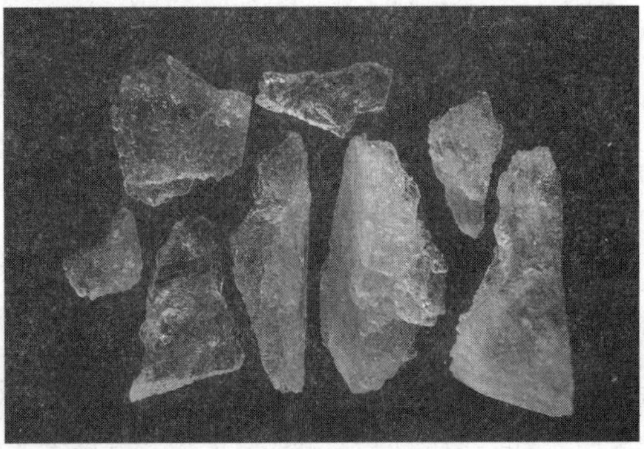

痘候。时暑月，急取屠家猪血，倍用龙脑（冰片也）和服，得睡。须臾，一身疮出而安。若非此方，则横夭矣。”《金匮翼》记：“临安民有因病伤寒而舌出过寸，无能治者。但以笔管通粥饮入口，每日坐于门。一道人，咨嗟曰：吾能疗此顷刻间耳，奈药不可得，何？会中贵人罢直归，下马观病者，问所须，乃梅花片脑也。笑曰：此不难。即遣仆驰取。道人屑为末，掺舌上，随手而缩，凡用五钱。”

冰片有苛辣辛味，《本草经疏》云龙脑“其香为百药之冠。”冰片少用兴奋，多用麻醉，过服令人暴亡。李时珍认为：“此非脑子（冰片）有毒，乃热酒引其辛香，散溢经络，气血沸乱而然尔。”

补骨脂

青娥休笑白髭须

补骨脂又叫破故纸，为语讹谐音之名。味辛、苦，性温。《本草纲目》说冰片能“兴阳事，明耳目”，又言其“治肾泄，通命门，暖丹田，敛精神，壮骨髓，延四肢”。

补骨脂常与胡桃仁合用，如宋代苏颂在《图经本草》中所云：“今人多以胡桃肉合补骨脂服，此法出于唐郑相国。”《证类本草》中记郑相国所言：“予为南海节度，年七十有五。越地卑湿，伤于内外，众疾俱作，阳气衰绝，服乳石补益之药，百端不应。元和七年，有诃陵国舶主李摩诃，知予病状，遂传此方并药。予初疑而未服，摩诃稽颡固请，遂服之。经七、八日而觉应验。自尔常服，其功神验。十年二月，罢郡归京，录方传之。破故纸十两，净择去皮洗过，捣筛令细，用胡桃瓤二十两，汤浸去皮，细研如泥，即入前末，更以好蜜和，搅令匀如饴糖，盛于瓷器中。旦日以暖酒二合，调药一匙服之，便以饭压。如不饮人，以暖熟水调亦可。服弥久则延年益气，悦心明目，补添筋骨。但禁食芸台、羊血，余无忌。此物本自外蕃随海舶而来，非中华所有。蕃人呼为补骨鸱，语讹为破故纸也。”《本草纲目》曾引白飞霞《方外奇方》对本方注解说：“破故纸收敛神明，能使心胞之火与命门之火相通，故元阳坚固，骨髓充实，涩以治脱也。胡桃属木，润燥养血。血属阴，恶燥，故油以润之。佐破故纸，有木火相生之妙。故语云，破故纸无胡桃，犹水母之无虾也。”自郑相国倡用补骨脂之后，有关用补骨脂的配方相继出

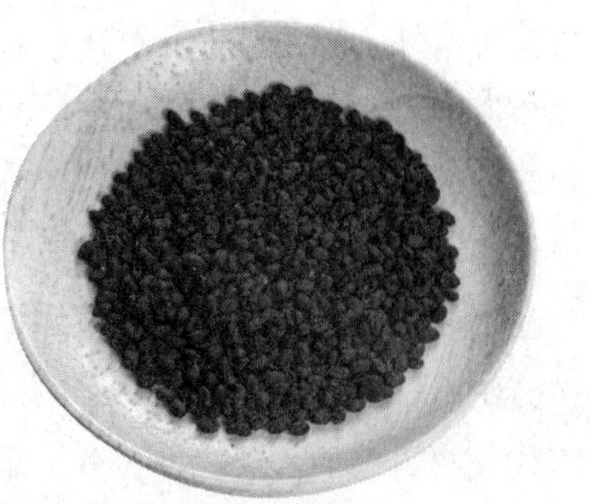

现，服用者大都受益。著名的《太平惠民和剂局方》“青娥丸”即是在此基础上加味而成，不仅可以抗衰防老，而且有强健阳事的作用。据现代药理研究，补骨脂含挥发油、香豆精类补骨脂素、黄酮类补骨脂酮、有机酸、树脂、脂肪油等，具有保护心肌、扩张气管、抗衰老的作用。临床上主要治疗外阴白斑、子宫出血、银屑病、白癜风等疾病。

南宋医学家许叔微在《普济本事方》中以补骨脂配肉豆蔻名为二神丸，专治脾肾虚寒泄泻。补骨脂具有阳热之性，温肾助阳而补命门火，肉豆蔻温脾肾而涩肠止泻。二药同用，相使相辅，用补骨脂补火生土，以肉豆蔻温中固肠，共奏温阳散寒，健脾止泻之功。许叔微说得好：“补脾不若补肾。肾气虚弱，则阳气衰劣，不能熏蒸脾胃，令人痞满少食，譬如釜底无火，虽终日不熟，阳衰则饮食亦不能消化。”

苍 术

餐松茹术神仙事

苍术，因其叶以蓟而味似姜芥，故有山蓟、马蓟、山姜之名；因其断面有明显的棕红色油腺散点，习称朱砂点，故又名赤术；因江苏茅山一带所产质量最好，故又有茅术、

茅山苍术之称；因有延年益寿作用，故古人又称其为山精、仙术。如李时珍《本草纲目》载异术言："术者山之精也，服之令人长生辟谷致神仙，故有仙精，仙术之号。"

苍术在临床上主要作为健脾燥湿、解郁辟秽药使用，但古人一直视为延年益寿良药。如清代元福辑编的《经验方》有记载苍术与茯苓配伍同用，说服之能"乌髭发，驻颜色，壮筋骨，明耳目，除风气，润肌肤，久服令人轻捷。"在我国古代，以苍术为主药的延年益寿方药不胜枚举。另外，还有服食苍术延年益寿的传奇记载。东晋道教学者葛洪《抱朴子·内篇》也记载有"南阳文氏，汉末逃难壶山中，饥困欲死，有人教食术，遂不饥。数十年乃还乡里，颜色更少，气力转胜。故术一名山精。神农药经曰：必欲长生，常服山精。"

南宋医学家许叔微在《普济本事方·卷第三·风痰停饮痰癖咳嗽》中详细地记述了他服用苍术治疗自己"膈中停饮"的全过程："予生平有二疾，一则脏腑下血，二则膈中停饮，下血有时而止，停饮则无时。始因年少时夜坐为文，左向伏几案，是以饮食多坠向左边，中夜以后稍困乏，必饮两三杯，既

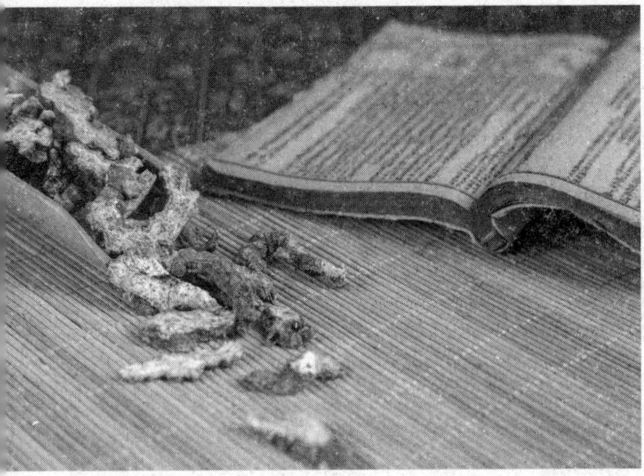

卧就枕，又向左边侧睡，气壮盛时，殊不觉。三五年后，觉酒止从左边下，漉漉有声，胁痛，饮食殊减，十数日必呕数升酸苦水，暑月只是右边身有汗，常润，左边病处绝燥，遍访名医及海上方服之，少有验。间或中病，只得月余复作，其补则如天雄附子矾石，其利则如牵牛甘遂大戟，备尝之矣。予后揣度之，已成癖囊，如潦水之有科臼，不盈科不行，水盈科而行也，清者可行，浊者依然停，盖下无路以决之也，是以积之五七日必呕而去，稍宽数日复作。脾，土也，恶湿，而水则流湿，莫若燥脾以胜湿，崇土以填科臼，则疾当去矣。于是悉屏诸药，一味服苍术，三月而疾除。自此一向服数年，不吐不呕，胸膈宽，饮啖如故，暑月汗周身而身凉，饮亦当中下，前此饮渍其肝，目亦多昏眩，其后灯下能书细字，皆苍术之力也。其法苍术一斤，去皮切末之，用生油麻半两，水二盏，研滤取汁，大枣十五枚，烂煮去皮核研，以麻汁匀研成稀膏，搜和入臼熟杵，丸梧子大，干之。每日空腹用盐汤吞下五十丸，增至一百丸，二百丸，忌桃李雀鸽。初服时必膈微燥，且以茅术制之，觉燥甚，进山栀散一服，久之不燥矣。予服半年以后，只用燥烈味极辛者，削去皮不浸极有力，亦自然不燥也。山栀散用山栀子一味，干之为末，沸汤点服。故知久坐不可伏向一边，时或运动，亦消息之法。"其中许叔微所云"癖囊""科臼"是否与现代医学的消化道憩室病并发胃潴留症状相近似，此类患者投用苍术想必有效。对于苍术健脾明目的作用，除金元四大家之首刘完素有"明目，暖水脏"之说外，向来被医家轻忽。

笔者曾接诊一位患“嗜睡”病的老农，一昼夜能酣睡二十余小时，甚至在吃饭时或行走中倒头便睡，呼之不醒。曾到精神病医院求治，症状日重，辗转投医近年，不但嗜睡无减而且双目昏暗，几近失明，精神萎顿，家人挽扶就诊。询问病情后，笔者一时心中无数。然而在望舌时，患者一张口，涎水便流滴不止，顷刻间淋湿一片地板。舌诊见患者舌体胖大，伸舌盈口满嘴，此时笔者立刻联想起上文所述许叔微的“癖囊”用苍术的验例，于是猛释疑团，顿开茅塞，确认了该患者“嗜睡”的症结。该患者病属水饮内停，湿浊中焦，清阳不升，蒙蔽清窍而致嗜睡目盲。凡因湿邪引起的目盲，当推苍术为君，遂用苓桂术甘汤，加苍术且倍与白术。服用二、三十剂后，患者精神振作，视力恢复，睡眠渐如常人。此后笔者遇到类似患者，用苓桂术甘汤加苍术（有时还加益智仁）皆获比较满意的疗效。《景岳全书·卷之四道集·脉神章》有“独论”一节，说的是脉象之独者“乖处藏奸”。笔者还认为症状之“独乖”处，亦“藏奸”之所，医生只要能抓住关键的“独症”进行辨证，往往可以找出疾病的症结，从而做出正确的诊断和治疗。

明代著名医药学家缪仲淳善用苍术，他认为“方药中病，不在珍贵之剂也”，他强调要用茅山真货，并有鉴别真伪法说“细而带糖香味甘者真”。他用茅山苍术研末调服或治丸治疗痹症和脾虚腹胀等每应手取效。《续名医类案》转载有缪氏书中病案云：“黄司寇葵峰，中年病蛊，得异方，真茅山苍术末也，每清晨米饮调三钱服，不数月强健如故。终身止服术，七十余终，少停疾作矣。”

熏苍术（zhú）是中国端午节传统习俗活动之一，在民间用苍术消毒空气，气味雄厚，芳香辟疫，能驱四时不正之秽浊。在室内焚烧，可驱邪杀虫。临床上常用苍术治疗小儿疳积、虫积，确有实效。唐宋文人亦多喜种术、采术、咏术。宋代方勺所著的小说《泊宅编》中写：“范文正公所居宅，必先浚井，纳青术数斤于其中，以避温气。”其中范文正公即范仲淹，此事不知是否属实。

现代药理研究，苍术含挥发油（苍术素、苍术酮、茅术醇、桉叶醇等）、B族维生素、维生素A类物质等，具有促进胃肠蠕动、镇静、降血糖、利尿等作用。临床上主要治疗胃下垂、小儿厌食症、糖尿病、鼻息肉等疾病。

苍术与白术，《神农本草经》并未区分，统称为术，至南朝梁时陶弘景则有赤术、白术之分，自宋以后，始有苍术之名。苍术、白术功能相近，均为健脾燥湿之品，但白术气不香窜，守而不走，而又有补脾胃之功；苍术气味芳烈雄厚，走而不守，故尚有解郁辟秽之用。如近代名医张山雷著《本草正义》所说：“苍术气味雄厚，较白术愈猛，能彻上彻下，燥湿而宣化痰饮，芳香辟秽，胜四时不正之气，故时疫之病多用之。最能驱除秽浊恶气，阴霾之域，久旷之屋，宜焚此物而后居人，亦此意也。凡湿困脾阳，倦怠嗜卧，肢体酸软，胸膈满闷，甚至䐜胀而舌浊厚腻者，非茅术芳香猛烈，不能开泄，而痰饮弥漫，亦非此不化……而脾家郁湿，或为䐜胀，或为肿满，或为泻泄疟痢，或下流而足重跗肿，或积滞而二便不利，及湿热郁蒸，发为疮疡流注，或寒湿互结，发为阴疽酸痛，但有舌浊不渴见，茅术一品，最为必需之品。”

侧柏叶、柏子仁

柏叶凉血仁养心

从《诗经》中的《国风·鄘风·柏舟》里不仅可知先民们用柏木制造舟船，而且“柏舟”作为妇女守节的代词。柏在中国传统文化体系中，是最高洁操守的象征，严冷方正且有些肃杀之气，人们对其的感情，是敬且畏。《论语·子罕》有云：“岁寒，然后知松柏之后凋也。”

侧柏为中国特产种，除青海、新疆外，全国均有分布。其寿命很长，常有百年和数百年以上的古树。侧柏耐旱，常为阳坡造林树种，也是常见的庭院绿化树种。

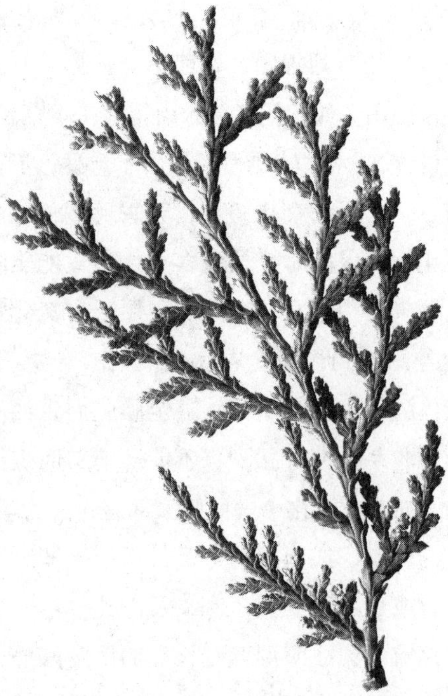

笔者拙见，“柏”从“伯”。伯是老大，指兄弟中年最长者。而柏树为树木之长故取名为柏。

《本草纲目》曰：“柏有数种，入药唯取叶扁而侧生者，故曰扁柏。”因名侧柏叶。宋代陆佃《埤堆》说：“柏之指西，犹针之指南也。”明代魏校所撰《六书精蕴》亦云：“万木皆向阳，而柏独西指。柏，阴木也。盖阴木而有贞德者，故字从白。白者，西方也。”宋代寇宗奭在所撰的《本草衍义》中描述了自己曾目睹的柏之壮容，他写道：“尝官陕西，每登高望之，虽千万株，皆一一西指。盖此木为至坚之木，不畏霜雪，得木之正气，他木不逮也。所以受金之正气所制，故一一向之。”

《本草纲目》记载：“柏性后凋而耐久，禀坚凝之质，乃多寿之木，是以可入服食。”《本草衍义补遗》：“柏叶，补阴之要药”。《本草经疏》言其能“轻身益气，令人耐寒暑”。关于服食柏叶能除百病、益元气，强壮不衰老，延年益寿的纪录，可见于唐代孙思邈所撰的道教养生书《摄养枕中方》，书中称颂松、柏叶为“神仙真药，体合自然，服药入腹，天地同年。”验之临床，侧柏叶味苦、涩，性寒，有凉血止血，止咳的良好作用，常用于治疗各种热性出血病症，人们并不视其为强壮养生之品。

古时过春节，人们都要喝一些用中药浸

泡的保健酒，椒柏酒是其中之一。东汉人崔寔撰写的《四民月令》中即有“椒柏酒”的记载：“子妇孙曾，各上椒酒於其家长，称觞举寿，欣欣如也。”喝用椒花和白液浸泡的“椒柏酒”的风俗，自汉朝盛行到南北朝。北周诗人庾信有诗云：“正旦辟恶酒，新年长命杯。柏叶随铭至，椒花逐颂来。”此诗点出了欢庆佳节饮春酒，以求祛除恶秽、保佑长寿的习俗。

柏子仁为柏科植物侧柏的种仁。

清代医家徐灵胎著《神农本草经百种录》谓：“柏得天地坚刚之性以生，不与物变迁，经冬弥翠，故能宁心神敛心气，而不为邪风游火所侵克也。”又说：“人之生理谓之仁，仁藏于心。物之生机在于实，故实亦谓之仁。凡草木之仁，皆能养心气，以类相应也。”清代周岩撰《本草思辨录》曰：“柏为百木之长，叶独西指，是为金木相媾。仁则色黄白而味辛甘气清香，有脂而燥，虽润不腻。故肝得之而风虚能去，脾得之而湿痹能通，肺得之而大肠虚秘能已。”《本草纲目》曰：“柏子仁，性平而不寒不燥，味甘而补，辛而能润，其气清香，能透心肾、益脾胃，盖上品药也，宜乎滋养之剂用之。”综上所述，柏子仁对心、肝、脾、肺、肾皆有益，故《神农本草经》谓其“能安五脏，而实于肝脏尤宜也”。书中还举一病例云：“曾治邻村毛姓少年，其肝脏素有伤损，左关脉独微弱，一日忽胁下作疼，俾单用柏子仁一两，煎汤服之立愈。观此，则柏子仁善于理肝可知矣。”

现代实验结果证明，柏子仁含脂肪油、少量挥发油、皂苷、谷甾醇、蛋白质、维生素等，可明显延长慢波睡眠时相，并明显恢复体力。临床主要用于治疗变异性心绞痛、梦游症、更年期综合征等疾病。

蝉　蜕

金蝉蜕壳气清虚

蝉，俗名“知了”，在大自然的王国里是一种很不起眼的小昆虫，但在文人墨客的笔下它却是高尚人格的象征。古称蝉有五德：文、清、廉、俭、信。西晋文学家陆云在《寒蝉赋》中说：“夫头上有緌，则其文也。含气饮露，则其清也；黍稷不享，则其廉也。处不巢居，则其俭也；应候守常，则其信也。”自古以来，人们总爱借蝉来抒发情怀，概由蝉栖身于高枝，风餐露宿，不食人间烟火。古人咏蝉的诗很多，蝉声也被用来表示一种静境或静趣，除梁代诗人王籍的名句“蝉躁林逾静，鸟鸣山更幽”外，其他诗句如“过门马无迹，满宅是蝉声”“鹭影兼秋静，蝉声带晓凉”“数家茅屋清溪上，千树蝉声落日中”等也都脍炙人口的咏蝉名句。

1927 年 7 月朱自清发表的写景散文《荷塘月色》中有“月夜蝉声”的描写，1930 年朱自清收到一位名叫陈少白的读者来信质疑说："蝉在夜里是从来不叫的"，为此朱自清查阅了有关资料，询问朋友，请教昆虫学教授，并给陈少白回信表示，《荷塘月色》再版时，要删掉月夜蝉声那句子。这事充分体现了朱自清治学严谨，尊重读者的高贵品质。但其实在本草书籍中，早就有蝉"昼鸣夜息"之言，为医药家之常识，亦为医家用来治小儿夜啼的依据。这就是所谓的隔行如隔山呀！学者名士也概莫能外。

蝉还是汉代侍从官员帽上的装饰物。《后汉书·舆服志下》："武冠，一曰武弁大冠，诸武官冠之。侍中、中常侍加黄金珰，附蝉为文，貂尾为饰，谓之'赵惠文冠'。"旧用作达官贵人的代称。

蝉蜕为蝉科昆虫黑蚱羽化后的蜕壳。《史记·屈原贾生列传》曰："蝉蜕于浊秽，以浮游尘埃之外。"

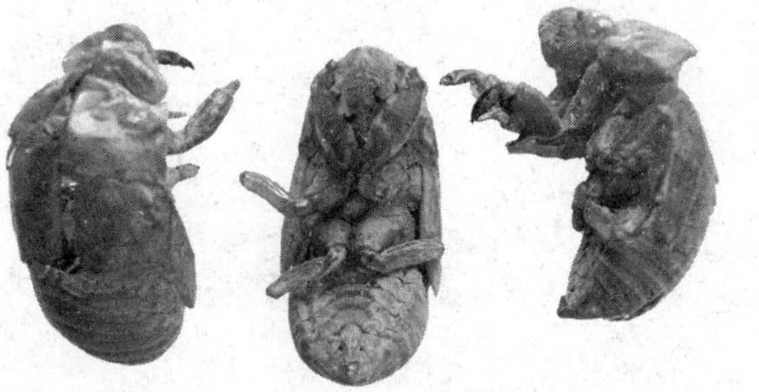

李时珍《本草纲目》云："蝉乃土木余气所化，饮风吸露，其气清虚，故主疗一切风热证。"清代医家张璐所著《本经逢原》："蝉蜕去翳膜，取其蜕义也。"《本草求真》对蝉蜕的药用机理和主治病证论述的既通透又全面，书中写道："其言治肝经风热者，因体气轻虚而味甘寒之意也；其言能治妇人生子不下，及退翳膜侵睛胬肉满者，因其性有善脱之意也；其言能治皮肤疮疥瘾疹者，以其所取在壳之意也……治皮疮疡风热，当用蝉蜕。治脏腑经络，当用蝉身，各从其类也。其言能治中风不语者，以其蝉声清响之意也；声以通声。其言能治小儿夜啼者，以其昼鸣夜息之意也。古人立药治病，何在不有义存，惟在人细自审用耳！"张锡纯《医学衷中参西录》云："蝉声清脆，又善医音哑。"

蝉蜕有清肺之性，解痉之能，用于顽固之咳逆及"怪咳"，效果较佳，尤其对喉中作痒之咳效果好。笔者遇"久咳"不愈患者，用程钟龄止咳散加蝉蜕每获良效。而对伴有哮喘、闷气用蝉蜕者，须伍用地龙。另对无论外感"金实不鸣"或内伤"金破不鸣"引起的声音嘶哑及失音患者，都宜在相应方药中加蝉蜕与木蝴蝶。

大凡动物之壳多质重，重则下降，偏于镇静，如龟板，珍珠母、石决明、牡蛎等，惟蝉之壳反轻，轻能上升，偏于宣散。蝉蜕入药正是利用其轻，因此用量一般不宜过大，常用量为3～6克，但在治疗破伤风所用的五虎追风散中蝉蜕用量独大，而为君药。

蝉蜕以第二次所蜕之壳较初蜕之壳软且清，入药为良。

车前草、车前子

作药人皆道有神

古代的文学作品中，芣（fú）苢（yǐ）即指车前草。如《诗经·周南·芣苢》：“采采芣苢，薄言采之。采采芣苢，薄言有之。采采芣苢，薄言掇之。采采芣苢，薄言捋之。采采芣苢，薄言袺之。采采芣苢，薄言襭之。”这首短歌生动地描写出妇女们边唱歌边采集车前的欢乐景象，春天她们采摘鲜美的嫩叶，秋天她们捋下成熟的种子并用衣襟兜着自己的劳动果实，高兴地满载而归。

车前草和子皆可入药。传说汉朝名将马武，在和匈奴对战时被敌军围困。而当时刚好是六月，天气闷热无雨。士兵和战马饥渴交加，肚子呈现出胀而且痛苦之状，小便的时候会痛且会带血出来。随军的郎中诊断为尿血症，但苦于无药可用郎中也是束手无策。这时一个马夫发现他管的三匹马以前都尿血的现在却都不尿血了，精神也大为好转，就好像没事一样。于是，他就开始观察起这三匹马，发现马啃食了附近地面上生长的形似牛耳的野草。他心想这些马之所以好了可能是因为吃了这种草的缘故，于是他也拔了一些长似牛耳的野草回去煎水服用，结果惊奇地发现身体舒服了，小便也正常而不带血了。于是马夫马上将发现报告给了将军马武。马武将军大喜，立即号令全军吃这种野生的牛耳草。几天之后，士兵和战马全都病愈了。因为这种草就长在战车前面的荒地里，所以马武将军便高兴地称此草为“车前草”。车前草首载于《神农本草经》，被列为上品，味甘，性寒，有清热解毒，利尿通淋的功效。唐代文学家韩愈的《进学解》中说：“牛溲马勃，败鼓之皮，俱收并蓄，待用无遗者，医师之良也。”其中牛溲即车前草。现代药理研究，车前草含月桃叶珊瑚苷、车前苷、熊果酸、β－谷甾醇、维生素B1、维生素C等，具有抗菌、镇咳平喘、祛痰及促进肠道、子宫运动、利尿排石等功能。临床上主要用于治疗慢性气管炎、急慢性细菌性痢疾、胃及十二指肠溃疡、肾炎、肾结石等疾病。

车前子较车前草用途更为广泛。车前子利水而能明目非他药可比。《本草备要》说：“凡利水之剂多损余于目，惟此能解肝与肠之热，湿热退而目清矣。”《名医别论》称其“养阴强阴益精，令人有子，明目。”唐代诗人张藉《答开州韦使君寄车前子》诗曰：“开州五月车前子，作药人皆道有神。惭愧文君

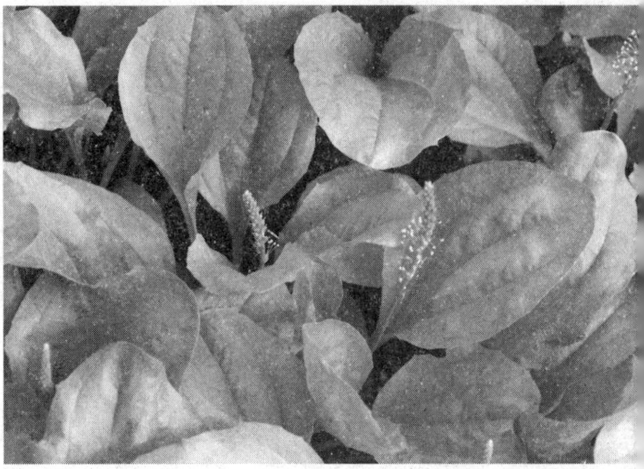

怜病眼，三千里外寄闲人。”车前子也是古代服食家常用之品。

《医说·卷六·车前止暴下》说：“欧阳文忠公（欧阳修）尝得暴下，国医不能愈。夫人云：市人有此药，三文一帖，甚效。公曰：吾辈脏腑与世人不同，不可服。夫人便以国医药杂进之，一服而愈。召卖药者厚遗之，求其方，乃肯传。但用车前子一味为末，米饮下二钱匕。云：此药利水道而不动其气，水道利则清浊分，谷脏自止矣。”此所谓“利小便以实大便”之法也。

对于车前子通利水道并可强阴益精“令人有子”的原理，《本草经疏》解释得颇为精当。书中言：“男女阴中俱有二窍，一窍通精，一窍通水。二窍不并开，故水窍常开，则小便利而湿热外泄，不致鼓动真阳之火，则精窍常闭而无漏泄，久久则真火宁谧，而精用益固，精固则阴强，精盛则生子。”“五子衍宗丸”方中用车前子的道理正在于此。而《本草求真》引明医杂录云：“服固精药日久，须服此（车前子）行房，即有子。”两说可以并立。

《名医类案》还记有：“吴茭山治一妇，产难，三日不下，服破血行经之药，俱罔效。吴制一方，以车前为君（车前以生者为佳，佐白芷尤妙）。冬葵子为臣，白芷、枳壳为佐使，已服，午产。众医异之，吴曰：《本草》谓催生以此为君，《毛诗》采芣苢以防难产。”可见车前子治难产是取通利之意。

车前子多入汤剂煎服，因其含有多量的黏液质，易和他药粘连，或沉底糊锅，故须单用纱布包之入煎。

赤小豆

咒语为假药为真

赤小豆别名红豆、红小豆，以其颜色红赤而得名。但与我们日常常食之品红豆并不是同一个，赤小豆呈细长形，颗粒比红豆小；红豆呈圆柱状，表面为暗棕红色。但赤小豆也可用于药膳、保健食品制作，如《本草纲目》所言：“三青二黄时即收之，可煮可炒，可作粥、饭、馄饨馅并良也。”且有较广泛的药用价值。

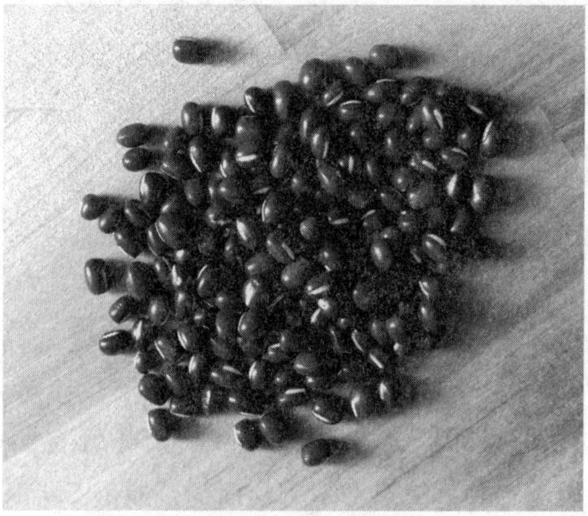

在古代赤小豆被认为是“辟瘟良药”，如宋代罗泌撰《路史·后记二》引南朝梁时宗懔撰写的《荆楚岁时记》云：“共工氏有不才

子，以冬至日死，为厉（疫鬼），畏赤豆，故作赤豆粥以禳之。”《本草纲目》引《五行书》云：“正月朔旦（大年初一）及十五日，以赤小豆二七（十四枚），麻子七枚，投井中，辟瘟疫甚效。又正月七日，新布囊盛赤小豆置井中，三日取出，男吞七枚，女吞二七枚，竟年无病也。”赤小豆含蛋白质、脂肪、糖类、粗纤维、钙、磷、铁、硫胺素等，临床上用于治疗流行性腮腺炎、肝硬化腹水、急性肾盂肾炎等疾病，对赤小豆的研究有待深入。

另《本草纲目》引《朱氏集验方》云：“宋仁宗在东宫时，患腮，命道士赞宁治之。取小豆七十粒为末，敷之而愈。中贵人任承亮后患恶疮近死，尚书郎傅永授以药立愈。叩其方，赤小豆也。予苦胁疽，既至五脏，医以药治之甚验。承亮曰：得非赤小豆耶？医谢曰：某用此活三十口，愿勿复言。”下文还记：“有僧发背如烂瓜，邻家乳婢用此（赤小豆）治之如神。”以上说明赤小豆有消肿、排脓解毒的功用。正如《本草纲目》所言：“此药治一切痈疽疮疥及赤肿，不拘善恶，但水调敷之，无不愈者。”李时珍还说：“但其性黏，干则难揭，若入苎根末即不黏，此法尤佳。”可资参考。

赤小豆还经常用来治疗其他一些疾患。南宋妇科名医陈自明在其所著《妇人大全良方》中记载有：“予妇食素，产后七日，乳脉不行，服药无效，偶得赤小豆一升，煮粥食之，当夜遂行。”清代汪昂撰《本草备要》载有：“昔有患香港脚者，用袋盛赤小豆，朝夕践踏之，遂愈。同鲤鱼煮汁食，能消水肿，煮粥亦佳。”又据《续名医类案》记载：“一人舌上忽出血，有穴如簪孔大，赤小豆一升杵碎，水三碗，和捣取汁，每服一盏，不拘时服，用槐花末糁上而愈。”临床常用赤小豆利水湿治疗水肿等症。对此，《本草新编》有一番说法：“赤小豆，可暂用以利水，而不可久用以渗湿，湿症多属气虚，气虚利水，转利转虚而湿愈不能去矣，况赤小豆专利下身之水而不能利上身之湿。盖下身之湿真湿也，用之而有效；上身之湿，虚湿也，用之而益甚，不可不辨。”陶弘景言其“性逐津液，久食令人枯燥”。元代贾铭所撰的《饮食须知》说：“驴食足轻，人食身重。”而金元医家王好古则云：“治水者唯知治水，而不知补胃，则失之壅滞。赤小豆消水通气而健脾胃，乃其药也。”《食性本草》有“久食瘦人”之说。

曾有以相思子当作赤小豆食用而致中毒者。其实二者不难甄别，相思子身圆，色朱红，一端为黑，与赤小豆身扁，整体暗红、鲜红或淡红者不同，很易辨识。

楮　实

软骨滑肠世人弃

楮实为桑科植物楮树的果实。楮树高达十几米，叶似桑，多涩毛，实圆红色，皮可制桑皮纸，因以为纸的代称。元代书画家赵孟頫作《木石画》时题诗写道：“吴兴笔法妙天下，人藏片楮无遗者。”（见辞海）“楮墨”则指纸和墨，又指书、画或诗文。明代画家徐渭《画鹤赋》云：“楮墨如工，返寿终身之玩。”

本草书中多言楮实有补益之功。如清代刘汉基所撰《药性通考》云：“楮实子，阴痿能强，水肿可退，充肌肤，助腰膝，益气力，补虚劳，悦颜色，壮筋骨，明目。”《本草纲目》云：“道士梁须年七十，服之更少壮，到百四十岁，能行及走马。”然而补益医方中很少用之，如《本草从新》就认为：“楮实，陶隐居、苏颂、抱朴子，皆甚言其功，而方书用之为补者，除杨氏还少丹而外，不多见……则古本诸说，未可信也。”

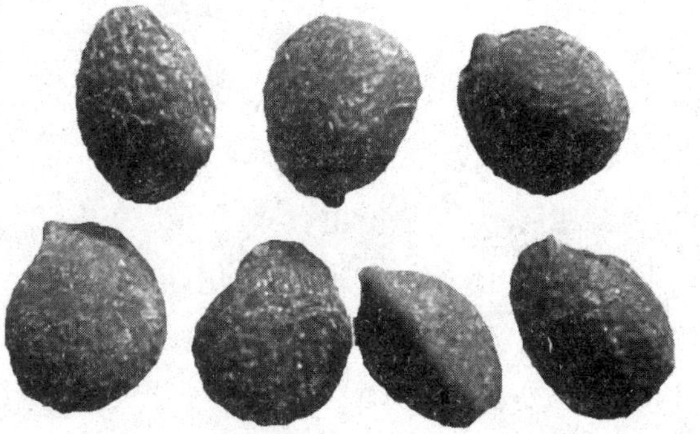

吴廷绍为五代时南唐医家。据清代吴任臣编撰《医说·卷五·鬲噎诸气》载：“吴廷绍为太医令，烈祖因食饴，喉中噎，国医皆莫能愈。廷绍尚未知名，独谓当进楮实汤，一服，疾失去。群医默识之，他日取用，皆不验。或扣之，答曰：噎因甘起，故以楮实汤治之。”

古人认为楮实有“软骨”之弊。《本草纲目》说：“《名医别录》载楮实功用大补益，而《修真秘旨书》言，久服令人成骨软之痿，《济生秘览》治骨哽，用楮实煎汤服之，岂非软骨之征乎？”更因有楮实“久服滑肠”之说，所以“世人弃而不用”，现代中药书籍中也鲜有选载。但笔者认为，药性之弊也恰可为其长，楮实能软骨，若与威灵仙等配合，以外敷治疗骨质增生，想必有效。楮实能滑肠，可用于治疗便秘，正是《宋史·岳飞传》所谓的：“阵而后战，兵法之常，运用之妙，存乎一心。”笔者还赞同楮实子是“补阴妙品，益髓神药”的看法。自宋以后至今，用楮实者颇少，而究其废用之理，一云“久服滑肠”，二云“久服令人成骨软”，但需知《药性通考》之言：“楮实子，阴痿能强，水肿可退，充肌肤，助腰膝，益气力，补虚劳，悦颜色，壮筋骨，明目。久服滑肠。补阴妙品，益髓神膏。世人弃而不用者，因久服滑肠之语也，楮实滑肠者，因其润泽之故，非嫌其下行之速也，防其滑而以茯苓、薏仁、山药同施，何惧其滑乎？”。

川　芎

头脑诸疾用引经

川芎又名芎䓖。《本草纲目》云：“人头穹隆穷高，天之象也。此药上行，专治头脑诸疾，故有芎䓖之名。”

《丹溪心法·头痛》：“头痛须用川芎，如

不愈，加各引经药：太阳羌活，阳明白芷，少阳柴胡，太阴苍术，厥阴吴茱萸，少阴细辛。厥阴吴茱萸，巅顶用藁本。”使用川芎治疗外感头痛，剂量宜轻微。温病学的“治上焦如羽，非轻不举”用于此处，颇觉合适。重用川芎，药过病所，不仅头痛难除，反而会令人昏瞀。现代中医学家秦伯未先生在《谦斋医学讲稿》中说：“有人用川芎茶调散加减治外感头痛，处方甚惬当，但川芎用至三钱，服后反增头晕欲吐。我就原方去川芎，并加钩藤二钱以制之，嘱其再服一剂，即平。相反地，有用辛散清泄法治外感头痛不愈，常感晕胀难忍，我嘱加入川芎一钱，服后顿减。”这里说明了川芎不是不可用，而是必须用其得法。治疗头伤头痛如高血压头痛等，剂量可稍大些，但要配合伍用石决明、珍珠母等之潜镇才较稳妥。明代杰出医学家张介宾所撰《本草正》言：“若三阳火壅于上而痛者，得升反甚，今人不明升降，而但知川芎治头痛，谬亦甚矣。”而秦伯未认为川芎辛温香窜，“用不得当，反多流弊，非痛时胀闷兼有头皮麻木感觉者不宜用，尤其是血虚肝阳易升的患者不可用，用后往往引起眩晕。在适应证用之，用量亦不宜太重。”总之，在使用川芎治疗头痛时必须细心斟酌，注意分量和配伍不能随手就来，否则“失之毫厘，谬以千里”。

川芎为血中之气药，能行气开郁，祛风燥湿，活血止痛，临床应用非常广泛。但其性升散，《本草正义》称其“上升头顶，旁达肌肤，一往直前，走而不守”，所以川芎不宜单服或久服。笔者也曾遇到一位中风后遗症

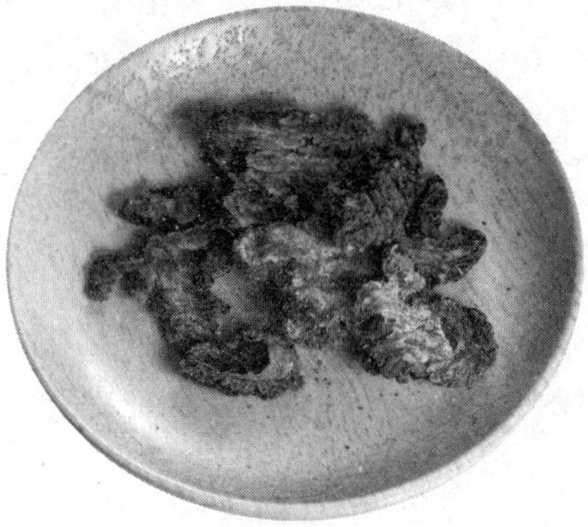

（脑血栓形成）康复期患者，病情稳定，语言流利，血压正常，神志清晰，能拄杖缓步。一日突然死亡，查看其平日所服方药，每方必有川芎 30 克，连续服用数十剂之多，值得商榷。多年来医学界（包括西医同仁）倡行甚至钟爱活血化瘀法，对某些疾病确也取得了可喜的疗效。但如果不用中医原理辨证施治而肆无忌惮地滥用活血化瘀药，如大剂使用川芎，还是有很大风险的，前车之鉴应令医者谨慎用药。

刺蒺藜

行肝滞兮擅治风

刺蒺藜别名白蒺藜、蒺藜子。《诗经》上说：“墙有茨，以茨为茅苇，开屋宇。”郭璞注云：“布地蔓生细叶，子有三角刺人。”《说文解字》说：“茨，蒺藜也。”《名医别录》

记："一名即藜，一名茨。"

刺蒺藜味苦、辛，性微温，入肺、肝、肾三经，《本草汇言》言刺蒺藜"去风下气，行水化症之药也。其性宣通快便，能运能消，行肝脾滞气，多服久服，有去滞之功。"《本经逢原》谓："白蒺藜为治风明目要药。"临床上主要用刺蒺藜疏肝解郁和祛风明目。笔者最喜用刺蒺藜，一者药性平稳，效果良好；二者价格低廉，患者易于接受。用治中风先兆或中风后遗症，如头目眩晕、筋惕肉瞤、肢体麻木、口眼㖞斜，笔者常用五白（白蒺藜、白菊花、白芷、白附子、白僵蚕）加味，获得满意疗效。另对胁肋疼痛用白蒺藜伍以皂刺，取效甚捷，取疏通之意。刺蒺藜也是防治白癜风的中药之一。另外笔者还常以本品作为价格较贵的天麻的替代品，但应用时剂量常大于天麻的用量。

现代研究结果表明，刺蒺藜含山柰酚、刺蒺藜苷、槲皮素、脂肪油、挥发油、鞣质、甾醇等，具有降血压、利尿、强心、降血糖、抗过敏、抗衰老等作用。临床上主要用于治疗阴道炎、痤疮、疖肿等疾病。

刺蒺藜为蒺藜科一年或多年生草本植物蒺藜的果实。另有沙苑子，别名沙苑蒺藜、潼蒺藜、潼沙苑、沙蒺藜等，则属另一种植物，为豆科植物扁茎黄芪或华黄芪的种子。古人常二者混称。李时珍说："古方补胃治风，皆用刺蒺藜，后世补肾，多用沙苑蒺藜，或以熬膏和药，恐其功亦不甚相远也。"《本草新编》则说："蒺藜子，沙苑者为上，白蒺藜次之，种类各异，而明目去风则一。但白蒺藜善破症结，而沙苑蒺藜则不能也。沙苑蒺藜善止遗精遗溺，治白带喉痹，消阴汗，而白蒺藜则不能也。"以此来看，二者在祛风明目这方面是相同的，所不同则在于沙苑子有补肾固涩之功，刺蒺藜有平肝解郁之功。《续名医类案》卷十七篇载有一则病案云："魏玉横曰：金封翁年近七旬病晕厥，即类中风也。小愈后眼花，不良于步。或教以一味白蒺藜，水泛为丸，每早晚服四钱，既可祛风，又能明目，且价廉而工省。才服数日，觉口咽苦燥，再服，遂陡然失明。重以郁怒，晕厥复作，目闭不语，汗出如珠。延诊脉已散乱，姑以熟地二两，杞子一两，煎服。一时医至，不敢主方，欲就中加附子一钱，谓重剂纯阴宜少入阳药。余曰：此症外间多用参附汤，有致筋枯皮黑，人未死而半身先死者，以衰微之阴被劫也。今症属三阴亏竭，五志之火上炎，故卒然晕厥。且病患以误服白蒺藜之燥，失明而病作，宁可再服附子？医乃默然去。二味服下，神气渐苏。乃减半（指熟地黄、枸杞子），入沙参、麦冬、沙苑蒺藜而愈。"若当初不用白蒺藜而用沙苑子，患者不会二次中风，可见虽平和之药也须对症应用，谨慎用药为行医之根本大法。

另《神仙秘旨》正方有"服食蒺藜法"说："蒺藜子一硕，七八月熟时收取，日晒令干，舂去刺，杵为末。每服二钱，新汲水调下，日三服，勿令中绝。断谷长生。服之一年以后，冬不寒，夏不热。二年，老者复少，发白复黑，齿落更生。服之三年，身轻长生。"刺蒺藜若是改用沙苑子，比较恰当。

大 黄

拨乱反正号将军

大黄以其颜色而命名，南朝梁时著名的医药家陶弘景云："大黄，其色也。"大黄别名黄良、火参、肤如，如《吴普本草》曰："大黄一名黄良，一名火参，一名肤如。"《神农本草经》言其能"推陈致新"因有黄良之名。《本草经疏》言其"祛邪止暴，有拨乱反正之殊功"，《本草正义》言其"无坚不破，荡涤积垢，有犁庭扫穴之功"，《汤液本草》说大黄"泄满，推陈致新，去尘垢而安五脏，谓如戡定祸乱以致太平无异，所以又将军之称。"俗话说"快刀斩乱麻"，笔者认为大黄就是中药中的一把快刀。明代著名医家张景岳称人参、附子、熟地黄、大黄为"药中四维"，更推"人参、地黄为良相，大黄、附子为良将。"大黄一药为历代医药学家所推崇，却是一味"出将入相"的好药。据统计，张仲景所著的《伤寒论》及《金匮要略》中，有 32 个处方里使用了大黄；传说为华佗所作的《中藏经》一书中，共载 62 个方，其中应用了大黄的就有 15 个。据清宫档案记载，大黄在皇宫用药中列第 8 ～ 10 位。医籍、典籍中记录使用大黄的病案众多，举例如下。

元末明初人陶宗仪著《南村辍耕录·卷二·大黄愈疾》："丙戌冬十一月，耶律文正王从太祖下灵武，诸将争掠子女玉帛，王独取书籍数部，大黄两驼而已。既而军中病疫，惟得大黄可愈，所活几万人。"其实大黄的防疫作用早在汉代已备受重视。据传由汉末

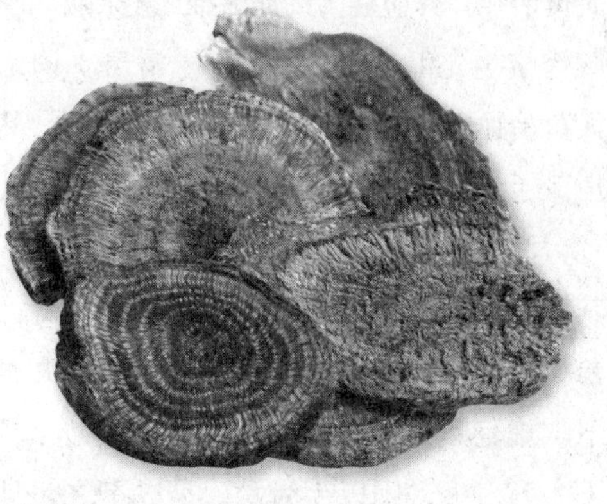

名医华佗创制而成的"屠苏酒"方中，首味药用的就是大黄。汉代华佗撰、唐代孙思邈编集的《华佗神方·卷四·华佗避疫酒神方》（即屠苏酒方）中称此酒"一人饮一家无疫，一家饮，一里无疫"。

据《名医类案》记载，元代名医葛可久"善武艺。一日见莫猺桑弓，可久挽之而彀，归而下血。亟命其子煎大黄四两饮之，减其半，不下。问故。其子以实对。可久曰：少耳，亦无伤也。来年当死，今则未也。再服二两，愈。明年果卒。"说的是葛可久一日用强弓射箭时久，归家后需下瘀血，于是让儿子煎四两大黄。其子嫌药量太重，便减半取二两煎之。葛可久服药后见瘀血不下，便问其子是何缘故，儿子照实回答了。葛可久叹息道，用量少些固然比较安全，而且现在还可以再行补服，但不出明年我就会因此死去。葛可久再煎服了大黄二两而暂时病愈，但到了第二年果然因此去世了。一代名医葛

可久竟因儿子不遵医嘱，擅减药量而过早逝世，令人扼腕。此亦是因葛可久觉得是儿子煎药便放松了警惕，未能亲自制药或严格督察所导致。由此可见，为医需十分谨慎，有时哪怕只有一点疏忽便会铸成大错。对于用大黄治疗“失血症”，《证治准绳·杂病》中记载撄宁生先生（即元代医学家滑寿）谈论用大黄治血证：“血溢、血泄、诸蓄妄证，其始也，予率以桃仁、大黄行血破瘀之剂折其锐气，而后区别治之。虽往往获中，然犹不得其所以然也……伊芳举曰吾乡有善医者，每治失血蓄妄，必先以快药下之，或问失血复下，虚何以当？则曰血既妄行，迷失故道，不去蓄利瘀，则以妄为常，曷以御之，且去者自去，生者自生，何虚之有？”可知大黄治血，除故布新也。邹润安称，用大黄治咯血，“实斡旋虚实，通和气血之良剂”。笔者曾在治疗再生障碍性贫血时，于补益药中反佐大黄、水蛭各 2～3 克，获得良效。

《续名医类案·反胃》中记载有位名为萧万与的医生讲述用大剂量大黄治病的案例，曰：“崇祯戊寅岁，余客汴梁，为一郡王宫人治产后发呃证。因言及先王壮龄时，患疟痢反胃，遍治不瘥，自料无生理。一草医亦精于脉者，连投五剂，用大黄七两始能食。此亦常有之症。吾乡有患痢者，医以大黄四两下之，见者皆惊愕。然服之痢反减，数服而愈。使此等证，遇读立斋、景岳书者，讵有生理乎？再投十余剂，计服大黄斤许，前证渐愈。后日服痰药，滚痰丸两旬方得痊愈。”

《景岳全书》也载有一则病案云：“余尝治一少年，素好火酒，适于夏月，醉则露卧，不畏风寒。此其食性脏气，皆有大过人者，因致热结三焦，二便俱闭。余先以大承气汤，用大黄五七钱，如石投水。又用神佑丸及导法，俱不能通，且前后俱闭，危剧益甚。遂仍以大承气汤加生黄二两，芒硝三钱，加牙皂二钱，煎服。黄昏进药，四鼓始通，大便通而后小便渐利。此所谓盘根错节，有非斧斤不可者，即此之类。若优柔不断，鲜不害矣。”张景岳为温补学派的代表人物，竟不惜使用大承气汤重剂攻伐“危剧益甚”者，真是难能可贵啊！

《续名医类案》载有十五则制大黄丸的药方，堪称制大黄之最。附录如下：“内府秘授青麟丸方，用绵纹大黄十斤，先以淘米泔浸半日，切片晒干。再入无灰酒浸三日取出，晒大半干。第一次用侧柏叶垫甑底，将大黄铺上，蒸一炷香久，取起晒干。以后每次俱用侧柏叶垫底，起甑走气不用；第二次用绿豆熬浓汁，将大黄拌透，蒸一炷香，取出晒干；第三次用大麦熬浓汁拌透，照前蒸晒；第四次用黑料豆熬浓汁拌透；第五次用槐条叶熬浓汁拌透；第六次用桑叶；第七次用桃叶；第八次用车前草；第九次用浓朴；第十次用陈皮；十一次用半夏；十二次用白术；十三次用香附；十四次用黄芩。以上俱如前煎汤，浸透蒸晒。第十五次用无灰酒拌透，蒸三炷香，取出晒透，研极细末。每大黄一斤，入黄牛乳二两，藕汁二两，梨汁二两，童便二两。如无童便，以炼蜜二两代之。外加炼蜜六两，捣和为丸如梧子大。每服二钱，治一切热证。”

《幼幼新书》记有一例曾世荣大夫治疗小儿惊风的病案：“曾世荣治总管杨侯幼子，四岁，腊月，患惊风搐掣，诸医调治，前症俱解，但神昏不食，四肢微冷，已五日矣。前医用醒脾治阳之药不一，而召曾诊，六脉独脾脉沉滑，余脉微缓。脾脉沉而滑者，此积蕴在脾，乃为脾约，当主大便不利，非阴厥也……遂用泻黄散加大黄水煎，并三服，神气清而饮食进，随获安可，此隆冬用大黄之功也。”病案结尾几句精辟的总结：“用药如用兵，当用岂容自已？如五月渡泸，雪夜平蔡，何待秋高马肥而后为之？若拘以四时取用，则兵药无成功矣。”

清代医学家程文囿，在其所著《程杏轩医案》中记有一则用补中益气汤加大黄治疗虚闭的验例，颇有创意。

“郑媪年逾古稀，证患便闭，腹痛肛胀，寝食俱废，已经两旬，诸治不应。延诊以下为嘱，切脉虚细而涩，谓曰：此虚闭也，一补中益气汤足矣。何下为。服药两日，便仍不通，自言胀痛欲死，刻不可耐，必欲下之。予曰：下法吾非不知，但年高病久，正气亏虚，下后恐其脱耳。媪曰：与其胀闭而死，莫若脱之为快。因忆心悟篇云：病有不可下，而又不可以不下，下之不得其法，多致误人。沉思良久，于前汤内加入制大黄三钱，仿古人寓攻于补之意。饮后肠鸣矢气，当晚便解，结粪数枚，略能安卧。次日少腹尚痛，知其燥矢未净，仍用前方大黄分两减半，再剂便行两次，先硬后溏，痛止食进而愈。夫补中益气汤，原无加大黄之法，此虽予之创见，然医贵变通，固不容胶柱鼓瑟也。”

近代著名医家张锡纯曰：“大黄之力虽猛，然有病则病当之，恒有多用不妨者。”此说甚是。张锡纯还述其曾至邻县海丰治病时遇见的一件奇案：“其地有杨氏少妇，得奇疾，赤身卧帐中，其背肿热，若有一缕着身，即觉热不能忍，百药无效。后有乘船自南来赴北闱乡试者，精通医术，延为诊视。言系阳毒，俾用大黄十斤，煎汤十碗，放量饮之，数日饮尽，竟霍然痊愈。”

以上多为用大黄或重用大黄的成功范例，仅作参考，切勿生搬硬套，盲目效仿。俗话说“人参杀人无过，大黄救人无功。”大黄毕竟是“虎狼之药”，用之失当则祸不旋踵，血的教训比比皆是，需千万小心。

大黄以生用居多，且不宜久煎，在煎汤药时，一般在其他药物煎好前 10 分钟左右再放入大黄。研究表明，大黄致泻的主要成分是结合型蒽苷，其中番泻苷 A 的作用最强，因其的热不稳定性，如果煎的时间过久（超过 40 分钟），泻下作用将减弱。张锡纯言：“凡气味俱厚之药，皆忌久煎，而大黄尤甚，且其质经水泡即软，煎一两沸，药力皆出，与他药同煎宜后人，若单用之，开水浸服即可，若轧作散服之，一钱之力可抵煎汤者四钱。”李东垣曰：“大黄苦峻下走，用之于下，必生用。若邪气在上，非酒不至，必用酒浸，引上至高之分，驱热而下。如物在高巅，必射以取之也。若用生者，则遗至高之邪热，是以愈后或目赤，或喉痹，或头肿，或膈上热疾生也。”张锡纯讲的是大黄的药性、药力，李东垣说的是大黄炮制后的作用，皆是金玉良言。

大黄为蓼科植物，有多个品种，在我国主要作药用。而观国外情况，虽然近代瑞士人乌尔尼在 1978 年之“中药大黄等类草药之国际学术交流会”上提出，要将大黄致泻功能以外之其它功效作为未来研究之新领域，但目前国外人往往采用的还是另外几个作食用的大黄属品种。许多欧洲人用使用大黄配合减肥、酿制大黄酒，还用作日常食用的糖果、饼干、馅饼等的辅料。不过在日本，其采用的 143 个汉方中有 19 个方剂配用了大黄（占 13.3%）。

大 蒜

资生致远护身品

大蒜原产于亚洲西部，我国古代称为“葫”，又称葫蒜。李时珍在《本草纲目·菜部》中引孙愐《唐韵》云：“张骞使西域，始得大蒜种归。”又云：“张骞使西域，始得大蒜、胡荽胡荽。则小蒜乃中土旧有，而大蒜出胡地，故有胡名。”清代植物学家吴其浚在所撰的《植物名实图考》中称：“小蒜为蒜，大蒜为葫。”

大蒜是调味佳品，能助消化，促进食欲。《尔雅翼》称大蒜“杀虫鱼之毒，摄诸腥膻”，《本草纲目》记：“此物者美肤，为馔中之俊”。李时珍说：“胡蒜，其气熏烈，能通五脏，达诸窍，去寒湿，辟邪恶，消痈肿，化癥积肉食，此其功也。故王祯（元代农学家）称之云：“味久不变，可以资生，可以致远，化臭腐为神奇，调鼎（煮食用器）俎（祭祀食品），代醯（音 xī，指醋）酱，携之旅途，则炎风瘴雨不能加，食餲（音 ài，食物经久而变味）、腊（腌制后风干或熏干的肉）毒不能害，夏月用之解暑气，北方食肉面，尤不可无，乃《食经》之上品，日用之多助者也。”

大蒜作为药用在我国已有悠久的历史。用蒜治病的记载始见于华佗。据陈寿《三国志·魏书·方伎传》：“佗行道，见一人病咽塞，嗜食而不得下，家人车载欲往就医。佗闻其呻吟，驻车往视。语之曰：‘向来道边有卖饼家，蒜齑（音 jī，捣碎的姜、蒜、韭菜等）大酢（同醋），从取三升饮之，病自当去。’即如佗言，立吐蛇（指一种寄生虫）一枚。”

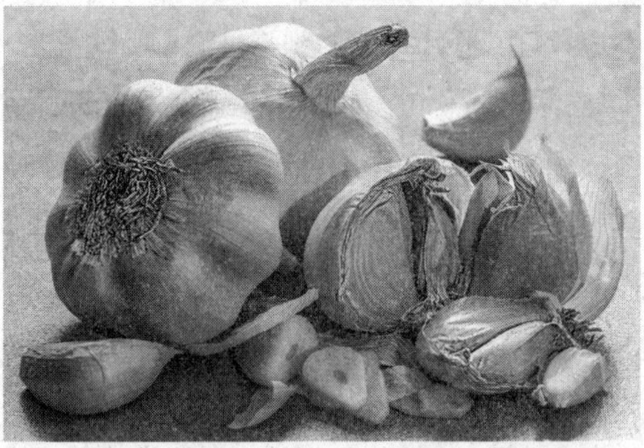

宋代诗人叶梦得在其所撰的《避暑录话》中记有：“今岁热甚，闻道路城市间多昏仆而死者……一养仆为驰马至局中，忽仆地，气即绝，急以五苓大顺散等灌之，皆不验。已逾时，同舍王相使取大蒜、一握道上热土杂研烂，以新水和之，滤去滓，划其齿灌之，有顷即苏，至暮此仆度中，余御而归。”说的是有一年天热，道路上时不时就有中暑倒地的人。有一家的仆人骑马赶路时也忽然中暑倒地，眼看就要气绝身亡了，灌了药也没有用。王相让人用大蒜合道上的热土研烂，加一盏水去渣取汁，撬开中暑者的牙齿灌下，没过多久患者就醒过来了。在唐宋时期，出远门的官差信使大都随身携带一包蒜，以备急用。

又据《名医类案·卷九·淋闭》记载，南宋宁宗还是郡王时“病淋，日夜凡三百起（一昼夜解三百次小便），国医罔措（没有办法）。有荐之者，光宗时在东宫，亟召之至。孙求二十钱买大蒜、淡豉、蒸饼，三物烂研，合和为丸，令以温水下三十丸。且曰：今日进三服，病当退三分之一，明日再进如之，三日则病除。已而果然。奏官右列，或问其说，孙曰：小儿何缘有淋，只是水道不通利，蒜、豉皆通利，无他巧也。”

《本草纲目·卷二十六》记有两则病案，其一引唐代医家陈藏器所言，曰：“昔有患痃癖者，梦人教每日食大蒜三颗。初服遂至瞑眩吐逆，下部如火。后有人教取数片，合皮截却两头吞之，名曰内灸，果获大效也。”其二为李时珍所记，“尝有一妇，衄血一昼夜不止，诸治不效。时珍令以蒜敷足心，即时血止，真奇方也。”

《续名医类案》载有蒜灸治疗“发背”疮法，书中写道：“江陵府紫极观，掘得石碑载此：凡人发背，欲结未结，赤红肿痛，先以湿纸覆其上，立视候其纸先干处，则是结痈头也。取大蒜切成片，如当三钱浓，安头上，用大艾炷灸之，三壮即换一蒜片，痛者灸至不痛时住，不痛者灸至痛时方住，早觉早灸为上（如有头似麻豆大者，不须用湿纸覆法）。若有十数头，聚而在一处生者，即用大蒜头捣膏作薄饼，铺头上，聚艾于饼上烧之（一二日十灸十活，三四日六七活，五六日三四活）。”

大蒜治病的历史在世界范围内也有迹可循，据说古时巴比伦人已经认识到它的药效。古罗马的随军医生曾用大蒜治疗士兵的肠胃疾病，并用于防治感染。农民和渔民们也都相信吃大蒜能强身骁勇。据传在中世纪欧洲疫病大流行的时期，那些每天常食大蒜的人避免了被感染的厄运。在英国的一家人幸免于难，原因就是这家的地窖里贮满大蒜，家里人平时常常食用。

第二次世界大战中，由于药品短缺，英国曾用成千吨大蒜作为药物，治疗士兵的创伤和流行病。苏联科学家甚至将制成的大蒜浸液称为“苏联的盘尼西林”而广泛应用于临床治疗。

大蒜属百合科植物，人们把它归入营养食品、抗癌食品、长寿食品之列中。大蒜含有丰富的营养成分，如大蒜含挥发油（其中有多种含硫挥发性化合物）、硫代亚磺酸酯类、S–烷（烯）–L–半胱氨酸衍生物、γ–L–谷氨酸多肽、苷类、多糖、脂类、酶等。大蒜之所以被称为抗癌食物，也是因为大蒜中含有的含硫化合物和含硒化合物等具有良好的抗癌作用。大蒜可以防治多种急性及慢性传染性疾病，这也是大蒜被列入长寿食品的原因之一。

大蒜的吃法有很多种，如生食、煮食、醋渍、捣蒜泥等，其中捣蒜泥的吃法最好、最科学。因为大蒜之所以能抗菌防治，主要是大蒜中的有效成分“大蒜素”在起作用，而新鲜大蒜中并不含大蒜素，只是含有它的前体——蒜氨酸。蒜氨酸以不稳定无臭的形式存在于大蒜中，蒜氨酸受冲击（也就是捣碎）后蒜酶活化，才催化蒜氨酸从而生成具有保健作用的大蒜素。经实验分析，大蒜中所含的硫化合物能对多种球菌、杆菌、真菌和病毒起到抑制和杀灭的作用。

如今大蒜被誉为“植物黄金”“天然的广谱抗生素”，国内外专家一致认同大蒜对人体健康具有极高的价值，是名副其实的健康益寿食物。

尽管大蒜有诸多功效，但亦不宜长期大量服食。李时珍言其“辛能散气，热能助火，伤肺、损目、昏神、伐性之害，荏苒受之而不悟也。”

大　枣

木本果实药用广

关于枣的记述，春秋时期成书的《诗经》中就有诗《国风·豳风·七月》，提到了“八月剥枣”。《毛传》中也解释“剥，击也。”“‘击，言击而取焉尔。’今山东人于枣孰时，男女持竿击枣，谓之扑枣。”即是在描述八月枣成熟收获，要用长杆扑打，使之坠地的场景。西晋傅玄《枣赋》：“离离朱实，脆若离雪”，南北朝梁简文帝萧纲作《赋咏枣》：“白英纷靡靡，紫实标离离。”

《史记·货殖列传》中记载：“安邑千树枣……此其人皆与千户侯等。”意为种植枣树千株的收入，与一个千户侯相当，可见其金贵。元末明初诗人高启有诗云：“霜天有枣收几斛，剥食可当江南粳。”在古代，大枣素有“木本粮食”之称。木本粮为多年生木本作物果实，如红枣、板栗、核桃等，其果实富含维生素、氨基酸、蛋白质及大量的微量元素，具有较高的营养价值和经济价值。草本粮食解决人们的温饱问题，木本粮食则能解决人们的营养和健康问题，二者应该合理搭配，草木相济。

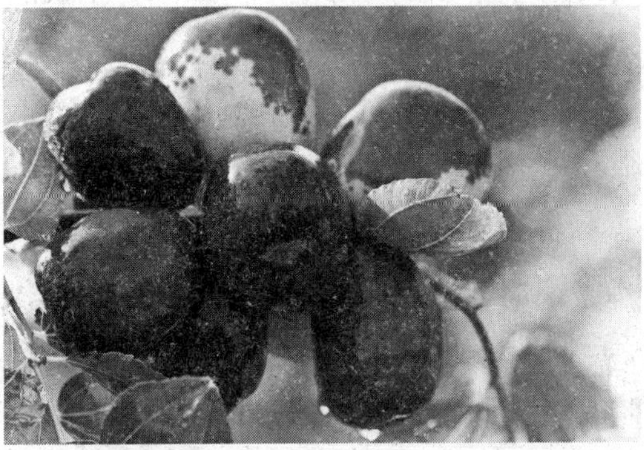

枣是由古代的酸枣培育而来的，据《三国志·魏书·董二袁刘传》记载，在东汉年间，“是时蝗虫起，岁旱无谷，从官食枣菜。”

大枣入药以色红、肉厚、饱满、核小、味甜者为佳。河南新郑、灵宝的优良品种，具有上述特点。著名翻译家曹靖华曾吟诗赞灵宝圆枣：“顽猴探头树枝间，蟠桃哪有灵枣鲜。”曹先生还将灵宝圆枣邮寄给了好友鲁迅先生，鲁迅先生也回信称赞“灵宝大枣品质极佳，为南中所无法购得”。灵宝大王镇后地村的一棵古枣树的保护牌上显示树龄800年，现在依然结枣。灵宝超过百年的古枣树就有34万多棵，该市的古枣树林已入选中国重要农业文化遗产项目。新郑市隶属河南省郑州市，枣文化也是源远流长，新郑种枣树的历史最早可追溯到8000多年前的裴李岗文化时期。1972年，在新郑市新村镇距今8000年的裴李岗文化遗址中出土了一枚碳化枣核。2001年，裴李岗文化遗址被公布为全国重点文物保护单位和中国20世纪百项考古大发现之一。2010年，新郑市人民政府将花庄村古枣林以保护区的形式进行公示。公示牌显示，这片古枣林1023亩，共有百年以上古枣树17660株，其中，树龄500年以上的一级保护古枣树691株，树龄300年至499年之间的二级古枣树1857株，其余为树龄100年至299年之间的三级古枣树。然而据《大河报》（2016年12月10日）标题为“五百岁枣树被集体‘移植死’”的报道，该保护区1800余株古枣树于2014年被未办理采伐证的薛店镇政府以“移植”的名义砍伐，古枣树大面积死亡，实在是令人痛心。

大枣亦果亦药，是最早入药药用的果实之一，应用范围十分广泛。邹澍在《本草疏证》中提到《伤寒论》《金匮要略》两书“用枣者五十八方，其不与姜同用者，十一方而已。大率姜与枣联，为和营卫之主剂，姜以主卫，枣以主营。”正如《本草经读》所说：“生姜与大枣同用者，取其辛以和肺卫，得枣之甘以养心营，合之能兼调营卫也。”李东垣则认为，姜“与枣同用，辛温益脾胃元气”。大枣能补脾健胃，《神农本草经》也载大枣“和百药”，故而常用作药引。《长沙药解》说大枣“补太阴己土之精，化阳明戊土之气。生津润肺而除燥，养血滋肝而息风，疗脾胃衰损，调经脉虚芤……其味浓而质厚，则长于补血而短于补气。人参之补土，补气以生血也；大枣之补土，补血以化气也；是以偏入己土，补脾精而养肝血。凡内伤肝脾之病，土虚木燥，风动血耗者，非此不可。”华佗弟子吴普在他所撰的《吴普本草》中说枣“主调中，益脾气，令人好颜色，美志气。”唐代医学家孟诜则曰：“主补津液，洗心腹邪气，和百药毒，通九窍，补不足气，煮食补肠胃，肥中益气第一，小儿患秋痢，与虫枣食，良。”大枣常被用于药性剧烈的方剂中（如《伤寒论》十枣汤），以减少不良反应，保护元气。“中西医汇通派”创始人之一的唐宗海说：“必君以大枣，使邪去而正不伤，得此意者，可知配合之义。”

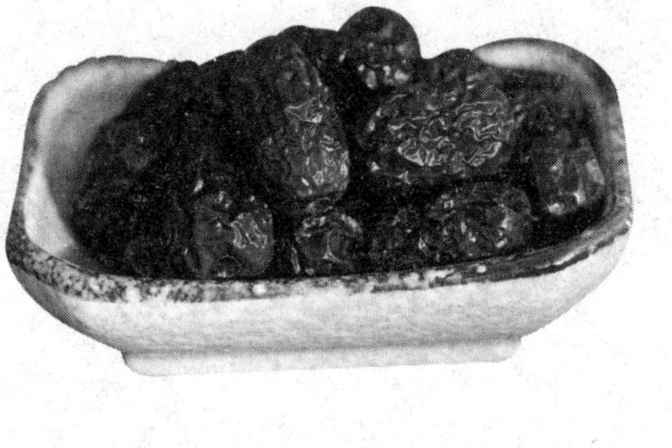

古人认为大枣不仅有补益之功，还能延年益寿。如孙思邈就在《千金食治》中称赞大枣“味甘、辛、热、滑、无毒。主心腹邪气，安中养脾气，助十二经，平胃气；通九窍；补少气，少津液，身中不足；大惊；四肢重；可和百药，补中益气，强志，除烦闷，心下悬，治肠。”

民间有谚语：“宁可三日无肉，不可一日无枣”，“一日吃三枣，终生不显老”。大枣含有多种营养成分，枣肉中含蛋白质、糖类、有机酸、黏液质、维生素类、微量元素等。如今枣除了鲜食、干吃、煮食外，还可加工成焦枣、蜜枣、枣脯、枣糕、枣泥、枣酱、枣酒、枣饮料、枣粉等，均广受欢迎。在日常菜食中，大枣还作为佐料以解除鱼虾、羊肉等的膻腥味。枣亦用于药膳，如玫瑰枣糕、参枣饭、红枣粥等有健身补益之功效的食膳。

不过大枣亦并非完美之物。李时珍言："今人蒸枣多用糖、蜜拌过，久食最损脾、助湿热也。啖枣多，令人齿黄生。"南宋张杲所撰的《医说》云："倪彦及朝奉尝为太原府幕官，云彼中人喜食枣，无贵贱老少，常置枣于怀袖间，等闲探取食之，郡人之齿多黄，缘食枣故。"《本草新编》言枣可"通九窍，和百药，养肺胃，益气，润心肺，生津，助诸经，补五脏。惟中满及热疾忌食，齿疼并风疾禁尝。乃调和之品，非补益之味"。

营养学家提醒，不能过量食用鲜枣，否则会伤肠胃。首先，大枣的水分含量低，肠胃负担相对大多数水果比较重。其次，大枣的膳食纤维（尤其是不可溶的纤维素）含量很高，在胃和小肠中不能被消化。少量食用鲜枣具有促进排便、预防便秘的作用，可一次性大量摄入则会刺激肠胃，造成胃肠不适。

历史上爱枣的文人不少，清代大才子纪晓岚祖籍直隶献县（今河北沧州市），该地有"金丝小枣之乡"的美称，纪昀也酷爱家乡的金丝小枣。在他27岁时作《食枣杂咏》六首，以借枣明理。纪晓岚老年时作《阅微草堂笔记》，还不忘提到故乡种枣防护的细节："余乡产枣，北以车运供京师，南随漕舶以贩鬻于诸省。土人多以为恒业，枣未熟时，最畏雾。每雾初起，或于上风积柴草焚之，烟浓而雾散；或排鸟铳迎击，其散更速。盖阳气盛则阴霾消也。"

王安石在《赋枣》一诗中赞枣树"在实为美果，论材又良木。"枣木质坚实，色泽深褐，适合做雕刻，不仅能做成棋子、佛珠、太极球等玩赏之品，在古代更可做成如乐器、车轴等的实用之物。豫剧，原名河南梆子，就是因其音乐伴奏是用枣木梆子打拍而得名。旧时刻版印书多用梨木或枣木，故以"梨枣"为书版的代称。白居易作《杏园中枣树》曰："君求悦目艳，不敢争桃李。君若作大车，轮轴材须此。"枣树就像植物中的良人，可以担当重任。据传，春秋时周平王死后，周桓王罢了郑庄公左卿士之职，郑庄公进行报复便不再去朝见周桓王。于是桓王率领天子六师及蔡、卫、陈等三国之师伐郑。桓王所乘的战车是槐木车轴，而郑庄公的战车是枣木车轴。凭借枣木制成的坚硬的车轴，郑庄公把桓王的战车撞得支离破碎，大败桓王。

丹　参

一味丹参四物功

丹参又名赤参、山参、郗蝉草、木羊乳、逐马、奔马草、紫丹参等，为唇形科多年生草本植物丹参的根，味苦，性微寒，入心、肝二经。《本草纲目》称其"活血，通心包络，治疝痛。"《本草汇言》则谓："善治血分，去滞生新，调经顺脉之药也。主男妇吐衄、淋溺、崩血之证，或冲任不和而胎动欠安，或产后失调而血室乖戾，或瘀血壅滞而百节攻疼，或经闭不通而小腹作痛，或肝脾郁结而寒热无时，或症瘕积聚而胀闷痞塞，或疝气攻冲而止作无常，或脚膝痹痿而痛重难履，或心腹留气而肠鸣幽幽，或血脉外障而两目痛赤……补血生血，功过归、地，调血敛血，力堪芍药，逐瘀生新，性倍芎劳，妇人诸病，不论胎前产后，皆可常用。"《妇人明理论》直云："以丹参一物，而有四物之功。"《滇南本草》则称丹参能"补心定志，安神宁心。治健忘怔忡，惊悸不寐。"古人还常把丹参用于通痹。如唐代萧炳《四声本草》中就说丹参能"治风软脚，可逐奔马，故名奔马草。曾用，实有效。"

现代研究，丹参含丹参酮、异丹参酮、紫丹参甲酯、隐丹参酮、丹参醇、丹参酚、

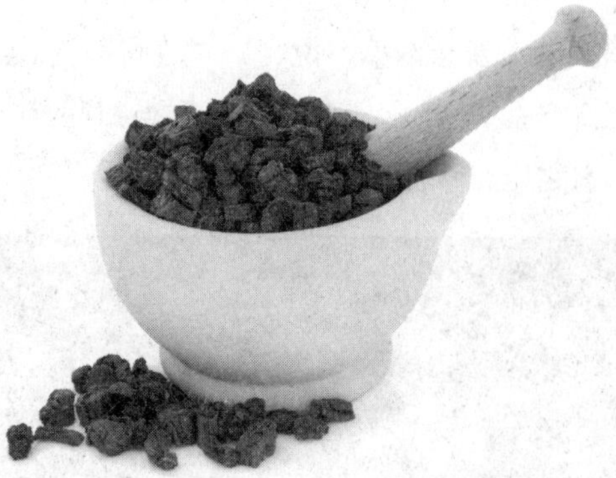

丹参素、丹参酸等，能改善心肌缺血、保护心肌、改善微循环、降低血压、抗血栓、降血脂，并具有抗感染、抗胃溃疡、抗过敏、抗菌等作用。临床上主要用于治疗冠心病、中风、糖尿病、慢性肝病、脉管炎、血管性头痛等疾病。如今丹参和丹参的复方制剂如：丹参片、复方丹参注射液、复方丹参滴丸等已广泛应用于心脑血管、肝、动脉静脉炎等疾病的防治，效果显著。丹参已成为最常用的活血化瘀药物之一。

当　归

十方九归血病首

李时珍说："古人娶妻为嗣续（承续后代）也，当归调血为女人要药，有思夫之意，故有当归之名。"正与唐诗"胡麻好种无人种，正是归时不见归"之旨相同。而民间流传有"丈夫当归而不归，闹得老婆改嫁人"的故事。说的是丈夫进山采药三年未归，媳妇以为丈夫已经不在人世而另嫁他人。丈夫回来后，媳妇痛苦地说："三年当归你不归，片纸只字也未回，如今我已改嫁他人，心如刀剜恨又悔。"于是人们就给丈夫采回来的药草取名叫"当归"。张锡纯《医学衷中参西录》则记当归"味甘微辛，气香，液浓，性温。为生血、活血之主药，而又能宣通气分，使气血各有所归，故名当归。"

其实当归取名与产地有关，当归原产于宕州（今甘肃省陇南市宕昌县），"当"和

“宕”同音。世界上最早的药典，我国在唐代编撰的《新修本草》说当归“宕州最胜，细叶者名蚕头当归，大叶者名马尾当归”。其他取名之说有循名附会之嫌。

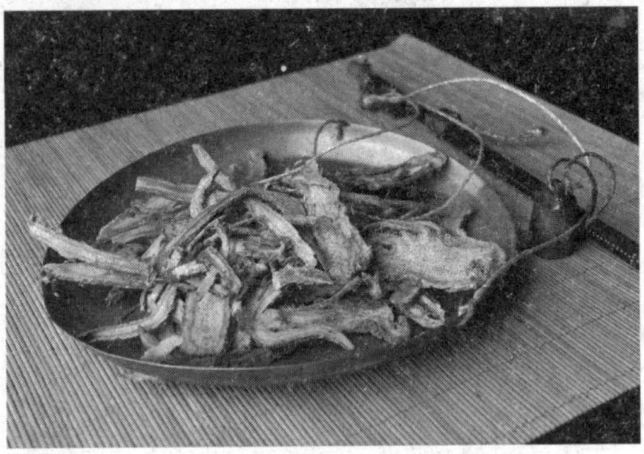

当归为血病常用之药，被称为“血中之气药”“补血中之圣药”。明代韩懋所著综合性医书《韩氏医通》云：“要之，血药不容舍当归，故古方四物汤以为君。”当归味甘、辛，性温，入心、肝、脾三经，善能调理冲、任、带三脉，为“妇科专药”，无论胎前产后及经带诸病均可随症加减使用。其实男子各科疾病也常用当归。有人说“十方九归”，亦不显过分。笔者认为，当归可称得起是群药之首，其在中医药中的地位是他药难以匹敌的。

《续名医类案》引《续金陵琐事》中治疗血崩的记载说：“周晖内人病血大崩，诸医皆危之，刘春斋用当归一两、荆芥一两、酒一钟、水一钟，煎服立止如神。”

前人将当归不同部分，分出不同的功用。如李杲所言：“当归，头止血而上行，身养血而中守，梢破血而下流，全活血而不走。”《续名医类案》记明代名医缪仲淳“治黄桂峰乃正，产后头痛，大便秘，用生料五积散一剂不效。令加归身一两，一服大便通，头疼立止。”取归身温润以解阳明之燥滞，寓扶正于祛邪，用于产后恰到好处。而今大部分中药房并无归头、身、梢之分，统混之曰“当归”的做法是否应加以改进，值得商榷。

宋代《普济本事方》的“佛手散”，主用于试胎，以当归伍川芎，“胎死即下，胎活则安，其效如佛，手到功成”，故名“佛手散”，且“用之屡验”。笔者以佛手散方加川牛膝用于早妊药流后，妊娠试验呈阳性者，常可免受再清宫之苦，不妨临床试用观察。

当归为伞形花科多年生草本植物，其根部入药。当归主要分布在甘肃、四川、云南、陕西等地，以甘肃、四川所产质地最佳。其中甘肃省岷县出产的当归，根大、身长、支根少、气味浓厚，驰名海内外，故有“中华当归甲天下，岷县当归甲中华”之说。甘肃当归古称马尾当归，又叫秦当归，四川省产者称川当归。

据现代实验研究，当归含挥发油、多量蔗糖、有机酸、氨基酸、维生素 B_{12} 等，能兴奋子宫，扩张冠状动脉，保护心肌，具有抗心律失常、抗血栓、降血压、提高机体防御能力等作用。临床上主要治疗月经不调、痛经、缺血性中风、血栓闭塞性脉管炎、高血压病、慢性气管炎等疾病。

当归为妇科调经理血之专药。在药膳、保健食品制作时，可选用炒、煨、烧、蒸、煮、炖等烹饪技法及酒浸，如当归茶、当归酒、当归炖鸡肉等药膳皆深得群众喜爱。

地骨皮

直达黄泉凉骨髓

地骨皮枸杞根之上皮，古代养生家云："千岁枸杞，其（根）形如犬。"据《本草纲目》引《续仙传》云："朱孺子见溪侧二花犬，逐入于枸杞丛下。掘之得根，形如二犬。烹而食之，忽觉身轻。"宋代周密撰《浩然斋视听抄》云："宋徽宗时，顺州筑城，得枸杞（根）于土中，其形如獒（獒犬）状，驰献阙下（朝廷）。"

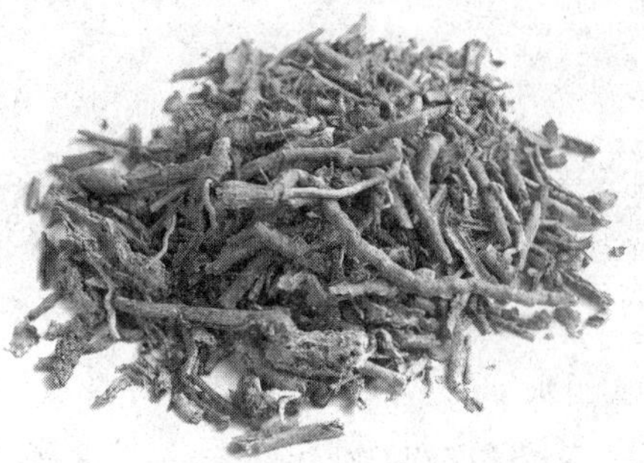

枸杞根下行，禀地之阴气最厚，地骨皮性寒重于枸杞，功能清热凉血，为治疗骨蒸劳热的无上之品。《本草汇言》曰："王绍隆云，骨中火热为眚，煎熬真阴，以地中之骨皮，甘寒清润，不泥不滞，非地黄、麦冬同流。"《本草新编》说："地骨皮，非黄柏、知母之可比，地骨皮虽入肾而不凉肾，止入肾而凉骨耳，凉肾必至泄肾而伤胃，凉骨反能益肾而生髓，黄柏、知母泄肾伤胃，故断不可多用而取败也，骨皮益肾生髓，断不可少用而图功。欲退阴虚火动，骨蒸劳热之症，用补阴之药，加地骨皮或五钱或一两，始能凉骨中之髓，而去骨中之热也。"可见治疗虚劳潮热，地骨皮须重用。李时珍说得好："世人但知用黄芩、黄连，苦寒以治上焦之火；黄柏、知母，苦寒以治下焦阴火。谓之补阴降火，久服致伤元气。而不知枸杞、地骨甘寒平补，使精气充而邪火自退之妙，惜哉！"

地骨皮常与桑白皮相须为用，治疗肺热阴伤，肺失清肃之喘咳，尤其适用于正气稍弱，伏火不盛者。宋代著名儿科学家钱乙撰写的《小儿药证直诀·卷下诸方》中"泻白散"即以二皮各一两甘草炙一钱。药物组成为：地骨皮、用法为：剉散，入粳米一撮，水二小盏，煎七分，食前服。泻白散是治疗小儿、老年体弱之人伏热咳喘的常用之剂。另《本草求真》说，地骨皮"虽与丹皮同治骨蒸之剂，但丹皮味辛，能治无汗骨蒸，此属味甘，能治有汗骨蒸。"虽然从理论上讲骨蒸劳热因阴虚与血热的孰轻孰重而有"有汗"与"无汗"之分，其实从临床角度来看，阴虚与血热常可同见并存。牡丹皮与地骨皮配伍同用，可加强退热除蒸的功效。故凡阴虚血热所致的午后潮热、两颧发红、手足心热、骨蒸烦躁等，无论有汗、无汗皆可用之。

地骨皮也用于痈疽恶疮。据《续名医类案》记述，有一官吏"腹胁间病疽经岁，或以地骨皮煎汤淋洗，出血一二升，家人惧，欲止之。病者曰：疽似快。更淋之，有五升许，血渐淡乃止，以细穰贴之，次日结痂而愈”，即以地骨皮细穰贴敷于患处，次日疮口便结痂痊愈。有关地骨皮治疗恶疽的记载如果属实，不失为良法，值得深入研究。

《药品化义》还记有，地骨皮“以其性寒大寒，酒煎二两，治湿热黄疸最为神效。”有医家对此说兴致颇浓，曾临床重用地骨皮（不用酒煎）治疗顽固性黄疸每获良效，可资参考使用。

地 黄

滋阴补肾一神品

《尔雅·释草》曰：“苄（hù），地黄。”郭璞注：“一名地髓。江东呼苄。”按苄字从草从下，取趋下之义。《日华子本草》云地黄：“生者以水浸验之，浮者名天黄，半浮半沉者名人黄；沉者名地黄。入药沉者为佳，半沉者次之，浮者不堪。”但《神农本草经》在干地黄的释文中只谓干地黄“一名地髓”，并无“天黄”“人黄”之说，其他名家也未见谈及者。而古籍中干地黄为今之生地黄，而生地黄即现称鲜地黄。

《本草经疏》：“干地黄，乃补肾家之要药，益阴血之上品。”葛洪《抱朴子内篇·仙药卷十一》记载：“楚文子服地黄八年，夜视有光，止手上车弩也。”所谓“手上车弩”是说虽车驾迅疾驰来，也能用手轻攀而上，动作敏捷零快。

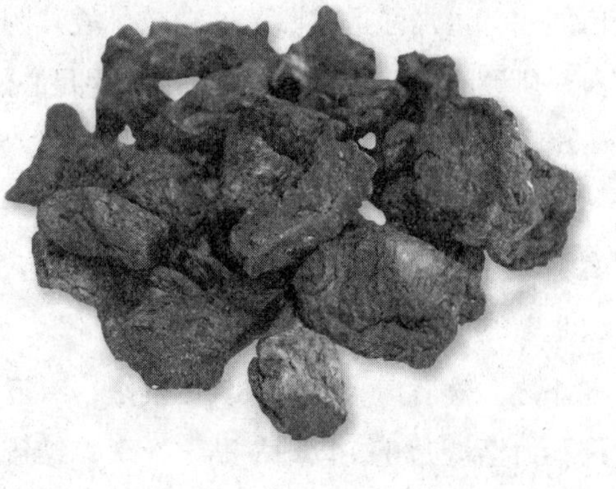

古时人们很早就把地黄用于膳食中。如《本经逢原》云：“干地黄，内专凉血滋阴，外润皮肤荣泽。”

地黄为玄参科多年生草本植物地黄的根茎，入药则有生地黄、干地黄、熟地黄之别。生地黄又名鲜地黄、鲜生地；干地黄又名干生地、原生地，为鲜生地用水稍泡，洗净杂质，捞出焖润，切片晒干或焙干者；熟地黄又名熟地，为干地黄加黄酒拌和，入蒸器中蒸制内外黑润，取出晒干而成。鲜生地味甘、苦，性寒，入心、肝、肾三经，功能养阴生津、清热凉血；干地黄味甘、苦，性凉，亦入心、肝、肾三经，功能滋阴养血；熟地黄味甘，性温，入肝、肾二经，功能滋阴补血。三者虽均有滋阴养血之功，但鲜地黄苦重于甘，其气大寒，故偏于清热凉血，临床多与血热妄行之吐衄、咳血以及尿血、崩漏诸般出血之证；干地黄甘重于苦，故偏于滋阴养血，临床多用于阴虚阳亢、血虚化燥及血热发斑诸证；熟地黄因借酒蒸晒，味苦化甘，性凉变温，以味为用，滋阴补血之功能均较前者为胜，即所谓“精不足者，补之以味”。

《神农本草经百种录》说：“古方只有干地黄、生地黄，从无用熟地者。熟地黄乃唐以后制法，以之加入温补肾经药中，颇为得宜。”生地黄制成熟地黄之后，不仅药性由寒凉变温，其功能也如《本草正义》所言：“一变而为滋养肝、脾、肾之血，性情功效，已非昔比，而质愈厚重，力愈充足，故能直达下焦，滋津液，益精血。”《药品化义》盛赞熟地黄能“安五脏，和血脉，润肌肤，养心神，宁魂魄，滋补真阴，封填骨髓，为圣药也。”熟地黄含地黄素 A、地黄素 B、焦地黄素、焦地黄内酯、甘露醇、梓醇等，能促进肾上腺皮质激素合成，具有降血压、降血脂、抗癌等作用。临床上主要用于治疗高血压病、男性不育症、更年期综合征等疾病。

提起熟地黄，人们自然会联想起明代著名医家张介宾。张氏幼禀明慧、学识渊博，是温补派的宗师。由于他擅长温补，在长期的医疗实践中，对熟地黄的药性和功用具有较全面、深刻的认识和理解，熟悉熟地黄的配伍应用，因而对治疗某一类疾病具有独到之处，形成了自己独特的医疗风格。张氏能善用、巧用、妙用熟地黄于温补剂中，故被人誉之为“张熟地”。

清代余震所著《古今医案按》中记有张介宾用熟地黄救治病例一则如下：“吴参军煮鲜蘑菇，多食之，大吐大泻。医谓速宜解毒，用黄连、桔梗、黑豆、甘草、枳实之属，连进而病益甚，胸腹大胀，口干气喘，水饮皆不能受，危窘已甚。景岳视之曰：毒有不同，岂必黄连、甘、桔乃可解耶。蘑菇一物，必产于沉坑枯井，或沉寒极阴之处其得阴气最盛，故肥白最嫩也。公中此阴寒之毒，而复解以黄连之寒，病不更增耶。遂用人参、白术、炙草、干姜、附子、茯苓等，一剂而呕少止，再剂而胀少杀。随大加熟地，以兼救其泻亡之阴。前后凡二十余剂，复元如故。”笔者认为，吴参军食蘑菇中毒后，大吐大泻，毒已去大部，而脾胃阳气大伤且阴液耗竭。张介宾急用附子理中汤两剂以救脾胃，再重加熟地黄以气阴双补，调理二十余日，患者始得痊愈。

《本草乘雅半偈》云：“种植地黄之后，其土便苦，次年止可种牛膝，再二年可种山药，足十年上味转甜，始可复种地黄，否则味苦形瘦，不堪药也。”《本草纲目》称：“今人惟以怀庆地黄为上”。饮誉中外的“四大怀药”，怀地黄、怀牛膝、怀山药、怀菊花之所以质量上乘是否与上面所说的它们之间相互轮植有关，尚待考察。

丁　香

同名异宗话丁香

中药丁香为桃金娘科常绿乔木丁香的花蕾和果实。《草花谱》说：“紫丁香花木本，花微细小似丁，香而瓣柔，色紫。”言其花蕾形如丁字且芳香浓郁，故名“丁香”。有人认为丁香花蕾中含有大量挥发油，比重大于水，因此能在水中垂直而立，犹如“丁”形，丁香之名或由此而来。也有人说“丁”字其实就是“钉”字，丁香的花蕾，细长如“钉”，二字通用，而称“丁香”。又因其种仁由两片形状似鸡舌的子叶包合而成，故亦名鸡舌香。

《异物志》记载：“鸡香出薄州，云是草萎，乃汉时尚书郎，含之奏事者。设或久服，则能令人身口皆香，即丁香也。”宋代沈括考究诸义，证鸡舌香即丁香无疑。而据《雷公炮炙论》记载：“丁香有雌雄，雄者颗小，雌者大如山萸，更名母丁香，入药最胜。”《本草拾遗》则说：“鸡舌香与丁香同种，花实丛生，其中心最大者，为鸡舌，击破有顺理，而解为两向，为鸡舌，故名，乃是母丁香也。”从此说来看，公丁香和母丁香均为丁香果实，只是个头有所差异。但多数医家和本草著作均以丁香花蕾为公丁香，而以其成熟果实为母丁香。如《本草便读》所言：“丁香有公丁母丁两种。公丁是花，母丁是实……母者即鸡舌香，古方多用之。今人所常用者，皆公丁香耳。”

古代口含香一般盛行于宫廷和官场。《逸书考》辑应劭《汉官仪》曰：“桓帝侍中刁存，年老口臭，上出鸡舌香与含之。”对此《古今谭概》（又名《古今笑史》）的记载与之稍异而更显详细生动：“桓帝待中迺（同‘乃’，因‘乃’与‘刁’字形相近，有书直写为‘刁’）存，年老口臭，上出鸡舌香与含之。鸡舌颇小，辛螫不敢咀咽，（存）嫌有过（皇上）赐毒，归舍辞诀。家人哀泣，莫知其故。僚友求视其药，出在口香，乃咸嗤笑。”《梦溪笔谈》中说：“三省故事郎官口含鸡舌香，欲奏其事，对答其气芬芳。”据蔡质（东汉文学家蔡邕之叔）编写的《汉宫仪》中的记载，当时一项风雅的宫廷礼仪规定便是尚书郎要“含鸡舌香伏奏事”。据《隋唐演义》第七十六回写道，唐代才子宋之问充任文学侍从，风雅俊秀，性格风流，却不见武则天召他入内，便托内监荐引，武后笑道：“朕非不受其才，但闻其人有口臭，故不便使之入侍耳。”内监将武后之言述与宋之问后，宋之问甚是惭恨，自此常含鸡舌香于口中，以希进幸。寇宗奭在《本草衍义》中提到《日华子》云：“治口气。”此正是御史所含之香。直至明代宫廷官员仍有口含丁香的习惯，流传到民间时，口含的已经不是单味丁香了，而是用多种香料配制而成的药丸。《备急千金要方》中提到的“五香丸”是用十一种香料制成，供人们口含辟秽。孙思邈在介绍这种药丸时说：“常含一丸如大豆，咽汁，日三夜一，亦可常含，咽汁，五日口香，十日体香。”

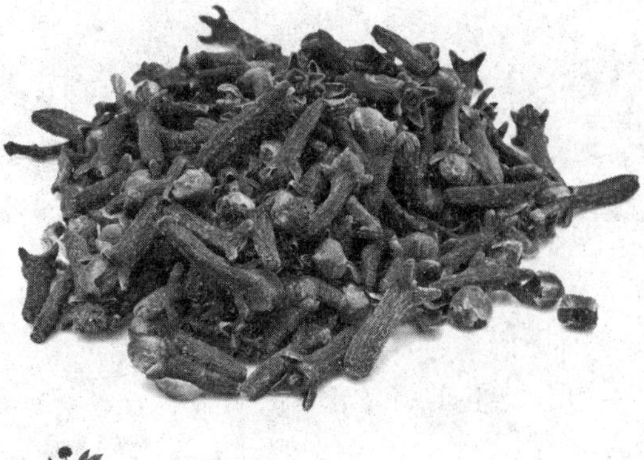

丁香尚有解酒作用，据说曹操就常口含鸡舌香以解酒，犹如《云仙杂记》所载：“饮酒者，嚼鸡舌香则量广，浸半天，回则不醉。”

丁香功能温中暖肾，尤以其降逆止呕作用突出。笔者喜用其与草果仁相须配伍，结合其他对症药物，治疗顽固性呕吐反胃，每获良效。处方使用丁香，以量少为宜，一般用3克（草果仁与丁香等量）。丁香也常与柿蒂配伍治疗呃逆。

根据现代药理研究发现，丁香叶花富含丁香油、原儿茶酸等活性成分。其中药用丁香油可为龋齿口腔消毒，并且有效地缓解疼痛。有这样的功效要归功于丁香油中的主要成分丁香酚，丁香酚具有较好的抑菌镇痛作用，能有效预防各种炎症。临床常用丁香与细辛相伍治疗牙痛。而丹东化学厂（现丹东康齿灵牙膏有限公司）生产的老牌康齿灵（丁香香型）中草药牙膏，有防治牙病利口腔的功能，其丁香味颇浓。

“丁香油水门汀”是一种应用于牙科中的医疗制剂，由粉剂（氧化锌粉加松香粉）和油剂（丁香油加橄榄油）组成，使用时临时混合。丁香油是从桃金娘科植物丁香中通过蒸馏法提取得到的挥发油，除了上面提到的在牙科中得到运用的药用丁香油，还有作为调味香料和防腐剂的香料用丁香精油，可以直接加入到腌制食品、糕点等食品中；还有食用丁香油，可用于烹饪调香，直接食用。

以丁香命名的中药为数不少，如肉桂的幼嫩果实叫作“桂丁香”，入药后的麻雀粪便被称为“白丁香”，中药瓜蒂被称为“苦丁香”等，切不可与中药丁香混淆。

丁香原产于印度尼西亚东北部的摩鹿加岛，后来统治非洲桑给巴尔的苏丹下令全岛种植丁香，气候适宜丁香生长的桑给巴尔就很快变成了“丁香岛”，坦桑尼亚也成为了出名的“丁香之国”。而宋代《洛阳花木记》记当时我国丁香已有广泛栽培，那时园艺工匠在土岗上用丁香点缀假山园景，称之为“丁香嶂”。我国过去主要从非洲进口丁香，现在广东、海南等地都有种植。除药用外，丁香主要用来炼成丁香油，是一种重要的香料，应用广泛。

另有一种丁香，与药用丁香同名异宗，不属同一家族，而具有较高的观赏价值。这种观赏性的丁香是木犀科植物，有紫丁香、白丁香、佛手丁香等品种。丁香树是很有诗意的，它的树枝柔软细小，枝条百绕如结，历代文人总爱以丁香叙情愁。五代南唐中主李璟有诗云：“青鸟不传云外信，丁香空结雨中愁。”丁香为结，令人惆怅，所以诗人称丁香为“百结之花”或“丁香结”。晚唐文学家陆龟蒙有《丁香》诗云：“殷勤解却丁香结，纵放繁枝散诞春。”结，也作含苞不吐之意。唐代李商隐《代赠》诗云：“芭蕉不展丁香结，同向春风各自愁。”杜甫也咏过丁香，云“丁香体柔弱，乱结枝犹垫，细叶带浮毛，疏花披素艳。”章回小说《镜花缘》将丁香列为花卉十二友之一。现代诗人戴望舒有一首《雨巷》诗，也描绘了一位如丁香般柔肠百结的愁姑娘。

冬虫夏草

世间物理信难穷

冬虫夏草早在公元8世纪藏医古代文献《月王药诊》中已有记载。中医药古籍中并无此药，而为中药的后起之秀。该药始见于1757年（乾隆22年）吴仪洛所著《本草从新》的卷一草部，书中形象的描绘其“冬在土中，身活如老蚕，有毛能动，至夏则毛出土上，连身俱化为草。”《聊斋志异外集》有诗曰：“冬虫夏草名符实，变化生成一气通。一物竟能兼动植，世间物理信无穷。”清代道光年间，一本叫《见闻随笔》的书中也有生动的记述：“扶滇时复得异卉数百种，其奇形异色，真有思议不及者。有冬虫夏草，冬则虫蠕蠕而动，首尾皆具；夏则为草，作紫翠杂色。山中人取其半虫半草者鬻之，植物动物合为一气，何生物之奇也。”冬虫夏草的化生，使人深感大自然的奇妙莫测，神秘至极。

中国协和医科大学特聘教授柯传奎解释过冬虫夏草的具体形成过程——一种名叫“中国被毛孢”的真菌侵入“蝙蝠蛾科昆虫”的幼虫体内，被感染的幼虫钻入土中，内部器官被毁坏，继而死亡。冬季，其内的真菌开始发育，但虫体外表保持完整无损，此时看起来像是虫。第二年夏天，真菌从幼虫的尸体前端长出，被称为“子座”，从外观上来看非常像草。因此，人们把真菌子座和幼虫尸体的复合体称为“冬虫夏草”。

夏至前后挖出死去的整个虫体，除去泥土和外表膜皮后晒干，就是药材冬虫夏草。中医认为，冬至蛰土而为虫，夏至则苗土而为草，随时变化，得阴阳之气至全。清代龙柏撰《脉药联珠药性考》云：“夏草冬虫，乃感阴阳二气而生，夏至一阴生，故静而为草。冬至一阳生，故动而为虫。辗转循运，非若腐草为萤，陈麦化蝶，感湿热之气者可比，入药故能益诸虚理百损，以其得阴阳之气全也。”此药自问世以来为众多医家所推崇，称其为“至灵之品”，价格一路飙升，甚至每克价格贵于黄金，而有“软黄金”“药中黄金”之称，并与人参、鹿茸并称为中国名贵补品“三宝”。

清代医家赵学敏对冬虫夏草作出了“功与人参同”的评价。朱排山《柑园小识》：“以酒浸数枚啖之，治腰膝间痛楚，有益肾之功，以番红花同藏则不蛀。或云：与雄鸭同煮食，宜老人。”

《文房肆考》记有一则病例云：“孔裕堂，桐乡乌镇人，述其弟患怯，汗大泄，虽盛暑，处密室帐中，犹畏风甚，病三年，医药不效，症在不起，适有戚自川解组归，遗（wèi）以夏草冬虫三斤（当时冬虫夏草并不贵重），遂日和荤蔬作肴炖食，渐至痊愈，因信此物之保肺气，实腠理，确有征验，嗣后用之俱奏效。”

有医家认为冬虫与夏草宜分开使用，如唐容川《本草问答》说：“欲补下焦之阳则单用其根，若益上焦之阴，则兼用苗。”但据有

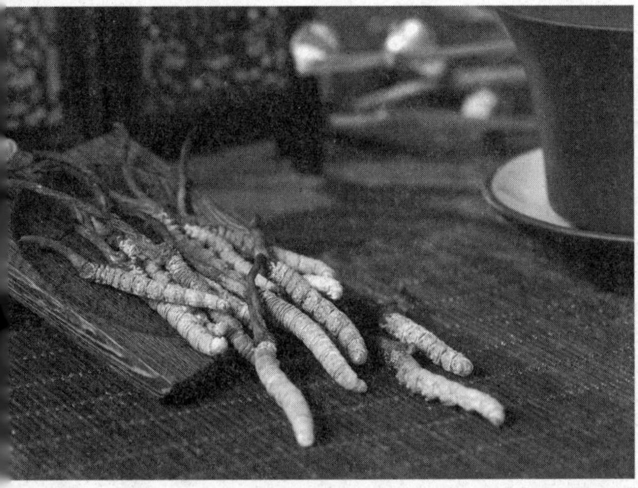

关报道用其治疗肺结核、肺癌等并不分根苗。

我国的青藏高原是优质冬虫夏草的主要产地，虫草以个体丰满、色泽光亮、菌座粗壮者入药疗效好。现代研究结果证明，冬虫夏草含有含有多种氨基酸、糖类、维生素及磷、钠、钾、钙、镁、铝、锰、铁、铜、锌等元素，有镇静催眠、抗惊厥、降温、增强免疫功能和抗肿瘤等作用。临床治疗肺结核、老年虚喘、慢性肾衰竭、高血压病、肺癌等疾病。冬虫夏草药量少，价格昂贵但味鲜可食，所以有食疗如“虫草炖鸡”“虫草炖鸭”等，味道极其鲜美，别具风味，为我国食疗名菜。服用冬虫夏草的量并非越多越好，每天以 3 ～ 5 克为宜。有药厂和酒厂参考了明、清两代宫廷的保健药方，配置生产了虫草酒、虫草速溶茶、虫草蜂王浆和虫草鸽精等保健佳品，深受国内外消费者的欢迎。冬虫夏草在国际上声誉很高，是我国出口历史悠久，创外汇高的珍品。

冬虫夏草只生长在海拔 3800 至 5000 米的高原地区，采挖十分困难，且只有我国的西藏、青海、甘肃、云南、贵州和四川 6 个省出产。由于药源不足，价格昂贵，在应用上受限制。市面上不但有“北虫草”一类的假冒伪劣产品，甚至产于西藏的虫草，也不一定就都是真的冬虫夏草，还有可能是其他种类冒充的。虫草很多，然而其中药用价值最高，并收入《国家药典》的冬虫夏草就只有一种。市面上出现的一些假冬虫夏草，有以植物的根茎冒充的，也有的以石膏粉或面粉灌入模型中造出来，要仔细鉴别。

如今冬虫夏草成了高档顶级奢侈品，寻常百姓少有问津。但其实冬虫夏草的作用远没有广告吹嘘和人们想象的那么大，而是“价非所值”，其补益之功较微，是典型的“物以稀为贵”与“盛名之下，其实难副”的典型例子。

阿　胶

阿井之水清且重

阿胶异名傅致胶、盆覆胶、驴皮胶，为马科动物驴的皮去毛后熬制而成的胶块。主产于山东、浙江、江苏等地，以山东东阿县生产者质佳。

古代中国地理名著《水经注》云：“（山东平阴县东阿镇）大城北门内，西侧皋上有

大井，其巨若轮，深六七丈，岁尝煮胶，以贡天府，本草所谓阿胶也。故世俗有阿井之名。”南朝梁时著名医药学家陶弘景道：“出东阿，故曰阿胶也。”东阿镇之所以出好胶，据考察是得益于山、水、井。镇旁的狮耳山，林茂草丰，吃了这种草的驴，皮质最佳。镇旁的浪溪河聚集了九泉之水，富含人体所需的微量元素。被浪溪河滋养的东阿镇，其阿井之水含有丰富的钙、钾、镁、钠等矿物质。传古时每担阿井水比普通井水越重三市斤左右，如《神农本草录》中即有“阿井之水较其旁诸水重十之一二不等”的记载。《本草新编》中也有“阿井生东方，取其天一生水，且其性急而下趋，清而且重”的记述。取狮耳山产的健壮驴皮，用浪溪河水浸泡，用阿井之水加上其他药材熬煮，最后得到的就是道地的正宗阿胶。

历史上阿胶与人参、鹿茸齐名，被并称为“中药三宝”。人参补气，鹿茸补精，阿胶补血。

阿胶为历代帝王常用的滋补之品，故又名“贡阿胶”。而由于熬制贡品阿胶的工艺特殊，需九天九夜才能完成，所以贡品阿胶又称“九天贡胶”。阿胶主产于山东、浙江、江苏等地，以山东东阿县生产者质佳。现代研究结果证明，阿胶多由骨胶原及其部分水解产物组成。基本上是蛋白质水解后产生多种氨基酸等，具有明显的补血作用，疗效优于铁剂；可增加血钙浓度，改变慢性肾炎引起的负氮平衡而成正氮平衡。临床上还用于治疗失血性贫血、因化疗放疗引起的白细胞减少症、因膀胱癌而引起的恶性尿血等疾病。

阿胶为血肉有情之品，以滋阴补血见长，妇女血病多用之。其功能主要为润肺、益肝、滋肾。

虽然阿胶看似为女性“专属”，但实际上男性也可服用。如《名医别录》记：“丈夫小腹痛，虚劳羸瘦，阴气不足，脚酸不能久立，养肝气。”《本草纲目》则载阿胶可治“男女一切风病，骨节疼痛，水气浮肿，虚劳咳嗽喘急，肺痿唾脓血，及痈疽肿毒”。

茯　苓

神灵之气茯结成

南朝宋时画家王微作《茯苓赞》曰：“皓苓下居，彤丝上荟。中状鸡凫，其容龟蔡。神侔少司，保延幼艾。终志不移，柔红可佩。”李时珍云：“《史记·龟策传》作茯灵。盖松之神灵之气伏结而成，故谓之茯灵，茯神也。”《仙经》言：伏灵大如拳者，佩之令百鬼消灭，则神灵之气，亦可征矣。俗作苓者，传写之讹尔。”李时珍引述茯苓命名来源，富含神鬼色彩，这大概与茯苓能渗湿利水，宁心安神，常用于治疗忧恚惊邪恐悸等精神、神志疾患有关。唐代诗人吴融的《病中宜茯苓寄李谏议》诗中有：“千年茯菟带龙鳞，太华峰头得最珍。”的佳句。诗中的茯菟，即是茯苓。《吕氏春秋·季秋纪第九·精通》说：“人或谓兔（菟）丝无根也。兔丝非无根也，其根不属也，茯苓是也。”《淮南子》说林训亦云：“茯苓掘，兔丝死。”其实是因为生长茯苓地方多有菌丝露于地面，前人误以为是菟丝，故有“下有茯苓，上有菟丝”之说，茯苓也因之得名。《本草图经》中有关于古代野生茯苓寻找方法的描述，书中云：“茯苓，今东人采之法，山中古松，久为人斩伐者，其枯折搓卉，枝叶不复上生者，谓之茯苓拨，见之，即于四面丈余地内，以铁头锥刺地，如有茯苓，则锥固不可拔，于是掘土取之，其拨大者茯苓亦大，皆自作块，不附著根上……其抱根而轻虚者为茯神。”《本草纲目》还说：“茯苓有大如斗者，有坚如石者，绝胜，其轻虚者不佳，盖年浅未坚故尔。”

茯苓是古人常用的服食之品。《记事珠》中称茯苓为“不死面”，认为是仙家服食之物。南朝梁时医学家陶弘景辞官隐居后，梁武帝即令“每月赐茯苓五斤，白蜜二斤，以供服用”。在宋代服食茯苓蔚然成风，如苏颂的《集仙方》记载的服茯苓法：“取白茯苓五斤，去黑皮，捣筛，以熟绢囊盛，于二斗米下蒸之，米熟即止，曝干又蒸，如此三遍。乃取牛乳二斗和合，着铜器中，微火煮如膏，收之。每食，以竹刀割，随性饱食，辟谷不饥也，如欲食谷，先煮葵汁饮之。”书中还记有“茯苓酥”，说其“其味极甘美。作掌大块，空室中阴干，色赤如枣。饥时食一枚，酒送之，终日不食，名神仙度世之法”。宋代文学家苏轼与苏辙兄弟有服食茯苓的习惯，苏辙所著的《东坡杂记》《服茯苓赋》就记述有服茯苓法。据《吴氏中馈录》内谈到唐宋肆食物中有一种叫“五香糕”的，是“上白糯米和粳米二六分，芡实干一分，人参、白术、茯苓、砂仁总一分，磨极细，筛过，用白沙糖、滚汤拌匀，上甑。”这便是后世所称的“茯苓糕”。明代焦竑撰《焦氏笔乘·医方》：“茯苓久服之，颜色悦泽，能灭瘢痕。”

传说慈禧太后为了保养好身体，经常令御膳房为她制作茯苓饼，并用来赏赐王公大臣。慈禧享年 73 岁，可能也与其常服茯苓饼有关。清代宫廷补益食膳中也多用茯苓制作营养食品，清代以后渐渐失传，但近些年，随着人们生活水平的提高，用茯苓制作的保健食品在各地出现。如北京的“茯苓薄饼”“茯苓豆沙包”，四川、武汉的“茯苓鲜肉包”，湖南、江苏的“茯苓糕”等，都很受大众的欢迎，并用作馈赠礼品。

作为常用中药“八珍”之一的茯苓备受历代医家重视，认为茯苓药性缓和，功能益心脾，利水湿，补而不峻，利而不猛，既能扶正，又可祛邪。茯苓在《神农本草经》中被列为上品，言其能“主胸胁逆气，利小便，久服安魂宁神，不饥延年”。梁代名医陶弘景称其能“通神而致灵，和魄而炼魂，利窍而益肌，厚肠而开心，调营而理卫。”茯苓为“四时神药”，其功效非常广泛，不分四季，将其与各种药物配伍，不管寒、温、风、湿诸疾，都能发挥其独特功效。自汉唐以来，在二百多个传统的中医精华方剂中，使用了茯苓的就占了五分之一。医家应用茯苓治病的验案不可胜数。据《续名医类案》记载，《小儿药证直诀》的作者宋代名医钱乙“本有羸疾，每自以意治之，愈而复甚。叹曰：此周痹也，入脏者死，吾其已夫。既而曰：吾能移之使在末。因自制药，日夜饮之，左手或挛不能用，喜曰可矣。所亲登东山，得茯苓大逾斗，以法啖之尽，由是虽偏废，而风骨得坚如全人。”再如张锡纯在《医学衷中参西录》中载有其友人竹芷熙治病的一则病案：“嵊县地固多山，有葛溪口，嵊东山名也。本层峦迭嶂，峰回水绕之所，吴氏聚族而居，约四五十家，以种苓为业，其种苓之法，秘而不宣，虽亲戚不告焉。新嵊药肆间，茯苓皆出于是。春间吴氏之媳病，盖产后月余，壮热口渴不引饮，汗出不止，心悸不寐，延余往治。病人面现红色，脉有滑象，急用甘草、麦冬、竹叶、柏子仁、浮小麦、大枣煎饮不效；继用酸枣仁汤，减川芎加浮小麦大枣，亦不效；又用归脾汤加龙骨、牡蛎、萸肉则仍然如故。当此之时，余束手无策，忽一人进而言曰：‘何不用补药以缓之’，余思此无稽之谈，所云补药者，心无见识也，姑漫应之。时已届晚寝之时，至次日早起，其翁奔告曰：‘予媳之病昨夜用补药医痊矣。’余将信将疑，不识补药究系何物。乃翁持渣来见，钵中有茯苓四五两。噫，茯苓焉，胡为云补药哉？余半晌不能言。危坐思之，凡病有一线生机，皆可医治。茯苓固治悸之要药，亦治汗出之主药。仲景治伤寒汗出而渴者五苓散，不渴者茯苓甘草汤。伤寒厥而心下悸者宜先治水，当服茯苓甘草汤。可知心悸者汗出过多，心液内涸，肾水上救入心则悸，余药不能治水，故用茯苓以镇之。是证心悸不寐，其不寐由心悸而来，即心悸亦从汗出而来，其壮热口渴不引饮，脉滑，皆有水气之象，今幸遇种苓家，否则汗出不止，终当亡阳，水气凌心，必当灭火，是谁之过欤？余引咎而退。”张锡纯对此病案评论道：“观竹君此论，不惜暴一己之失，以为医界说法，其疏解经文之处，能将仲景用茯苓之深意，彰彰表出。”以上病例，叙述完整，辨证清楚，析理精辟，引经据典，足资后学书写病例所效法。

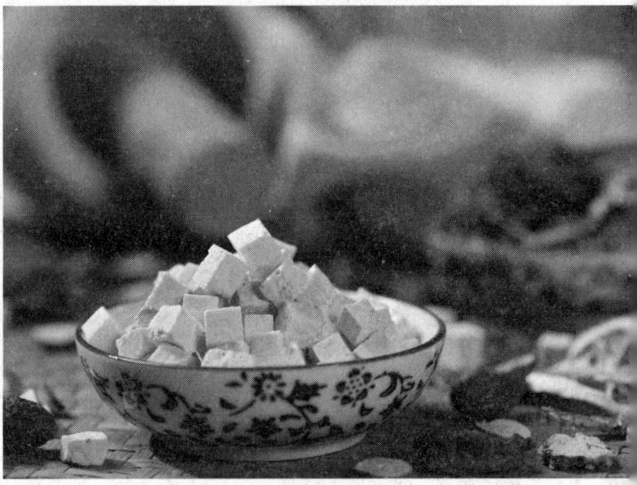

另陶弘景说，茯苓性无朽蛀，“埋地中三十年，犹色理无异也”，可见其坚贞之性。《滇海虞衡志》云：“茯苓，天下无不推云南，曰云苓。先入林，不知何处有茯苓也。用铁条……李时珍、汪讱庵之书，尚不言云苓。”传统认为云南丽江的茯苓——简称“云苓”及湖北罗田的“九资河”茯苓质量最好。

现代研究结果证明，茯苓含茯苓多糖、葡萄糖、氨基酸、有机酸、脂肪、卵磷脂、腺嘌呤、胆碱、麦角甾醇、多种酶和钾盐，具有增强机体免疫功能，显著抑制癌细胞的作用，还有强心、利尿、镇静、保肝等作用。临床上还用于治疗产后尿潴留及肝炎、癌症的辅助治疗，以及治疗小儿秋季腹泻等疾病。

茯神为多孔菌科卧孔属植物茯苓的菌核，入药部分为干燥菌核体中间抱有松根的白色部分。《本草纲目》云："《神农本草》只言茯苓，《名医别录》始添茯神，而主治皆同。"唐代文学家柳宗元因"病痞且悸"，医生嘱其须用茯神治神。结果柳宗元在市面上买了"茯神"服用，病情反而加重。柳宗元颇有责怪医生之意，于是医生察看了柳宗元服药的药滓，发现所谓"茯神"，竟然是一种有毒的野芋。对这种谋财害命的假药贩子，柳宗元愤怒至极，写下了著名的《辨茯神文并序》："茯神之神乎，唯饵之良。愉心舒肝兮，魂平志康。驱开滞积兮，调乎柔刚。和宁悦怿兮，复彼恒长。休嘉欣合兮，邪怪遁藏。君子食之兮，其乐扬扬。余追于理兮，荣卫蹇极。伏杯积块兮，悸不得息。有医导余兮，求是以食。往沽之市兮，欣然有得。洛濯爨烹兮，专只尔力。反增余疾兮，昏聩冯塞。余骇其状兮，往游于医。征滓而观兮，既笑而嘻。曰胡昧愚兮，兹谓蹲鸱。处身猬大兮，喜植圩卑。受气昏顽兮，阴僻敧危。累积星纪兮，以老为奇。潜苞水土兮，混杂蠓蚳。不幸充腹兮，惟痼之宜。野夫忮害兮，假是以欺。刮肌刻貌兮，观者勿宜。中虚以空兮，外泽而夷，误而为饵兮，命或殆而。今无以追兮，后慎观之。物固多伪兮，知者盍寡。考之不良兮，求福得祸。书而为词兮，愿寤来者。"看来制贩假药由来已久，但如今甚于古代，医者不可不察。

茯苓按其不同的药用部位，可分为茯苓皮、赤茯苓、白茯苓、茯神、茯神木五个部分。其最外面的表皮部分为茯苓皮；靠近表皮的部分因颜色较重，多呈棕红色或桃红色，称为赤茯苓；再往里层颜色纯白者，称为白茯苓；最里紧靠松根的部分称为茯神；穿茯苓中心而过的木质部分称为茯神木。这些不同的部位，其功效也各有差异。一般认为，白茯苓功偏健脾益气，利湿止泻，其性偏补；赤茯苓偏于利水，兼可行气化瘀；茯苓皮功专利水消肿，通利小便；茯神偏于养心安神；茯苓木则具有舒筋活络，止痉解挛的作用。

浮萍

天生灵草无根干

《神农本草经》言："主暴热身痒，下水气，胜酒，长须发，止消渴。"传说早在楚汉战争时期，楚霸王率八百骑兵败阵于乌江岸边，时至深夜，寒风四起，将士们饥寒交迫，多患疾病。霸王无计可施，却忽见江边小溪有团团浮萍，遂命手下捞出煎水服之，八百将士饮下浮萍水，顿觉轻松。

《本经逢原》："浮萍发汗胜于麻黄，下水捷于通草。恶疾疠风遍身者，浓煎浴半日多效。其性轻浮，入肺经达皮肤，故能发扬邪汗。"一段话括尽浮萍治功。《神农本草经疏》："近人止以（浮萍）为发汗之药，而不知清热正其专长，殊觉未尽其用。且其质最轻，气味皆薄，虽曰发汗，性非温热，必无过汗之虑。"《续名医类案》记："医者乔姓，奉吕仙甚谨。一夕梦吕告之曰：水上浮萍，甚能愈疾，多贮之。乔乃收积至十车。旦暮大疫，乔药中每加萍一撮，无不立愈。其门如市，遂获重赀。他医效之，都不验。"清代医学家黄元御最善用浮萍退热，他认为浮萍味辛，微寒，入肺经，宣发郁火，通利小便，将其广泛用于治温方剂，以浮萍为君药的丹、汤多达十余种。历代医家有如此看重浮萍者，可谓独一无二。

浮萍也可外用，煎水熏洗治疗风热瘾疹。宋代《格物粗谈》中写："端午时，收贮浮萍，阴干，加雄黄，作纸缠香，烧之，能祛蚊虫。"《本草求真》中也记："浮萍，烧烟辟蚊亦佳，但气虚切勿近次。"

附　子

回阳救逆第一药

附子为毛茛科植物乌头块根上所附生的块状子根，如子附于母，而称附子。乌头为毒药，《魏书》云："远东塞外，秋收乌头为毒药，射禽兽。"李时珍以"飞鸟触之堕，走兽遇之僵"述其毒性。因此附子性亦大热，有毒，恽铁樵《药庵医学丛书》有云："最有用而最难用者为附子。"若善用之，奏功甚捷，不善用之，为害非轻，祸不旋踵。

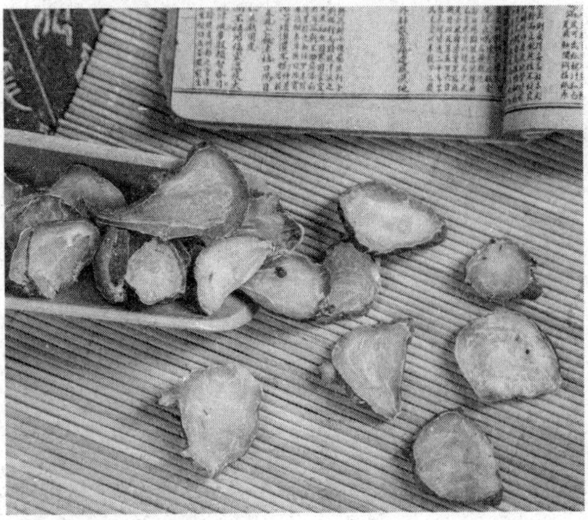

明代张景岳说："夫人参、熟地、附子、大黄，实乃药中之四维……人参、熟地者，治世之良相也；附子，大黄者，乱世之良将也。"清代名医陆懋修则称"药之能起死回生者，惟有石膏、大黄、附子、人参。"

《神农本草经读》："附子，味辛气温，火性迅发，无所不到，故为回阳救逆第一品药。"明代医家虞抟云："附子禀雄壮之质，有斩关夺将之气，能引补气药行十二经，以追复散失之元阳；引补血药入血分，以滋养不足之真阴；引发散药开腠理，以祛除在表之风寒；引温里药达下焦，以除在里之冷湿。"古往今来用附子抢救治愈的危重疑难症难以数计，现举名家案例数则如下。

明代楼英编撰《医学纲目》载李东垣治疗阴盛格阳案："冯内翰侄栎年十六，病伤寒，目赤而烦渴，脉七八至，医欲承气汤下之，已煮熟矣。偶东垣从外来，冯告之故。

东垣切脉大骇曰：几杀此儿，彼以脉数为热，今脉七至，是极热也，殊不知至真要大论云：病有脉从而病反者何？岐伯对曰：脉至而从，按之不鼓，诸阳脉皆然。此阴盛格阳于外，非热也。取姜附来，吾以热因寒用之法治之。治药未就，而病者爪甲已青，顿服八两，汗渐出而愈。”该病案属真寒假热，阴盛格阳，阴极戴阳。病情危重，命悬一线，疑似之间，不得分毫闪失。“承气入胃，阴盛必亡”。李杲直以大剂姜附，热因寒用，破阴回阳，汗出而愈。真神医也。

许白云患癫痫用瓜蒂、栀子、苦参、藜芦等涌吐药效果不著，朱丹溪用附子尖和土浆水，患者服下后“始得大吐胶痰数碗而安”。

徐大椿《洄溪医案·暑门》载有患者毛介堂“暑病热极，大汗不止，脉微肢冷，面赤气短，医者仍作热证治。”徐大椿则认定“此即刻亡阳矣，急进参（人参）附（附子）以回阳”，并以患者如死“则愿甘偿命”担保，患者“方勉饮之”。一剂而汗止，身温得寐，更易以方，不十日而起。为医之不易，可见一斑。

《洄溪医案》还载有：“连耕石卧病，六日不食不言，目炯炯直视”，附子与西瓜并用而治愈的病案：“暑热坏证，脉微欲绝，遗尿谵语，寻衣摸床，此阳越之证，将大汗出而脱。急以参附加童便饮之，少苏而未识人也。余以事往郡，戒其家曰：如醒而能言，则来载我。越三日来请，亟往。果生矣。医者谓前药已效，仍用前方煎成未饮。余至，曰：阳已回，火复炽，阴欲竭矣。附子入咽即危，命以西瓜啖之，病者大喜，连日啖数枚……余曰：附子古名霹雳散，果服三剂，非西瓜则伏暑何由退。”王士雄附按语谓，西瓜有天生白虎汤之名。笔者认为，暑病用大辛大热之附子，足见徐氏胆识过人，之后用西瓜清暑更尽显其机智灵敏。

据《古今医案按》记述：“吴球治一人，暑月远行，渴饮泉水，至晚以单席阴地上睡。顷间，寒热，吐泻不得，身痛如刀刮。医曰：此中暑也，进黄连香薷饮及六和汤。随服随厥。吴诊其脉细紧而伏，曰：此中寒也。众皆笑曰：六月中寒，有是事乎？吴曰：人肥白，素畏热，好服黄连及益元散等凉剂，况途中饮水既多，又单席卧地，寒邪深入。当以附子理中汤，大服乃济，用之果效。”《名医类案》还记有“一富室患中寒阴证，名医盈座，最后延吴御医。至，诊之曰：非附子莫救，但忘携来。令人之市拣极重者三枚，生切，为一剂，计重三两，投之。众医吐舌，潜裁其半，以两半为剂，进之，病遂已。吴复诊曰：何减吾成药也？问之，知减其半，噫嘻，吾投三枚，（患者）将令活三年也，今止活年半耳。后年余复病而卒，脉药之神如此。”

《续名医类案》载有许叔微“治一妇人，年四十余，久患反胃，面目黄黑，历三十余年，医不能效，脾诸穴烧灸交遍，其病愈甚。服此药七日，顿然全愈。服至一月，遂去其根。方名附子散。用附子一枚极大者，坐于砖上，四面着火，渐渐逼热，淬入生姜自然汁中，再用火逼，再淬，约尽姜汁半碗，焙干末之，每服二钱，水一盏，粟米少许，同煎七分，不过三服瘥。”单方治愈三十年顽疾，足见大家身手。此方全在附子修制得法，反复火淬入生姜汁半碗。综观全方，用炮附子振复中阳而治其本为君药，生姜汁治呕吐反胃而治其标为臣药，丁香快脾胃、降浊逆而为之佐，谷米护为其而为之使。随云单方亦配伍精当，君臣佐使，结构严谨，许学士不愧为一代名医。

《续名医类案》还载有："龚子才治一人，年近五旬，素禀弱怯，患衄血，长流五昼夜，百药不止，脉洪数无力。此去血过多，虚损之极，以八物汤加熟附子等分，又加真茜草五钱，水煎频服，连进二剂，其血遂止。又依前方去茜草、龙骨，调理十数剂而愈。"

另外，如明代医家严观颇有胆略，他亦常用姜汁制附子，世人皆称他为"严附子"。

先贤对于附子的服用方法颇为讲究。李时珍说："凡用乌、附药，并宜冷服者，热因寒用也。"又说："昔张仲景治寒疝内结，用蜜煎乌头；《近效方》治喉痹，用蜜炙附子，含之咽汁。朱丹溪治疝气，用乌头、栀子。并热因寒用也。"上述用法皆是值得后人学习借鉴的宝贵经验。

附子乃辛热有毒之品，一般用量宜小，尤不宜大量常服。但也有特殊情况，如《本草纲目》载有："荆府都昌王，体瘦而冷，无他病，日以附子煎汤饮，兼嚼硫黄，如此数岁。蕲州卫张百户，平生服鹿茸、附子药，至八十余，康健倍常。若此数人，皆其脏腑禀赋之偏，服之有益无害，不可以常理概论也。又《琐碎录》言滑台风土极寒，民啖附子如啖芋、栗，此则地气使然尔。"

《名医类案》记有附子中毒造成伤害的病例："盖谅郎中兄诜，因感疾，医卢生劝服附子酒。每生切大附二两，浸斗酒。旦饮，辄饮一杯，服之二十年后，再为陕西漕使。谅自太学归，过之南乐县，拉同行，中途晓寒，诜饮一杯竟，复令温半杯，比酒至，自觉微醉，乃与妻使饮。行数里，妻头肿如斗，唇裂血流，下驻路傍，呼随行李职医告之，李使黑绿豆各数合，生嚼之，且煎汤并饮至晓，肿始消。诜乃服之不辍，愚哉。到长安，数月失明。致仕时方四十余岁。"

又据明戴良《丹溪翁传》载："天台周进士病恶寒，虽暑亦必以绵蒙其首，服附子数百，增剧。翁诊之，脉滑而数，即告曰：'此热甚而反寒也。'乃以辛凉之剂，吐痰一升许，而蒙首之绵减半；仍用防风通圣饮之，愈。周固喜甚，翁曰：'病愈後须淡食以养胃，内观以养神，则水可生，火可降；否则，附（子）毒必发，殆不可救。'彼不能然（不遵丹溪翁嘱），后告疽发背死。"

《本草备要》对附子之功用说得全面而精辟："辛甘有毒，大热纯阳。其性浮而不沉，其用走而不守，通行十二经，无所不至。能引补气药以复散失之元阳，引补血药以滋不足之真阴，引发散药开腠理，以逐在表之风寒（同干姜、桂枝温经散寒发汗），引温暖药达下焦，以祛在里之寒湿。"

如今，现代医学所谓的诸多慢性炎症，医多用附子，如慢性阑尾炎、慢性肾炎、慢性盆腔炎、慢性支气管炎等。不能因为一个"炎"字，就不敢用附子，附子也可与清热解毒、活血化瘀药配伍，仲景《金匮要略》中薏苡附子败酱散治疗肠痈，即已开先例。

覆盆子

益肾缩溺固精髓

有关覆盆子的命名，有说以形状言：“子似覆盆之形，故名之”。寇宗奭以功能言，则谓：“益肾脏，缩小便，服之当覆其溺器，如此取名也。”

《本草通玄》赞覆盆子“甘平入肾，起阳治痿，固精摄溺，强肾而无燥热之偏，固精而无疑涩之害，金玉之品也。”覆盆子甘能益，酸能收，补而兼固，有益下封藏之力，为滋肝补肾，收敛固涩之药。古方中以覆盆为主治疗疾病的经验方颇多，如《濒湖集简方》载疗阳事不起方：“覆盆子，酒浸，焙研为末，每旦酒服三钱”。《摄生众妙方》以覆盆子配以枸杞子、菟丝子、五味子，车前子共为细末制成蜜丸，治疗精髓不固，肾气虚衰的不育证，这五种种子药确有“种子衍后”之效，故而得名“五子衍宗丸”。其他配伍如配伍桑螵蛸、益智仁等治疗小便过多；伍沙苑子、芡实、龙骨，牡蛎等治疗梦遗滑精等，皆有功效。

覆盆子叶以明目见长，据《名医类案》引《夷坚志》记载：“潭州宗室赵太尉家乳母，苦烂缘风眼，近来二十年。有卖药老媪过门云，此眼有虫，其细如丝，色赤而长，久则滋生不已。吾能谈笑除之。”于是卖药老媪用黑纱“蒙乳母眼。取笔画双眸于纱上，然后滴药汁渍眼下缘，转盼间虫从纱中出，其数十七，状如前所云。数日再至，下缘内干如常人，复用前法滴上缘，又得虫十数。家人大喜。”陈藏器云：“治眼暗不见物，冷泪浸淫不止，及青盲等，取此草日曝干，捣极烂，薄绵裹之，以人乳汁浸，如人行八九里八久。用点目中，即仰面卧，不过三四日，视物如少年，但禁酒、麦、油，盖治眼妙品也。”《本草拾遗》亦曰：“挼绞取汁滴入目中，去肤赤，有虫出如丝线。”眼内出物如丝线，令人不可思议，然而用覆盆子叶汁点眼以明目止泪及治疗各种眼疾，确实值得研究，以发扬光大。

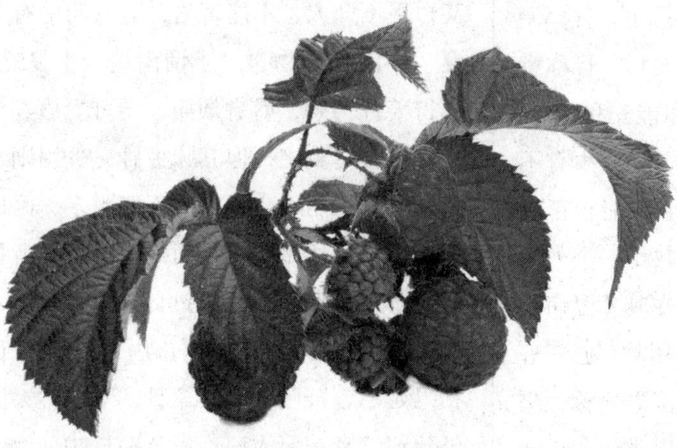

鲁迅的小说《从百草园到三味书屋》中有对覆盆子的描写说：“如果不怕刺，还可以摘到覆盆子，像小珊瑚珠攒成的小球，又酸又甜，色味都比桑椹要好得远。”

甘 草

调和众药称国老

甘草为豆科多年生草本植物甘草的根及根状茎，甘草根茎上端的芦头部分叫甘草头；根的末梢部分或细小的根叫甘草梢；根或根茎充填有棕黑色树脂状物质的部分叫甘草节；甘草削去外面的栓皮叫粉甘草，简称粉草，质地较佳；甘草加炼蜜后称炙甘草，为炙者称生甘草。甘草，生者味甘性平，炙者味甘性温。

甘草为中药最常用之品。南朝梁时医家甄权甄权曰：“诸药中甘草为君，治七十二种乳石毒，解一千二百般草木毒，调和众药有功故有国老之号。”南朝宋孝武帝年间陶弘景隐居在茅山，朝廷每遇大事总要向他咨询，时称“山中宰相”。一次孝武帝连日不思饮食，吐泻不止，御医诊治无效，陶弘景为孝武帝开方为：国老、人参、茯苓、白术（即四君子汤药），各等分，研为细末，每剂二钱，水煎服。众御医不解“国老”为何物。陶弘景曰：“国老者，甘草之美称也。甘草调和众药，使之不争，堪称国老矣！”且称赞国老“虽非君而为君所宗，是以能安和草石，而解诸毒也”，“最为众药之主，经方少有不用者”。甘草几成中草药的代名，能否正确使用甘草，在一定程度上可反映出一个人医技术水平的高下。正如吴鞠通在其《温病条辨》中所言：“吾见大江南北，用甘草必三五分。夫甘草之性最为和平，有国老之称，坐镇有余，施为不足。设不假之以重权，乌能

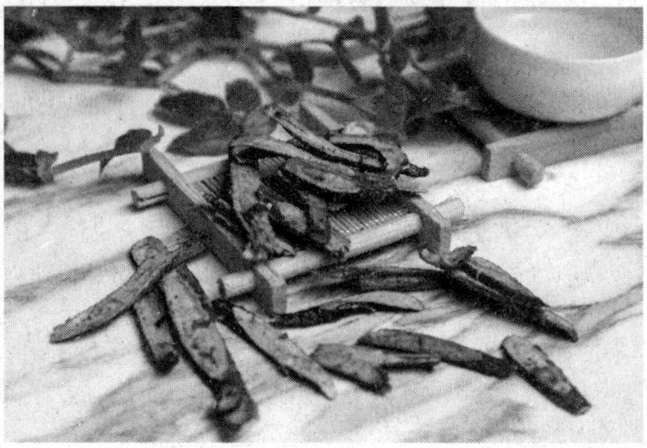

为功？即此一端，殊属可笑。医并（连）甘草而不能用，尚望其用他药哉？不能用甘草之医，尚足以言医哉？”

唐代著名医家孙思邈言：“甘草解百药毒，如汤沃雪，不我欺也。”《本草图经》也记有孙思邈论云：“有人中乌头、巴豆毒，甘草入腹即定。方称大豆解百药毒，尝试不效，乃加甘草为甘豆汤，其验更速。”《冷庐医话》说：“邹润庵治一人暑月烦满，以药搐鼻不得嚏，闷极，遂取药四五钱匕，服之，烦满益甚，昏不知人，不能言语，盖以药中有生半夏、生南星等物也。予谓南星、半夏之毒，须得姜汁乃解，盛暑烦懑，乌可更服姜汁？势必以甘草解之，但其味极甘，少用则毒瓦斯不解，服至一二钱，即不能更多，因以甘草一斤蒸露饮之，饮尽而病退。凡病者畏药气之烈，恶药味之重，皆可仿用此法。”

据《名医类案》引《南唐书》载：“南唐相冯延巳，苦脑中痛，累日，不减。太医令吴廷绍，密诘厨人曰：相公平日嗜何物？对

曰：多食山鸡鹧鸪，廷绍于是投以甘草汤而愈。盖山鸡、鹧鸪，多食乌头、半夏，故以此解其毒。”

甘草在临床应用时一般不起主要治疗作用，其往往是帮助“君药”发挥作用的角色，并能减轻一些药物的毒副反应，使方中的诸药同舟共济，直趋病所，祛除邪患。其功能不外平、和二字。所谓平，即平其亢奋；所谓和，即调和阴阳。甘草能使邪不亢盛，阴阳协调，疾病自然向愈，所以许多方药中都配用甘草。更有以甘草为君药的方子，如著名的“炙甘草汤”“甘麦大枣汤”等，都借重于甘草的平和之性。《本草纲目》载：“故热药得之缓其热，寒药得之缓其寒，寒热相杂者，用之得其平。”张景岳云：“甘草，味至甘，得中和之性，有调补之功，故毒药得之解其毒，刚药得之和其性，表药得之助其外，下药得之缓其速。”

甘草药性虽平，但不可滥用。需记配伍禁忌“十八反”中有“藻戟遂芫俱战草”，需知“甘草、人参，误用致害，皆毒药之类也。”甘草之功在于甘，而其弊也在于甘，“甘者令人中满”“甘能助湿”“中满忌甘，呕家忌甘，酒家忌甘，诸湿肿满及胀病，咸不当服”。若应用失当，则当急不急，当下不下，闭门留寇，贻误病机，增药之毒，助邪肆虐。以上种种，所以甘草还有个毁誉参半的“和事佬”的绰号。

现代研究结果证明，甘草含甘草酸、黄酮类、多糖类、胶质、生物碱等，具有肾上腺皮质激素样作用，可抗感染、抗变态反应，并有抗心律失常、抗溃疡的作用。此外，具有镇咳、镇痛、解毒、降血脂、保肝的作用。临床上还用于治疗消化性溃疡、急性乳腺炎、慢性咽炎、抑郁症、食物中毒、尿崩症、皮肤病、手足癣等疾病。

长期或大量服用甘草也可能出现不良反应，可引起头痛、胸闷、血压升高、腹胀等诸多症状。中医有“肾病禁甘”之说，以避免“土克水”。

甘　薯

寻常地瓜长寿品

甘薯又名地瓜、红薯，原产于南美洲，16世纪末（大明万历年间，1573～1619年）传入我国，是外来品，故又称番薯。清代陈世元撰《金薯传习录》引《采录闽侯合志》：“按番薯种出海外吕宋。明万历年间闽人陈振龙贸易其地，得藤苗及栽种之法入中国。值闽中旱饥。振龙子经纶白于巡抚金学曾令试为种时，大有收获，可充谷食之半。自是硗确之地遍行栽播。”有了如此一段功德，后人建有先薯祠纪念陈振龙与金学曾的功德，甘薯也有了“金薯”之誉。

之后文人也多有著文，对其称颂，《甘薯疏序》即是其中的名篇。郭沫若欣然填词《满江红·纪念番薯传入中国三百七十周年》：

"我爱红苕，小时候，曾充粮食。明代末，经由吕宋（菲律宾），输入中国。三百七十年转瞬，十多亿担总产额。一季收，可抵半年粮，超黍稷。原产地，南美北；输入者，华侨力。陈振龙，本是福建省籍。挟入藤篮试密航，归来闽海勤耕植。此功勋，当得比神农，人谁识？"此词通俗易懂，朗朗上口。

红薯是我国20世纪50年代的"救命粮"，20世纪60年代"瓜菜代"的主角，"红薯汤，红薯馍，离了红薯不能活"。在困难时期，红薯帮助百姓战胜了饥饿，渡过了难关，存活了下来。

红薯不仅是甜香的食品，也是祛病的良药。《本草纲目拾遗》说，甘薯"补中、和血、暖胃、肥五脏。"清代传播甘薯的农业科学史料汇编《金薯传习录》说红薯有6种药用价值：治痢疾和泄泻；治酒积和热泄；治湿热和黄疸；治遗精和白浊，治血虚和月经失调；治小儿疳积。《陆川本草》说，红薯能生津止渴，治热病口渴。

汉代王充在《论衡》一书中写道："欲得长生，肠中常清；欲得不死，肠中无滓。"红薯含有蛋白质、脂肪、糖类、粗纤维、胡萝卜素、硫胺素、核黄素、烟酸、抗坏血酸、灰分、钙、磷、铁等。其中不易被消化酶破坏的纤维素能使大便软化，刺激消化液分泌，促进肠胃蠕动，从而起到通便作用。

因甘薯生长于地下，在生长过程中几乎不受病虫害的危害，因此不需施用任何化肥、农药，可谓是纯天然无公害的食品。如今甘薯正符合人们的消费新趋势，在国际、国内市场上发展势头旺盛。

橄　榄

液体黄金健美油

橄榄又名青果，如《本草纲目》记："橄榄，此果虽熟，其色亦青，故呼俗青果，其有色黄者不堪，病物也。"《三辅黄图》载："汉武帝元鼎六年，破南越，起扶荔宫。以植所得奇草异木……橄榄、千岁子、甘橘皆百余本。"

橄榄是我国少数几种在冬季成熟上市的果实，鲜橄榄营养价值极高，含有约含蛋白质1.2%、脂肪1.0%、糖类12%、钙0.204%、磷0.046%、铁0.0014%、抗坏血酸0.02%，对肝细胞有保护作用，还能促进唾液分泌，有助消化作用。临床上还用于治疗急慢性咽喉炎、口疮、皮炎等疾病，《本草纲目》云："橄榄，《神农本草经》味酸甘，今尝之先涩而后甘，肺胃家果也。能生津液，酒后嚼之不渴，故主消酒，甘能解毒，故疗鯸鲐毒。鯸鲐即河豚也。"《名医录》载："吴江一富人，食鳜鱼被鲠。鱼骨在胸中不上不下，疼痛无比，半月后奄奄一息。忽遇渔人张九，告知取橄榄服食，当时没有橄榄，便用橄榄核研末，取急流水调服，骨遂下而愈。如今人们煮河豚和团鱼，都放入橄榄，因知橄榄

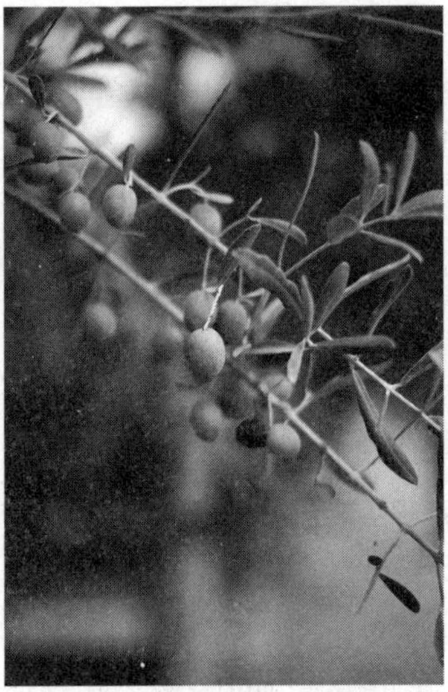

能治一切鱼蟹之毒。”

《续名医类案》登有一治癫痫方药，可以试用，因癫痫无有良法，此方或许能获其议。其云：“凡患痴颠，或羊头风，总因心窍有痰所致。取橄榄十斤，敲破入砂锅内，煮数滚去核，入臼捣烂，仍入原汤煎之，至无味去渣，以汁共归一锅，煎成浓膏，用白矾八钱，研末入膏匀和，每日早晚以开水冲服三钱。或初起轻者，取橄咬破一头，蘸矾末食之亦效。”

橄榄树是古老的，但对橄榄油使用的历史众说纷纭，有的说3000年，有说5000年，皆据神话，牵强附会，不可信，可信的应该是公元42年罗马帝国的文字记载，距今约2000年。说起橄榄油人们自然首先会想到希腊，因为希腊人喜爱橄榄油简直到了无以复加的地步。

通常来说，吃油多，血脂高，可是橄榄油恰恰就是“地中海饮食”的头号功臣，因为其最大的优点是含有最高比例的单元不饱和脂肪酸，能预防并降低患心血管疾病的几率。

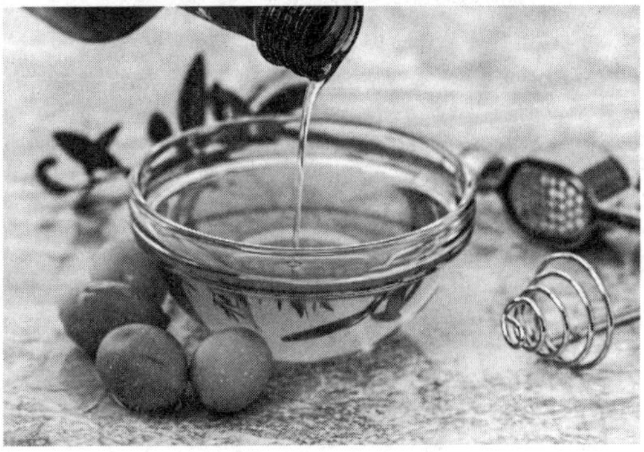

葛根

长寿龙根用普遍

《诗经》中《国风·王风·采葛》是一首有名的田园情歌：“彼采葛兮，一日不见，如三月兮！”表达了对田间采葛姑娘的思念之情。

葛是我国历史悠久的民族植物之一，早在上古时期人们就开始利用葛藤制麻织布。到了周朝，朝廷设立“掌葛”官职，专门负责征收和掌管葛麻类纺织材料。1972年考古学家在江苏吴县草鞋山发掘出三块制作于新石器时代的葛布残片，与《诗经》中《国风·周南·葛覃》一诗：“为絺（chī，细葛布）为绤（xì，粗葛布），服之无斁（yì，厌)”得以相互印证。《诗经·大雅·旱麓》:“莫莫(茂盛的样子)葛藟(léi,藤蔓),施(yì易,蔓延、攀援)于条枚(树干)。”又据辞海上说:“葛藤,比喻纠缠不清,佛教禅宗著作中常用此语。

葛根为豆科植物野葛或甘葛藤的干燥根,食药两宜。陶弘景云:“葛根,人皆蒸食之。”有人将葛根称为“万能补药”,并与人参、鹿茸、三七并称为中药“四大君子”。在日本,葛根被推崇为“长寿龙根”。

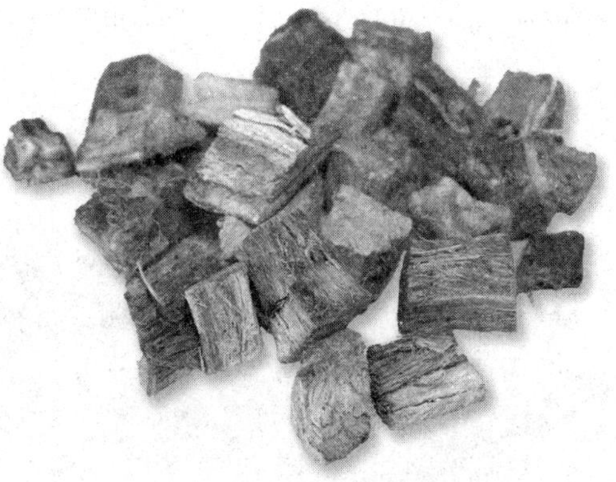

葛根味甘、辛,性凉。能升阳解肌,透疹止泻,除烦止渴,《伤寒论》中著名的“葛根汤”与“葛根芩连汤”,为医家尊崇并广泛应用。笔者临床对颈项脑痛、肌肉疼痛、泄泻等病症,均以葛根为君药,可解肌发表,通项背,鼓舞胃气上行。笔者还将葛根广泛应用于临床诸多方面:

1. 消渴(糖尿病):与黄芪、山药、西洋参、天花粉、芦根等配伍。

2. 腰脊疼痛:与独活、川芎、细辛、狗脊、肉桂、川乌等配伍。

3. 闭经:与四物汤、四君子汤合用,与黄芪、柴胡、香附、红花、川牛膝、益母草、牡丹皮等配伍。

4. 美容、丰胸、瘦身:与益母草、木瓜、赤小豆、泽泻、薏苡仁配伍。

5. 围绝经期综合征:与百合、桑叶、当归、枸杞子、地骨皮、合欢皮、远志配伍。

枸杞子

上品功能甘露味

从《诗经》中“集于苞杞”“陟彼北山,言其采杞”的诗句就可以看出,食用枸杞的历史应该至少有2550年。唐代诗人陆龟蒙每到“春苗滋生”就采撷供左右杯案,并写有一首《杞菊赋(并序)》记录食枸杞之乐趣。传唐代著名诗人白居易也写下咏枸杞的诗篇,诗中有“枸杞枸杞悦我目”“枸杞枸杞健我足”“日日笑饮枸杞酒,老来不惮关山越”及“枸杞枸杞得我心”等句。最著名赞美枸杞的诗,当推唐代文学家刘禹锡的《枸杞井》七律诗:“僧房药树依寒井,井有香泉树有灵。翠黛叶生笼石甃,殷红子熟照铜瓶。枝繁本是仙人杖,根老新成瑞犬形。上品功能甘露味,还知一勺可延龄。”宋代文学家苏东坡的《次韵乐著作野步》诗中有一句“俯见新芽摘杞丛”。宋代诗人陆游写有“雪霁茆堂钟磬清，晨斋枸杞一杯羹”，“甑中枸杞香动人”等诗句。

枸杞为落叶灌木，五月开花至八月不衰，秋天结实，花鲜果红，既可美化环境，又可入药食用。枸杞一身都是宝，“根茎与花实，收拾无弃物”。枸杞子营养丰富，药用价值尤高。主产于宁夏的枸杞被称为中宁枸杞或宁夏枸杞，质量最好，甘肃出产的则称为甘枸杞。两地出产的优质枸杞有五大优点：粒大、肉厚、子少、色红、柔软，是合格的“道地药材”。

枸杞子滋补肝肾的功能向来为医家推荐。《神农本草经》将枸杞列为上品，《本草纲目》言其“久服坚筋骨，轻身不老”。《本草正义》云：“枸杞，味重而纯，故能补阴，阴中有阳，故能补气，所以滋阴而不致阴衰，助阳而能使阳旺。”《本草汇言》称：“枸杞能使气可充，血可补，阳可生，阴可长，风湿怯，有十全之妙用焉。”古代有见地的文人和医药学家有不少用枸杞养生除疾的成功经验。南朝梁时医家陶弘景常饮枸杞茶，终年80余岁，一生精力充沛，并因著有《本草经集注》而显赫于医药学界。隋唐名医孙思邈，无心仕途，但精医道，一生不忘早晚服饮枸杞子酒，寿达101岁，晚年编成《千金翼方》以补《备急千金要方》之不足，被后世医家推崇。清末名医李清云，是著名寿星之一。他100岁时曾因中医方面的杰出成就，获特别奖励。据传他的长寿秘诀中有一条，就是天天喝枸杞汤。枸杞汤用大枣10枚，枸杞10克加水煮熬。每天清晨一剂，或以枸杞煮水代茶，常年饮用。对枸杞子最为称道，体验最丰的要数清末名医张锡纯。他在著作《医学衷中参西录》中述枸杞子“味甘多液，性微凉。为滋补肝肾最良之药，故其性善明目，退虚热，壮筋骨，除腰疼，久服有益，此皆滋补肝肾之功也。”张锡纯还在书中自诉道：“愚自五旬后，脏腑间阳分偏盛，每夜眠时，无论冬夏床头置凉水一壶，每醒一次，觉心中发热，即饮凉水数口，至明则壶中水已所余无几。惟临睡时，嚼服枸杞子一两，凉水即可少饮一半，且晨起后觉心中格外镇静，精神格外充足。即此以论枸杞，则枸杞为滋补良药，性未必凉而确有退热之功效，不可断言乎？或问：枸杞为善滋阴故能退虚热，今先生因睡醒而觉热，则此热果虚热乎？抑实热乎？答曰：余生平胖壮，阴分不亏，此非虚热明矣。然白昼不觉热，即夜间彻夜不睡，亦不觉热，惟睡初醒时觉心中发热，是热生于睡中也，其不同于泛泛之实热又明矣。此乃因睡时心肾自然交感而生热，乃先天元阳壮旺之现象，惟枸杞能补益元阴，与先天元阳相济，是以有此功效。若谓其仅能退虚热，犹浅之乎视枸杞矣。”

有关枸杞延年益寿的功用记载甚多。《本草纲目》载有：“兵部尚书刘松石，讳天和，麻城人。所集《保寿堂方》载地仙丹云：昔

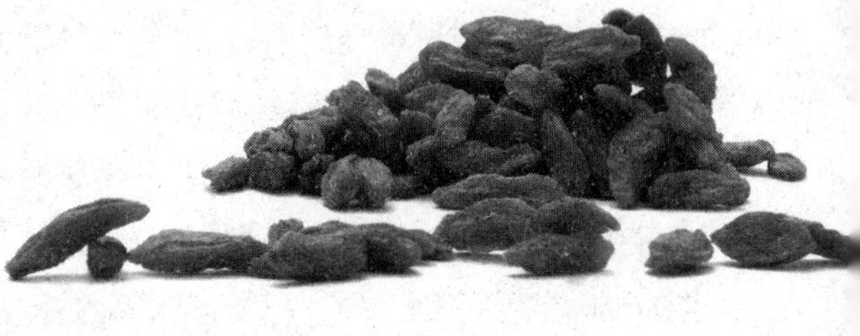

有异人赤脚张，传此方于猗氏县一老人，服之寿百余，行走如飞，发白反黑，齿落更生，阳事强健。此药性平，常服能除邪热，明目轻身。春采枸杞叶，名天精草；夏采花，名长生草；秋采子，名枸杞子；冬采根，名地骨皮，并阴干，用无灰酒浸一夜，晒露四十九昼夜，取日精月华气，待干为末，炼蜜丸如弹子大。每早晚各用一丸细嚼，以隔夜百沸汤下。此药采无刺味甜者，其有刺者服之无益。”另《太平圣惠方·神仙服枸杞法》写的是一则有趣的中药故事，说的是：“有一人往西河为使，路逢一女子，年可十五六，打一老人，年可八九十。其使者深怪之，问其女子曰：‘此老人是何人？’女子曰：‘我曾孙。打之何怪？此有良药不肯服食，致使年老不能行步，所以决罚。’使者遂问女子：‘今年几许？’女曰：‘年三百七十二岁。’使者又问：‘药复有几种，可得闻乎？’女云：‘药惟一种，然有五名。’使者曰：‘五名何也？’女子曰：‘春名天精，夏名拘杞，秋名地骨，冬名仙人杖，亦名西王母杖。以四时采服之，令人与天地齐寿。’”以上有关“地仙丹”方与“神仙服枸杞法”的神效，虽有明显夸大，但是采用枸杞叶、花、茎、根制药，价廉易得，性味平和，确有益于人体健康。此等良方，却为后人舍弃，完全无配制者，实属憾事。宁夏、甘肃的有识之士如能对“地仙丹”“神仙服枸法”进行研究，开发使名方再现，应该会受到欢迎。《外台秘要》中载有“生枸杞子酒”制法：枸杞子二升，以上清酒二升搦碎，更添酒浸七日，漉去滓。主补虚，长肌肉，益颜色，肥健。任情饮之。还有如《摄生秘剖》中“杞圆膏”等的补益方皆为补益良品。张锡纯对枸杞延寿有一番见解，颇有道理。他说：“其树寿逾松柏，万年不老，无论生于何地，其根皆能直达黄泉，莫不盛茂，从未见有自枯萎者。人服枸杞而寿，或亦因斯矣。”

枸杞叶、苗，味甘微苦，性微寒，入肝、脾、肾经，无毒。有补虚益精，清热明目之功。主治虚劳发热，烦渴，目赤昏痛，热毒疮肿等证。如《圣惠方》枸杞粥方：枸杞叶半斤（切），粳米二合。上件以豉汁相和，煮作粥，以五味末葱白等，调和食之。治五劳七伤，房事衰弱。《圣济总录》记有枸杞羊肾粥方：枸杞叶 1 斤，羊肾 1 对（细切），米 3 合，葱白 14 茎。用法用量上细切，加五味煮粥如常法。空腹食。功能主治阳气衰，腰脚疼痛，五劳七伤。《滇南本草》也记有枸杞嫩苗，同鸡蛋同炒，佐餐。主治女性肾虚湿热带下。枸杞苗可作茶代饮以清热养阴，解毒生津；煮粥代食以补虚益精，调补肝肾；制作菜肴，清香可口，清利湿热，补肾滋阴。

关于枸杞的补益强身作用，历代本草都有记载，以李时珍所著《本草纲目》对枸杞论述较最为精准。他认为：“至于子则甘平而润，性滋而补，不能退热，止能补肾润肺，生精益气，此乃平补之药，所谓精不足者，补之以味也。分而用之，则各有所主，兼而用之，则一举两得。”并说：“世人但知用黄芩、连，苦寒以治上焦之火。黄柏、知母，苦寒以治下焦阴火，谓之补阴降火，久服致伤元气。而不知枸杞、地骨甘寒平补，使精气充而邪火自退之妙，惜哉！”

在日本医学界也认为，自古以来流传着“茶乃养生之仙药”的说法，正在得到现代科学的证实。在20世纪60年代初期，日本就掀起了一股爆炸性的枸杞热，其中竹田千继和枸杞的故事是比较有名的。浅田宗伯在其《皇国名医传》里有记载说竹田千继是山城国爱宕郡人，年轻时为典药寮医生（宫中医药所的研究生）。他读过《神农本草经》之后，得知枸杞有益寿延年之效，遂购置土地大量地种植枸杞。在春、夏时服用枸杞叶，秋、冬时节食其根，平时常煮茎根取汁，泡酒而饮，入浴时亦必用枸杞汁。常年如此，年逾古稀依然耳聪目明，容颜毛发一似壮年。相传日本齐衡二年时，文德天皇染病，瘦弱不堪，元气大伤。宫里的医生提供的是石决明酒，但有侍臣推荐说可以像竹田千继一样服用枸杞驻颜不老。天皇大惊，召竹田千继问其年龄。彼时竹田千继已是97岁高龄，但却依然鬓发乌黑，肌肤润泽，耳聪目明，齿不脱落。天皇感慨不已，当即将其提拔为典药允，并鼓励竹田继续种植枸杞。现代日本著名汉方医家矢数道明博士在其巨著《汉方治疗百话》中，有“枸杞茶享用”一文说：“日本枸杞会的加藤勇太郎氏长期致力于枸杞的栽培、改良和良种保存，擅长枸杞叶的采摘与加工制作，作者本人从他那里得到了用他亲自栽培的贞明皇后御赐的枸杞苗所特制的枸杞茶，这实在是一种上等佳品，不愧是用一枚一枚精选的叶茎经过自然干燥后制作而成的枸杞茶，颜色鲜绿，芳香扑鼻。”如今枸杞的影响已扩展到世界范围。

现代实验研究结果证明，枸杞子含甜菜碱、硫胺素（又称维生素B_1）、核黄素（又称维生素B_2）、抗坏血酸（又称维生素C）、胡萝卜素、β-谷甾醇等，具有抗脂肪肝、降血糖、降血压、抗衰老、抗肿瘤等作用，同时具有免疫调节功能，对造血功能亦有促进作用。临床上还用于治疗慢性萎缩性胃炎、高脂血症、慢性肝炎、肥胖病等疾病。

然而世上的良药大多都不可能纯利无弊。枸杞虽能滋阴补肾，补肝明目，素为补益上品，但也不宜随意服用。凡有外邪实热，脾虚有湿及大便溏泄者，应忌服食。另《药鉴》谓枸杞“滋阴不致阴衰，兴阳常使阳举”。故有谚云：“去家千里勿食萝摩、枸杞。此则言强阳道，资阴气速疾也。”

骨碎补

固齿生发主伤折

《本草拾遗》说：“骨碎补，本名猴姜，以其主伤折、补骨碎，故命此名。”

据《本草纲日》载：“骨碎补，能入骨治牙，及久泄痢。昔有魏某久泄，诸医不效，垂殆，予用此药末，入猪肾中煨熟与食，顿住。盖肾主大小便，久泄属肾虚，不可专从脾胃也。《雷公》用此方治耳鸣，耳亦肾之窍也。”骨碎补研末入猪肾中煨熟空腹食治久泄的方法简单，但似乎少有人知。而此法有效，不妨在合适时可试为一用。

骨碎补折之不死，处处有汁，黏着不易脱落，故具有治疗骨折伤损之特长。《本经续疏》曰："骨碎补（《开宝本草》）主破血、止血、补伤折，言能不使瘀结者留滞，不使流动者妄行，而补苴伤折，如未尝伤折也。"碎骨补与续断作用相似，但续断疗折伤，主治在筋，骨碎补疗折伤，主治在骨。二者皆能补肾，但补骨脂偏用于温补肾阳，治五更泄泻。骨碎补偏用于祛骨中毒风，治痿痹骨折，并能坚肾固齿。

笔者常用秦伯未先生《中医临证备要》之法，以内服神应养真汤（四物汤加羌活、天麻、菟丝子、木瓜）或加桑叶、侧柏叶等，加二至丸方，配合骨碎补醋浸后涂擦患处，治疗斑秃患者十余例，效果颇佳，且费用低廉。脱发成片而相对孤立者，多于半个月左右之后即有新发生出。

龟　甲

甲虫之长灵而寿

我国古代神话中的北方之神玄武，其形为龟，或龟蛇合体。如《礼记·曲礼》曰："前朱鸟而后玄武，左青龙而右白虎。"孔颖达注："玄武，龟也。"《后汉书·王梁传》："玄武，水神之名。"李贤注："玄武，北方之神，龟蛇合体。"

所以古人视龟为吉祥之物，凡尊贵之品常用龟表示，如用作印章称"龟纽""龟绶"。《汉官旧仪 · 卷上》卷上曰："丞相、列侯、将军，金印紫緺绶，中二千石、二千石银印青緺绶，皆龟纽。"古人也常用烤龟甲占卜的方法来占卜吉凶，龟甲上的裂痕即称为"兆"，如《战国策·秦策》上就有"襄主错龟数策占兆，以视利害"的记载，《容斋续笔·卷八》记："舜之命禹，武王之伐纣，召公相宅，周公营成周，未尝不昆命元龟，袭祥考卜。"

在我国历史上有关龟的故事众多，如《史记》中曾记载"南方老人用龟支床足，行二十余年，老人死，移床，龟尚生不死。龟能行气导引。"《水经注》中引刘敬叔《异苑》云："孙权时，永康县有人入山，遇一大龟，即束之以归。龟便言曰：'游不量时，为君所得。'担者怪之，载出欲上吴王。夜宿越里，缆船于大桑树。宵中，树忽呼龟曰：'元绪，奚事尔也？'龟曰：'行不择日，今方见烹，虽尽南山之樵，不能溃我。'树曰：'诸葛元逊，识性渊长，必致相困。令求如我之徒，计将安治？'龟曰：'子明无多辞！'既至建业，权将煮之，烧柴万车，龟犹如故。诸葛恪曰：'燃以老桑乃熟。'献人仍说龟言，权使伐桑，取煮之即烂。故野人呼龟曰元绪。"龟谐音"贵"，在我国传统文化中龟也被称为瑞兽，它能够逢凶化吉，招财进宝。

说到龟，就很容易让人想起这种动物的长寿。古人认为"龟鹤运任脉，故多寿。"其实鹤并不长寿，而龟却为长寿动物。所以古人又认为"有甲之虫三百六十，而神龟为之长。”《本草纲目》引《抱朴子》云：“千岁灵龟，五色具焉，如玉如石。变化莫测，或大或小。或游于莲叶之上，或伏于丛蓍之下。”又引张世南《质龟论》云：“龟老则神，年至八百，反大如钱。夏则游于香荷，冬则藏于藕节。”

世界各地都不乏有长寿龟的报道，如在2013年时据英国《每日邮报》报道，英国殖民地圣赫勒拿岛一位发言人表示，一只名为“乔纳森”的乌龟已有176岁了。

为何龟能长寿，古人在思考这个问题的时候就有想到龟的“服气（或称食气）术”也就是古人所说的“龟息法”。传说战国时一幼女被人弃于古冢中，恰逢有一龟也卧于冢中，并且还在不断“伸颈吞气”，幼女就模仿大龟做这种食气的动作，时过三年竟没有饿死。古时追求长生的炼丹术士常常将辟谷和这种食气术结合起来，并认为“食气者神明而寿，不食（谷）者不死而神”。这种“龟息法”被后世养生家改用，具体方法是，在卧室养只龟，人随龟作息。大约在凌晨，龟头从壳内伸出“伸颈吞气”，人即起床到户外活动，做深呼吸，据说此时自然界的空气最新鲜，特别有益健康。有人观察每天龟“伸颈吞气”的时间是各不相同的，春夏早而秋冬迟。笔者认为，这随龟作息的养生法也是有一定借鉴的价值的。

不过龟之所以长寿，已为科学研究所证实，主要的原因之一是龟的新陈代谢迟缓。龟可以几个月甚至几年不吃东西也不至于死亡。主要原因之二是龟细胞的传代数远比其他动物多。物种寿命越长，其培养细胞传代数越多；物种寿命越短，其培养细胞传代数越少。例如Galapagos龟平均最高寿命为175岁，其培养细胞的传代数为90～125次。与之对比，小鼠平均最高寿命为3.5年，其培养细胞传代数仅为14～28次。

龟甲别名龟板，为龟科动物乌龟的腹甲及背甲，功能滋阴潜阳，补肾健骨，补心养血。《药品化义》说：“龟底甲纯阴，气味厚浊，为浊中浊品，专入肾脏。”《本草通玄》说：“龟甲咸平，肾经药也，大有补水制火之功，故能强筋骨，益心智，止咳嗽，截久疟，去瘀血，止新血。大凡滋阴降火之药，多是寒凉损胃，惟龟甲益大肠，止泄泻，使人进食。”龟甲经熬制成龟板胶，其功用与龟甲相同，可同用。《本草正》称：“龟板膏，功用亦同于龟板，而性味浓厚，尤属纯阴，能退孤阳。”《本草纲目》引苏颂曰言：“今江湖间皆有之。入药须用神龟。神龟版当心前一处，四方透明，如琥珀色者最佳。”《续名医类案》载有关于龟板的医案，现转录三则。其一曰：“钱国宾治板桥李氏仆刘二，与租房之妇私，年余不收其租。一日，主人算账无抵，刘二坐逼，妇恨将刘舌咬下二寸。延视，根肿满，汤水不下。制金疮药，用败龟板烧烟带黑色一两，血竭一钱，冰片三分，共末糁上，血痛俱止，肿尚未消。其人昏昏不省，梦关帝示以半红半白鸡豆大药一粒，用无根水吞，汝即生矣。惊觉难言，讨笔书。众人方知自是其肿渐消，可灌饮汤，至于薄粥。其舌长完，比前大小一样，日服参归术汤愈。”其二引《周栎图书影》记：“润州某公，补剂中多用败龟板，垂十年颇健，晚患蛊膈，乃谒白飞霞。飞霞诊视良久，曰：此瘕也，公岂饵龟板药耶？今满腹皆龟，吾药能逐之。其骨节膝理者，非吾药所能也。乃与赤丸如粒服之，下龟如菽大者升余，得稍宽，不数月死。易箦时，验小遗，悉有细虫仿佛龟形。物得气而传如此，可不慎哉。”其三引《医暇卮言》：“王宇泰曰：汪仲嘉谓余曰：公知王节斋所以死乎？曰：不知也。汪曰：节斋为四川参政时，得心腹痛疾，医疗之，百方不衰，日甚一日。闻峨眉有道者善医，然不可至也。节斋亲至山，摒舆从，徒步诣之。道者望见即惊，曰：病深矣。既坐，问公，于服饵有生用气血之物焙制未彻者乎？曰：有之，常服补阴丸，数十余年矣。中用龟甲，酒炙而入之。曰：是矣，宜亟归。屈其指曰：犹可将及家也。节斋遽投檄归，至吴阊辄便，下赤色小龟无数，是夕卒于舟中。王曰：本草称龟甲所主，大率破瘕，已疟痔阴蚀，漏下赤白，不言补心肾，服之反有害。”王士雄按语说：“龟、鳖甲等，但宜入煎剂。如入丸，须熬胶代蜜用，始无弊也。”三则医案均有值得借鉴之处，且提到的使用龟甲必须规范炮制之处需多加留意，不可草率行事。

龟板与鹿角胶为补益上品，可相须为用。李时珍《本草纲目》云：“龟、鹿皆灵而有寿。龟首常藏向腹，能通任脉。故取其甲以补心、补肾、补血，皆以养阴也。鹿鼻常反向尾，能通督脉，故取其角以补命、补精、补气，皆以养阳也。乃物理之玄微，神工之能事。观龟甲所主诸病，皆属阴虚血弱，自可心解矣。”《摄生秘剖》有“龟鹿二仙膏”方，以龟甲胶、鹿角胶为主药，合人参、枸杞组成，功能填补精血，益气壮阳。主治男、妇真元虚损，久不孕育；精极，梦泄遗精，瘦削少气，目视不明。张景岳《新方八略引》曰：“善补阳者，必于阴中求阳，则阳得阴助而生化无穷；善补阴者，必于阳中求阴，则阴得阳升而泉源不竭。”鹿角胶与搭配龟板胶正是如此，一阳一阴，配合至当，既可益火壮阳，又能滋水填精，具有强大的滋阴强壮作用。故对于先天不足或后天劳损，精血亏虚，元阳衰惫之小儿五迟、男子精少、阳痿早泄、女子血少、经闭不孕及老年体弱等，均有一定的治疗效果。

龟与鳖同类异种，龟甲多为腹甲，别名下甲，鳖甲为背甲，别名上甲。龟板偏于入肾滋阴，补益之力大于鳖甲。鳖甲偏于入肝退热，散结之力大于龟板。

蛤　蚧

雌雄抱负定喘嗽

蛤蚧多是一雌一雄成对活动，雄为蛤，雌为蚧。《证类本草》：“形如大守宫，一雄一雌，常自呼其名，曰蛤蚧。”西汉时期的《方言》中有这样的记载：“桂林之中，守宫大而能鸣者，俗谓之蛤蚧。”李时珍也称“蛤蚧因声而名”。过去传说，雄性发“蛤”音，雌性发“蚧”音，其实只有雄性蛤蚧才鸣叫，其音高亢洪亮。

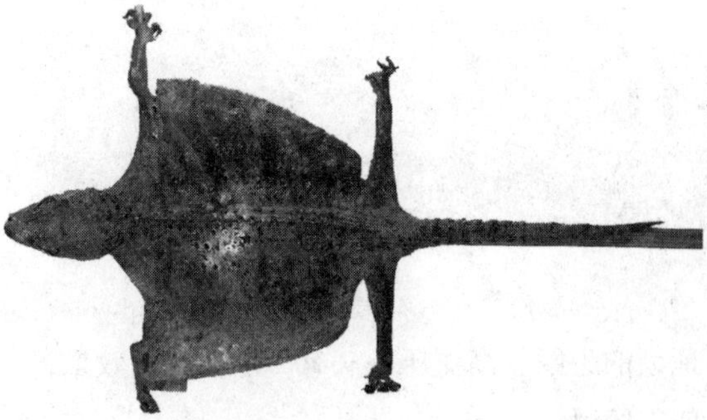

蛤蚧多栖于山岩坡壁，石洞裂缝，屋檐林木中。蛤蚧白天无视力，昼伏夜出，动作灵敏迅捷。《海药本草》引《广州记》云："蛤蚧生广南水中，有雌雄，状若小鼠，夜即居于榕树上，投一获二。"夏秋晚间经常可以听到蛤蚧的叫鸣，药农正是依靠这种鸣叫声来捕捉蛤蚧的。《海药本草》引《岭外录》云："旦暮自鸣蛤蚧，人采之，割腹，以竹开张，曝干鬻（yù，卖）于市。"捕捉者捕捉蛤蚧时用头发绕细竹梗系成结，探入洞内，触及蛤蚧之身诱之，蛤蚧厌烦毛发，便张口将其咬住。捕捉者立即迅速拉回发结，因头发细乱，蛤蚧之齿已被发勾住，就会被从洞穴中拉出，放入笼内。也可如《证类本草》引扬雄《方言》："人欲得其首尾完者，乃以长柄两股铁叉，如黏黍竿状，伺于榕木间，以叉刺之，皆一股中脑，一股着尾，故不能啮也"，使用这样的捕获方法。上述捕捉蛤蚧的方法非常有趣，另外还有针刺等捕捉方法。《证类本草》言蛤蚧"最护惜其尾，或见人欲取之，多自啮断其尾，人即不取之。凡采之者，须存其尾，则用之力全故也。"蛤蚧尾也可单入药，入药以体大、肥胖、尾全、不破碎者为佳。

实际上蛤蚧尾巴断了三个月还可再生出一条新尾巴，这与同属于爬行类蜥蜴目壁虎科的壁虎相似。

蛤蚧其性平，味咸，入肺、肾两经，功能补肺益肾、定喘止嗽，常与人参相伍治虚劳肺痿。《本草纲目》曰："昔人言补可去弱，人参羊肉之属。蛤蚧补肺气，定喘止渴，功同人参；益阴血，助精扶羸，功同羊肉。近世治劳损痿弱，许极微治消渴，皆用之，俱取其滋补也。刘纯云，气液衰、阴血竭者宜用之。何大英云，定喘止嗽，莫佳于此。"据现代药理研究，蛤蚧含氨基酸、磷脂、脂肪酸、微量元素等，具有双向性激素作用，并能增强免疫功能、抗应激等。临床上主要用于治疗老年性喘息性支气管炎、宫颈糜烂等疾病。

笔者治疗支气管哮喘、慢性支气管炎、肺气肿等患者久病体弱或症状缓解期，每用蛤蚧、人参、西洋参、紫河车、川贝母、五味子，酌加炙冬花、炙紫菀、淫羊藿、细辛等共研细末过筛，装胶囊，嘱患者用三个月至半年，或时病情常年服用。患者精神好转，咳喘多不发作，不失为固本之法。

蛤蚧经炮制后多入丸散剂中使用。《本草纲目》引李珣言："凡用须炙令黄色，熟捣。口含少许，奔走不喘息者，为真也。"此法与人参辨真伪法相同。北京四大名医之一施今墨在重庆行医时，一次应患者之邀乘滑竿出诊，见轿夫口含蛤蚧尾，爬山越岭并不气促，深受启发。

寒水石

清热降水酣睡石

寒水石，据考证应为硫酸盐类矿物芒硝的晶体，需与为含水硫酸钙（$CaSO_4 \cdot 2H_2O$）矿石的中药石膏区别。《本草纲目》云：“按古方所用寒水石是凝水石。唐、宋以来诸方所用寒水石，即今之石膏也。近人又以长石、方解石为寒水石，不可不辨之。”

寒水石味辛、咸，性寒，功能清热降火，利窍，消肿。近年有厂家以寒水石为主，加入磁石等十余味中药制成药枕，据说对特定证型的失眠、高血压等病有一定缓解的效果，值得探讨。

寒水石治失眠已经有上千年的历史，现存最早的中药学著作，于东汉时期集结整理成书的《神农本草经》就有“寒石安神，清热凉血”的记载。李时珍《本草纲目》记载寒水石用于心烦、神昏等湿热上亢症。《现代中草药手册》因为其治失眠医用价值之高将其誉为“睡眠长寿石”。

合　欢

合欢蠲忿治失眠

古人常用“合欢”二字来形容和彰显酒食宴席的喜乐场景，如《礼记·乐记》：“故酒食者，所以合欢也”。《古今法》曰：“合欢树似梧桐，枝叶繁，互相交结，每风来辄自相解了，不相牵缀。”《中国药学大典》说合欢“小叶两列，日暮相叠如睡，及朝又渐分离，故有合欢、夜合之名。”陈藏器在《本草拾遗》中言：“其叶至暮（黄昏时分）即合，故云合昏。”《和汉药考》还称之为“有情树”。旧时一些地方的风俗，是令男女结婚时共饮合欢花泡的茶，预示夫妻合欢永不分离。著名作家、园艺家周瘦鹃先生有诗句说：“枝缀纤茸红簇簇，合欢花放合家欢。”

有植物学家研究发现，在合欢叶柄基部的细胞，犹如反应灵敏的“储水袋”，在白昼和黑夜会因光线强弱、温度高低的变化，使“储水袋”吸水或放水，细胞因此膨胀或收缩，使其展开或闭合。

《本草纲目》引崔豹《古今注》云：“欲蠲人之忿，则赠以青裳。青裳，合欢也。植之庭除，使人不忿。故嵇康《养生论》云：合欢蠲忿，萱草忘忧。”《中国药学大辞典》亦云：“合欢树植之庭院，使人不忿而欢乐，故有‘萱草忘忧，合欢蠲忿’之称。”

合欢树皮及其花皆可入药，分别称合欢花和合欢皮。合欢花气微香，色淡红，具观赏价值。合欢皮解郁，和血，宁心，消痈肿。主治心神不安，忧郁失眠等。如《神农本草经》云：“安五脏，和心志，令人欢乐无忧。”

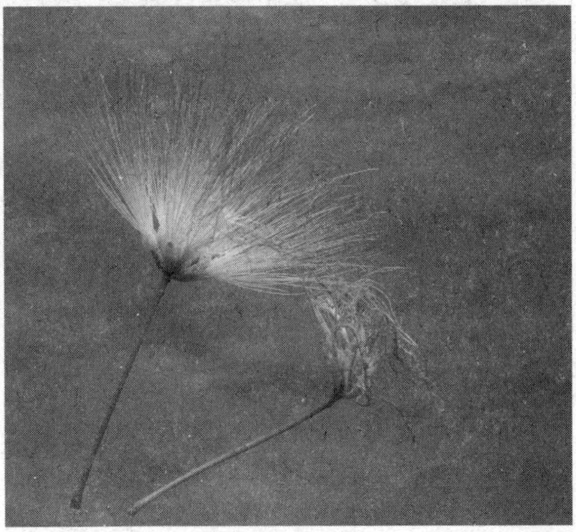

有人认为合欢为平淡之品，效薄力弱，如《本草求真》说：“合欢，气缓力微，用之非止钱许可以奏效，故必重用久服，方有补益怡悦心志之效矣，若使急病而求治即欢悦，其能之乎？”

笔者最喜用合欢皮治疗失眠等。睡眠不安总由心烦气躁、情志不遂而生，而失眠则愈加焦虑忧郁，心神不宁，以致形成恶性循环。合欢皮入心、肝二经，能补阴生血，缓心气，和肝气，使神藏于心，魂归于肝而眠自安矣。临床上每遇郁证、脏躁、百合病、梅核气诸病，现代医学多称之为“神经官能症”，则在处方中加用合欢皮，即能提高疗效。尤其对失眠患者，用酸枣仁汤加用合欢皮12克，生龙骨30克，效果颇佳。

何首乌

乌发延寿古已闻

何首乌别名首乌、地精，有赤白两种。据宋代高承《事物纪原·草木花果·何首乌》：“本曰夜合藤。昔有姓何人，见其叶夜交，异于余草，意其有灵，采服其根，老而不衰，头发愈黑，即因之名曰‘何首乌’也。”

何首乌是以人名而命名的。《续名医类案》《历代名医蒙求》等古籍皆有记载，唐代李翱著有《何首乌传》并记：“何首乌者，顺州南河县人，祖名能嗣，父名延秀。能嗣本名田儿，生而阉弱，年五十八无妻子，因慕道术，随师在山修炼。一夜醉卧山野，忽见有藤两株，相去三尺余，苗蔓相交，久而方解，解而又交。田儿惊讶其异，至旦掘其根归，问于诸人，无有识者。后有山老忽来，示之。山老答曰：子既无嗣，其藤乃异，此恐神仙之药，可不服之？遂拌为末，空心酒服一钱，七日而思人道。数月身体强健，因此常服，又加至二钱。经年，旧疾皆痊愈，发乌容少，十年之内，即生数男，乃改名能嗣。后与子延秀服，皆寿百六十岁。延秀生首乌，首乌服后，亦生数子，年百三十岁，发犹里。有李安期者，与首乌乡里亲善，窃得此方服，其寿亦长，遂叙其事而传之云。”有关类似记述颇多。李翱是唐代杰出文学家韩昌黎的弟子，因此他一赞何首乌，首乌即身价十倍。

服用何首乌之风以明代为盛，传明代书画家董其昌曾服用自拟“首乌延寿丹药”而须发由白转黑，精力也因而充旺。清末名医陆九芝欲亲身证实，于是平日服用董其昌的“首乌延寿丹”加减，年近七十时双鬓不见二毛，灯下犹能写小字，归结于长期服用此方的效果。陆九芝在其所著的《世补斋医书》中写道：“以老年而商补法，鄙意以为唯董文敏（即董其昌）所传延寿丹一方最为无弊。”并附以“思翁年登耄耋，服此神明不衰，须发白而复黑，精力耗而复强”为证明。

关于何首乌治病保健的记载甚多，如《本草纲目》记载：“宋怀州知州李治，与一武臣同官。怪其年七十余而轻健，面如渥丹（浸润的朱砂），能饮食。叩其术，则服何首乌丸也。”后李治患病，暑天肢体半身出汗，另半身无汗，两年未愈。李治深为忧虑，恐成中风瘫痪（《素问·生气通天论》有“汗出偏沮，使人偏枯”之训）便自制何首乌丸服用年余，“汗遂浃体”而病告痊愈。《本草纲目》载其方用“赤白何首乌各半斤，米泔浸三夜，竹刀刮去皮，切焙，石臼为末，炼蜜丸梧子大。每空心温酒下五十丸。亦可末服。”

何首乌功能补肝益肾，养血祛风。《开宝本草》说它能“益血气，黑髭发，悦颜色，久服长筋骨，益精髓，延年不老。”《本草纲目》云：“五十年者如拳大，号山奴，服之一年，发髭青黑；一百年者，如碗大，号山哥，服之一年，颜色红悦；一百五十年者，如盆大，号山伯，服之一年，齿落更生。”此类记载，充分体现了何首乌的抗衰老作用，以年久者为优。对此《本草汇言》略持异议，认为何首乌“百年如碗，力足矣。百年外不复发苗，根渐腐败。”对何首乌的神效，《续名医类案》引李翱《方录》云：“此偶遇灵异之品，故其效如此，亦理之所有。何廉郡伯精于医理，尝言亲见数人获成形首乌服之，果有乌须延年之效。又曾在河南购得潞参重十二两，在陕中购得当归重斤余者，其效皆异寻常。又曾亲至西陵山中采沙参，其大如儿臂，剥之外边黑皮，其中洁白如玉，嚼食一茎，甘芳鲜脆，头目便觉清泰。此皆生于深山穷谷之中，得天地之灵气，故其效非寻常可及。特无缘者，不能遇耳。”若非道地药品，是徒有其名，而药力相差甚远，此亦是为医难的重要因素之一。人形的何首乌块根很罕见而且珍贵，是植物在生长过程中出现的一种变异现象。人形何首乌的块根形似一个小人儿，有头脸，有手脚，还有的甚至长有“乳房”和“生殖器”，更为奇妙的是，有时一挖就是一男一女一对人形块根。但是大多数时候，这些人形何首乌其实都是人为加

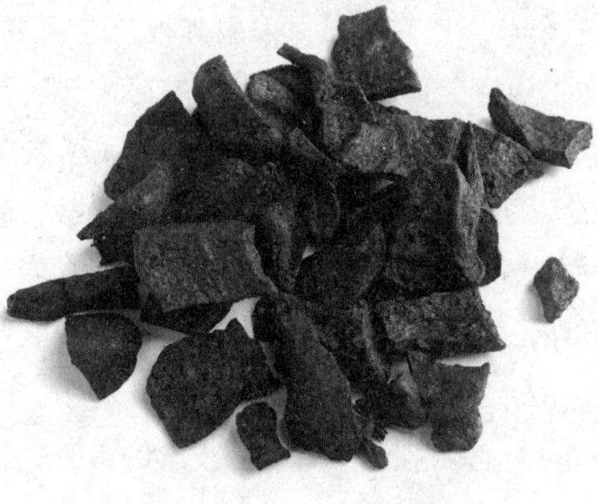

工而成。每隔几年基本都会有报道，揭露出有人用模子栽培出人形的何首乌，用以骗取巨金的事件。

据马文飞《药补与食补》中记载，用何首乌治疗精子生成不良症，治疗六例。治疗前精子数每毫升月在三千万以下，有活动能力的精子均不到百分之五十，畸形精子均在百分之二十左右，经服用何首乌一年后，六名患者精子数均有明显提高，其中一例升到每毫升九千万以上，另一例则妻已生子。这证明何首乌确有种嗣之功。

现代实验室研究结果证明，何首乌含蒽醌类（大黄酚、大黄素、大黄酸、大黄酚蒽酮等）、淀粉、脂肪、卵磷脂等。生何首乌能显著增加肝、脑中蛋白质含量，提高机体免疫功能，并有降血脂作用。临床上主要治疗高脂血症、百日咳、疟疾、疖肿等疾病。制何首乌有增强免疫功能、降血脂、抗衰老等作用。临床上主要治疗高脂血症、高血压病、头发早白等疾病。如今加入了何首乌的洗护洗浴等众多用品在市场上已随处可见。相信随着对何首乌功能的深入研究和开发，人类的保健事业能取得更大的成果。

另蓼科植物何首乌的藤茎或带叶藤茎为首乌藤，即是夜交藤。养心安神，祛风通络。主治心神不宁、失眠多梦、肌肤麻木、风湿痹痛、皮肤瘙痒等。《本草正义》说："夜交藤，濒湖（即李时珍）止称茎叶治风疮疥癣，作浴汤甚效，今以治夜少安寐，盖取其能引阳入阴耳。"

荷花、荷叶、莲子、藕

出淤不染全身药

荷花又称莲花（但莲花除了常作为荷花的同义语以外，有时还指睡莲科睡莲属的睡莲），被誉为"凌波仙子"，古时还有"芙蓉"等美名。《广群芳谱》说荷花："芙蕖花一名水芙蓉。"《尔雅·释草》中对各部都有记载："荷，芙蕖。其茎茄；其叶蕸；其本蔤；其华菡萏；其实莲；其根藕；其中菂，菂中薏。"唐代著名边塞诗人王昌龄有诗曰："荷叶罗裙一色裁，芙蓉向脸两边开"，毛泽东主席《七律·答友人》中也有"芙蓉国里尽朝辉"的诗句，芙蓉国指的即是省花为荷花的湖南省。

《诗经》中《国风·陈风·泽陂》记有"彼泽之陂（音 bēi，圩岸，池），有蒲与荷"及"彼泽之陂，有蒲菡萏"的诗句。千百年来，多少文人墨客或借荷抒情，或以荷赋志，以表达内心的感情与志趣。杜甫写过"糁径杨花铺白毡，点溪荷叶叠青钱"的诗句；屈原则以"制芰荷以为衣兮，集芙蓉以为裳"来自况品行的高洁；白居易更是在《采莲曲》里写道："菱叶萦波荷飐风，荷花深处小船通。逢郎欲语低头笑，碧玉搔头落水中。"曹植在《洛神赋》中以"迫而察之，灼若芙蕖出绿波"的描写来形容美丽的洛神。李商隐也曾作《暮秋独游曲江》："荷叶生时春恨

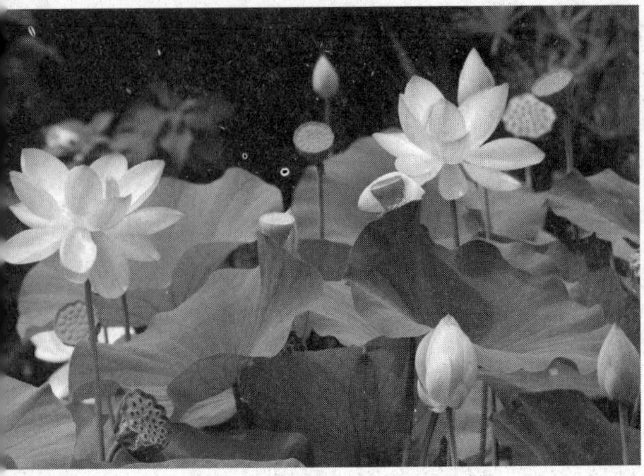

生，荷叶枯时秋恨成。深知身在情长在，怅望江头江水声。”是李商隐暮秋出游时的悼亡之作。南宋诗人杨万里那著名的“接天荷叶无穷碧，映日荷花别样红”诗句，描绘出动人的荷池盛景。而诗人柳永以“有三秋桂子，十里荷花”的《望海潮·东南形胜》歌咏了杭州的旖旎风光，却因此勾起了金人的窥觑南下之心。北宋思想家周敦颐最爱莲，所作《爱莲说》中“予谓菊，花之隐逸者也；牡丹，花之富贵者也；莲，花之君子者也”及“予独爱莲之出淤泥而不染，濯清涟而不妖”等的名句一出，莲之出淤泥而不染的名声即大作，遂名噪后世。荷花，这可远观而不可亵玩的花中君子，几乎被文人们当作图腾来顶礼膜拜了。

在中国近代和现代绘画史上，荷花也是许多大家绘画的题材，吴昌硕、齐白石、张大千、刘海粟、李若禅、潘天寿等大家，他们笔下的荷都各具神采。以现代著名画家张大千先生为例，他用朱砂勾金的泼墨采荷，就有《荷花》与《嘉藕图》等不同的题名。“波镜初开宿露滋，红妆步障自逶迤。霓裳一曲能倾国，不见杨妃被酒时。”这是张大千先生在他的《荷花》作品上的款识。清代著名画家，“扬州八怪”之一的罗聘，其妻方婉仪，号白莲居士，能诗善画。她的《生日偶吟》一诗，十分脍炙人口：“冰簟疏帘小阁明，池边风景最关情。淤泥不染清清水，我与荷花同日生。”专为花定生日，除荷花外，其他花大概是无此殊遇的。荷花的单朵花期虽然不长，然而其不嫁东风、禀性坦荡、不妖不艳的高洁品质，其形、神、品性，实为一切追求美好的人们所爱。

文人墨客都爱荷花，而至于荷为什么能淤泥而不染？这是因为荷叶表面的构造与其他叶子不同，在荷叶的表面上生长着许多高度约为 5～9 微米，间距约为 12 微米的乳突，每个乳突表面上又生长着许多直径为 200 纳米的蜡状突起。在荷叶的表面上，这样的“微纳米结构”看上去像密密麻麻的“小柱子”，再加上蜡状物的排斥效应，使液滴不能钻到里面去，只能在“小柱子”顶端跑来跑去。于是，液滴与荷叶表面就呈现出了排斥性，就是所谓的“荷叶效应”。

就品种而言，荷花约可分为三大类，四十余种。其中花藕和花香藕等品种，是以向人们提供鲜藕而著称；湘莲和向日莲等品

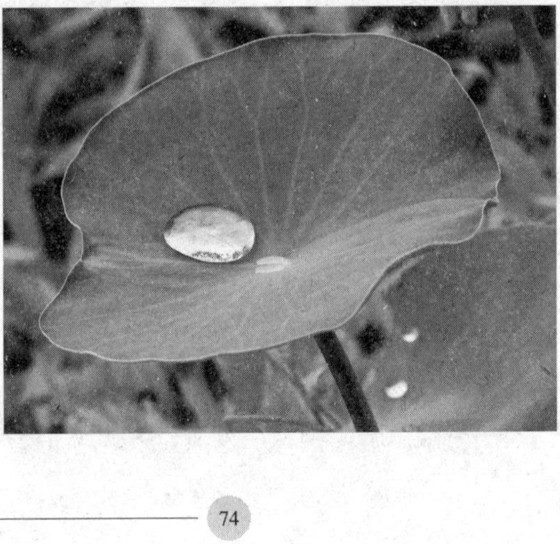

种，则是以向人们提供莲子而闻名；而花中君子水花魁等品种，则是专供人们观赏的。所谓春看“小荷才露尖尖角”；夏赏“风过荷举，莲障千重”，“碧荷绽露伴蝉鸣”；秋览“芙蓉老秋霜”，“留得残荷听雨声”；冬有“雪浸七孔藕当知”。晨窥凌波仙子，日察玉荷婷婷，晚探“少女含颦”，感受暗香浮动……置身于荷花之中，可享无限乐趣。

李渔在其所作的《芙蕖》中道：“是芙蕖也者，无一时一刻不适耳目之观，无一物一丝不备家常之用者也。有五谷之实而不有其名，兼百花之长而各去其短，种植之利有大于此者乎？”李渔说的一点也不过分，仅用药而言，荷花、荷叶、荷梗、荷蒂、莲子、莲房、莲须、藕节皆可入药，莲全身都是宝，植物莲既实用，又可美化环境，净化空气。

《本草纲目》认为莲须能“清心通肾，固精气，乌须发，悦颜色，益血，止血崩、吐血。”《罗氏会约医镜》则云：“荷花清心益肾，黑头发，治吐衄诸血”，是清暑热，散瘀血，镇心益气，驻颜轻身的良药。清代文学家沈复在《浮生六记》中记录的以荷香熏茶说：“夏月，荷花初开时，时含而晓放。芸（芸娘）用小纱囊撮茶叶少许，置花心，明早取出，烹天泉水泡之香韵尤绝”，难怪林语堂看了后，也叫嚷着要到芸娘家去做客品荷茶。

荷叶含莲碱、荷叶碱、亚美罂粟碱、槲皮素、酒石酸等，具有降血压、扩血管、降血脂、消肿等作用。临床上还用于治疗暑天感冒、各种出血及减肥等。李时珍在《本草纲目》中写道：“荷叶服之，令人瘦劣，故单服可以消阳水浮肿之气”。因此，市面上一些热销的减肥茶都以荷叶为主料。

莲子别名莲蓬子，为睡莲科植物莲的成熟种子，含淀粉、棉子糖、蛋白质、脂肪、糖类、钙、磷、铁等，临床上用于治疗失眠、围绝经期综合征等。而石莲子则为睡莲科植物莲的老熟果实，如《本经逢原》所记：“石莲子，本莲实老于莲房，堕入淤泥，经久坚黑如石，故以得名。”《本草纲目》说：“石莲坚刚，可历永久。薏藏生意，藕复萌芽，展转生生，造化不息。故释氏用为引譬，妙理具存；医家取为服食，百病可却。盖莲之味甘气温而性啬，禀清芳之气，得稼穑之味，乃脾之果也。脾者，黄宫，所以交媾水、火，会合木、金者也。土为元气之母，母气既和，津液相成，神乃自生，久视耐老，此其权舆也。昔人治心肾不交，劳伤白浊，有清心莲子饮；补心肾，益精血，有瑞莲丸，皆得此理。”石莲子味甘、涩，性微凉，具有清湿热，开胃进食，清心宁神，涩精止泄之功效。用于噤口痢，呕吐不食，心烦失眠，遗精，尿浊，带下。

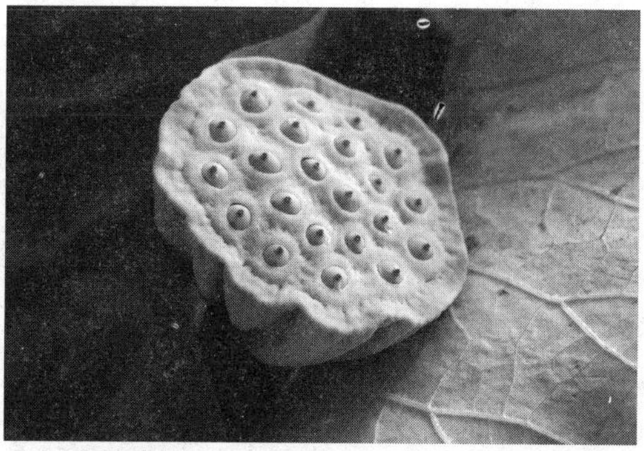

李时珍《本草纲目》曰：“花叶常偶生，不偶不生，故根曰藕。或云，藕善耕泥，故字从耦，耦者耕也。”《本草纲目》又云：“宋时太官作血峪（kàn，血羹），庖人削藕皮误落血中，遂散涣不凝。故医家用以破血多效也。”《新修本草》云：“如藕皮散血，起自庖人。”

《本草纲目》引赵溍编著的《养疴漫笔》云：“宋孝宗患痢，众医不效。高宗偶见一小药肆，召而问之。其人问得病之由，乃食湖蟹所致。遂诊脉，曰：此冷痢也。乃用新采藕节捣烂，热酒调下，数服即愈。高宗大喜，就以捣药金杵臼赐之，人遂称为金杵臼严防御家，可谓不世之遇也。大抵藕能消瘀血，解热开胃，而又解蟹毒故也。”

藕属于水生类蔬菜，为睡莲科植物莲的肥大根茎。作药用则分生熟，其性各异。生藕性质偏凉，甘，寒。入心、肝、脾、胃经。平素脾胃虚寒之人忌食生藕。唐代医学家孟诜云：“产后忌食生冷物，惟藕不同生冷，为能破血故也。”所以产妇独不忌藕。生藕经过煮熟以后变熟藕，性味由凉变温，失去了消瘀清热的性能，而更偏于健脾开胃、养血补虚、补益五脏，很适合老年人食用，有滋补的功效。《本草经疏》曰：“熟者甘温，能健脾开胃，益血补心，故主补五脏，实下焦，消食，止泄，生肌，及久服令人心欢止怒也。”因此陶弘景认为其“根入神仙家”，李时珍谓藕为“灵根”。李时珍还记有一则病例：“一男子病血淋，痛胀祈死。予以藕汁调发灰，每服二钱，服三日而血止痛除。”可资临床参考。

鲜藕含淀粉、蛋白质、天门冬素、维生素C。还含焦性儿茶酚、右旋没食子儿茶精、新绿原酸、五色矢车菊素、五色飞燕草素等多酚化合物共约0.3%，以及过氧化物酶，营养价值很高，还可加工成藕粉、蜜饯和糖藕片等，既有营养，又易消化，是妇幼老弱的良好补品。

普通的莲藕价格便宜，是普通民众喜爱的食物。而在各地的莲藕文化节上，不时也会出现比较狂热的现象。如2007年的第二届知音故里（武汉市蔡甸）莲藕文化节展销会场上，一节藕王拍出了8.8万元的高价，再创武汉市特色农产品拍卖价新高。

黑芝麻

取油白胜药用黑

黑芝麻别名胡麻、巨胜、乌麻、黑脂麻、乌芝麻、小胡麻，为胡麻科植物芝麻的黑色种子。《本草纲目》引陶弘景言：“八谷之中，惟此胡麻为良，纯黑者名巨胜，巨者大也。本生大宛，故名胡麻。”《新修本草》与上说略异曰：“此麻以角作八棱者为巨胜，四棱者名胡麻，都以乌者良，白者劣尔。”《本草纲目》则云：“胡麻取油，以白者为胜。服食以黑者为良，胡地者尤妙。”据云胡麻也是西汉使臣张骞出使西域后从西域传入内地的，与胡桃来源相同，取名胡麻。北魏贾思勰《齐民要术》引《汉书》云：“张骞外国得胡麻。”

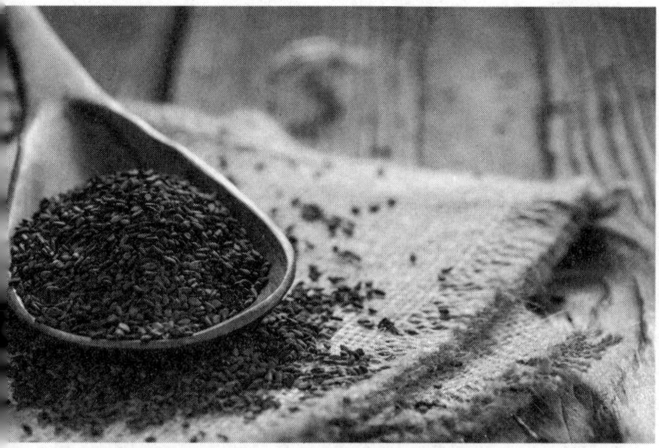

黑芝麻其性平，味甘，补肝肾，润肠燥。主治精血亏虚、头晕眼花、须发早白、肠燥便秘等。古时人将黑芝麻说成是仙药，相关的故事中总是带有神话色彩。如《本草纲目》引《神仙传》云："鲁女生服胡麻饵术，绝谷八十余年，甚少壮，日行三百里，走及獐鹿。"《本草纲目》还引《抱朴子》云："用上党胡麻三斗，淘净甑蒸，令气遍，日干，以水淘去沫再蒸，如此九度，以汤脱去皮，簸净，炒香为末，白蜜或枣膏丸弹子大。每温酒化下一丸，日三服。忌毒鱼、狗肉、生菜。服至百日，能除一切痼疾；一年，身面光泽不饥；二年，白发返黑；三年，齿落更生；四年，水火不能害；五年，行及奔马；久服，长生。若欲下之，饮葵菜汁。孙真人云：用胡麻三升，去黄褐者，蒸三十遍，微炒香为末。入白蜜三升，杵三百下，丸梧桐子大。每旦服五十丸。人过四十以上，久服明目洞视，肠柔如筋也。"用胡麻做饼盛行于唐代，胡麻饼又称胡饼、芝麻烧饼。据《资治通鉴》载："至德元载，安史之乱，玄宗西幸，仓皇路途，至咸阳集贤宫，无可果腹，日向申上犹未食。杨国忠自市胡饼以献。"诗人白居易在四川居官时，想食此饼而不可得，于是便自己仿制解馋，并赋诗《寄胡饼与杨万州》曰："胡麻饼样学京都，面脆油香新出炉。寄与饥馋杨大使，尝看得似辅兴无。"诗中的"兴"即当时以善做胡麻饼而闻名长安的辅兴坊。如今西安仿制的胡麻饼，配方精良，色泽黄亮，皮酥内软薄脆油香，也是值得一尝的地方小吃。

有关芝麻油治病的记载可见于《名医类案》："徐文伯善医术，宋明帝宫人患腰痛牵心，发则气绝，众医以为肉瘕。文伯视之曰：此发瘕也。以油灌之，即吐物如发，稍引之，长三尺，头已成蛇，能动，悬柱上，水沥尽，唯余一发而已，遂愈。"《证类本草》引刘禹锡《传信方》则记有："蚰蜒入耳，以油麻油作煎饼枕卧，须臾蚰蜒自出而瘥。李元淳尚书在河阳日，蚰蜒入耳，无计可为，半月后脑中洪洪有声，脑闷不可彻，至以头自击门柱，奏疾状危极，因其为受苦不念生存，忽有人献此方，乃愈。"《本草纲目》记："又按苏东坡与程正辅书云：凡痔疾，宜断酒肉与盐酪、酱菜、厚味及粳米饭，唯宜食淡面一味。及以九蒸胡麻（即黑脂麻），同去皮茯苓，入少白蜜为麸食之。日久气力不衰而百病自去，而痔渐退。此乃长生要诀，但易知而难行尔。据此说，则胡麻为脂麻尤可凭矣。其用茯苓，本陶氏注胡麻之说也。近人以脂麻擂烂去滓，入绿豆粉作腐食。其性平润，最益老人。"《续名医类案》还引陈自明《外科精要》云："神仙截法，治痈疽发背，一切恶症，预服则毒瓦斯不入内。真麻油一斤，银石器内熬十数沸，候冷，用酒两碗，入油五盏，通口热服，一日用尽，缓则数日服之。

吴安世云：吾家三世用之，无有不验。又云：猎者云，丸中药箭，急饮麻油，药毒即消。郑学谕德甫屡用之，甚验。”

芝麻油内服可润燥，是体内脏器的“润滑剂”；外用可防燥，成为外表皮肤的“防燥墙”，将水分和空气隔离开，让皮肤保持湿润。苏东坡《服胡麻赋并序》中有句为：“乃瀹乃蒸，甘且腴兮。补填骨髓，流发肤兮。”

现代研究结果证明，黑芝麻含油酸、亚油酸、棕榈酸、硬脂酸、花生酸及二十四烷酸、二十二烷酸的甘油酯，以及芝麻素、芝麻林素、芝麻酚、维生素E、植物甾醇、卵磷脂、叶酸，尚含芝麻苷、蛋白质、车前糖、芝麻糖、磷、钾、细胞色素C、多量草酸钙等，可防止动脉硬化、降低血糖，具有抗衰老作用，还能润肠通便。临床上用于治疗便秘。

现今黑芝麻主要用来榨制芝麻油，为受千家万户喜爱的烹调做菜之品。在药膳、保健食品制作时，可选用炒、焯、炖、烧、蒸、煮等烹制方法。有时用来配制膏药及某些外用药。

红花与藏红花

行血破血通经脉

红花又名刺红花、草红花、红蓝花，为菊科植物红花的花。《本草图经》：“其花红色，叶颇似蓝，故有蓝名”。

红花入药首见于《金匮要略方论·妇人杂病脉证并治》，篇中云：“妇人六十二种风，及腹中血气刺痛，红蓝花酒主之。”由于《神农本草经》中未将红花载入，因此有人怀疑此方非张仲景方。

《本草纲目》引《养疴漫笔》记载：“新昌徐氏妇，病产晕已死，但胸膈微热。有名医陆氏曰：血闷也。得红花数十斤，乃可活。遂亟购得，以大锅煮汤，盛三桶于窗格之下，舁妇寝其上熏之，汤冷再加。有顷指动，半日乃苏。”《古今医案按》也有“取红花浓煎，扶女于凳上，以绵帛蘸汤遏之，连以浇帛上，以器盛水，又暖又淋，久而苏醒，遂生男子”而治愈妇人难产的医案记载。上述两则治法与唐书载许允宗初仕陈，治柳太后病风，以黄芪防风煮数十斛，于床下蒸之，药入腠理的方法有异曲同工之妙。不过红花用量竟达数十斤之多，是少有的特殊外治法。

现代研究结果证明，红花含红花苷、前红花苷、红花黄色素、多酚类物质及脂肪油（红花油）等，能保护和改善心肌缺血，抗心律失常，降血压，降低血液黏稠度，提高大脑的耐缺氧能力，并有镇痛、镇静、抗惊厥作用。临床上主要治疗脑血栓、冠心病、闭合性软组织损伤、神经性皮炎、经闭、痛经等疾病。

至于红花用于内服《本草衍义补遗》说：“红花，破留血，养血。多用则破血，少用则养血。”《本草述钩元》则曰：“红蓝花养血水煎，破血酒煮。”《本草经疏》还记有红蓝花“本行血之药也，血晕解、留滞行，即止，过用能使血行不止而毙”的诫语。所以红花亦不宜长期或大量使用。

而藏红花虽然名字中也有“红花”二字，但从植物学上讲，藏红花和红花完全是两种不同的植物。红花则为是菊科一年生草本植物，靠种子繁殖，药用部分是花冠，通常整朵花入药。藏红花属鸢尾科植物，只开花，不结种子，花朵为青紫色或紫红色，靠球茎繁殖。入药部分是红色雌蕊，干燥后是暗红色或深红色，有油润光泽，香气特异。藏红花原产西班牙，在希腊、法国、伊朗、沙特阿拉伯等地也有悠久的栽培历史。最初仅作为染料来栽培，后来才认识到这是一种活血通络、化瘀止痛的珍贵药材。藏红花从地中海沿岸经印度传入中国西藏以后，又从西藏转运至内地，因此称之为藏红花。

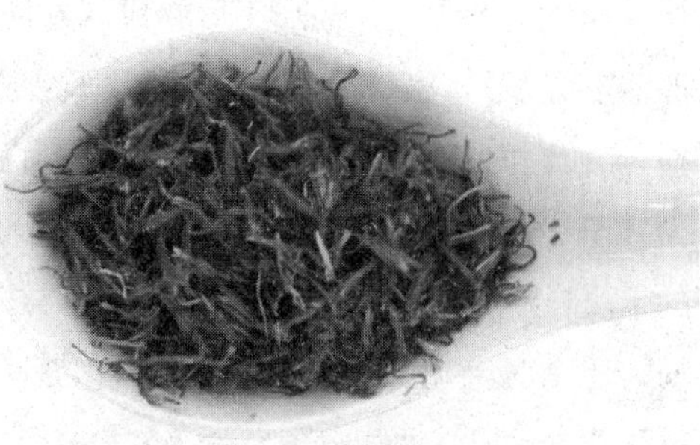

藏红花在中国古称西红花或番红花。《增订伪药条辨》说：“西藏红花，花丝长，色黄兼微红，性潮润，气微香，入口沁人心肺，效力甚强，为红花中之极品。”西红花味甘，性平，入心、肝经，功能活血化瘀，散郁开结。《饮膳正要》说：“主心忧郁积，气闷不散，久食令人心喜。”《本草品汇精要》说：“主散郁调血，宽胸膈，开胃进饮食，久服滋下元，悦颜色，及治伤寒发狂。”《本草纲目》引清代药学家赵学敏鉴定经验言：“试验之法，将一朵入滚水内，色如血，又入，色亦然，可冲四次者真。”

厚　朴

敲碎种壳始发芽

厚朴性温，味苦、辛。功能温中燥湿，下气除满，消痰。自张仲景倡用，善用厚朴始，历代名家亦多用之。《伤寒论》有大小承气汤，《金匮要略》厚朴三物汤、半夏厚朴汤，《博济方》平胃散，《太平惠民和剂局方》藿香正气散，《兰室秘藏》中满分消丸，《温病条辨》香薷饮、三仁汤等著名剂中都有厚朴。尽管有医籍如《卫生宝鉴》谓“误服（浓朴，即含油量多的厚朴）脱人元气，切禁之”，厚朴在中医药中确占有一定地位。

旧时有句俗语：“吃的是肉桂饭，穿的是厚朴衣。”其中有两层含义，一是说肉桂、厚朴为常用药；二是讲肉桂、厚朴药材的品质不同，价格差别也较大。这句话很适合中药铺，其实就是说只要店里有品质好的肉桂和厚朴，总是不愁没饭吃的。以厚朴而言，“简朴”为主干的干皮，经加工后卷成双卷筒状，形似“如意”，被称为“如意朴”“如意卷厚朴”。质润而坚硬，气芳香，味微辛，咀嚼之少残渣，为优等。而“靴角朴”为靠近根部的干皮，经加工后其形如靴，气辛香，味苦而辣，质稍次。“根朴”则为根皮经加工后卷成单或双卷，形弯曲如鸡肠，故又名“鸡肠补”，咀嚼后遗留的残渣较多。“枝朴”为粗枝剥下的皮质，质量最差。若商家无良，则以次充好，获利丰厚。另因产地不同，厚朴质量亦有差异。厚朴主产于四川、湖北、江西等地，以湖北恩施所产紫油厚朴为佳，因历史上恩施曾属四川之故，又因其质地以“紫色而油重”为特征，故冠名为“紫油厚朴”。

厚朴为木兰科植物厚朴或凹叶厚朴，因叶大而浓荫，因花大而美丽，因药用价值而名贵。厚朴的种子外壳坚硬，播种时需去除种子表面的蜡质层，厚朴才能生根发芽、茁壮成长。厚朴花也是一味中药，别名调羹花，为木兰科植物厚朴或凹叶厚朴的干燥花蕾。其性温，味苦、辛，功能理气宽中，开郁化湿。主治脾胃湿阻气滞之胸腹胀痛、食欲不振等。临床上主要用于治疗胃肠型感冒。

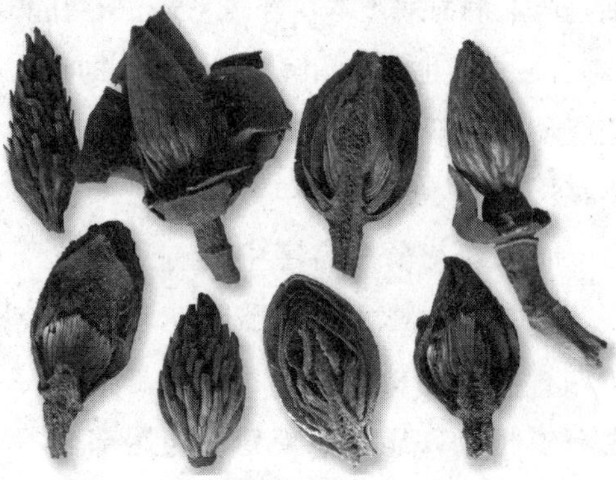

胡　椒

昔日名贵今寻常

胡椒为胡椒科植物胡椒的果实。胡椒因成熟程度不同，可分为黑胡椒与白胡椒，是常用的调味品之一，可加工成胡椒粉，在古今都极受人们欢迎。主产于两广、云南、东南亚。

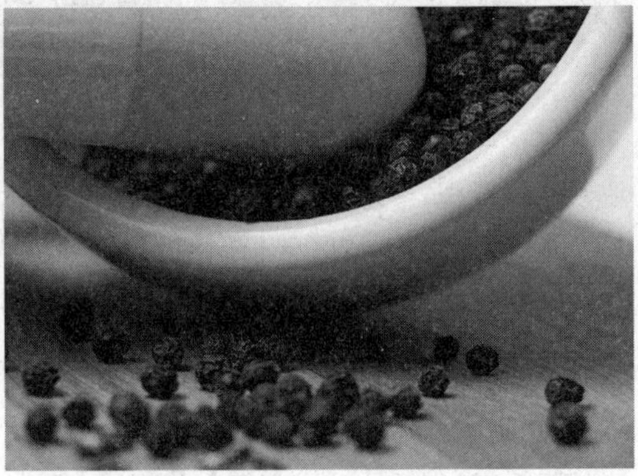

我国在很久之前就接触过胡椒，《后汉书·西域传》中早就记载天竺国有“诸香、石蜜、胡椒、姜、黑盐”，《齐民要术》引张华《博物志》记载了一个胡椒酒方：“以好春酒五升。乾姜一两，胡椒七十枚皆捣末。好美安石榴五枚押取汁。皆以姜椒末及安石榴汁悉内著酒中，火暖取温，亦可冷饮，亦可热饮之。”在我国胡椒未大量推广栽种之前，价格非常昂贵。如《新唐书·元载传》记载说唐代宰相元载骄横恣肆，贪得无厌，被唐代宗诏赐自尽后，“籍其家，钟乳五百两，诏分赐中书、门下台省官，胡椒至八百石”。古时胡椒的珍贵程度是现代人所难以想象的，而今胡椒已作为普通的调味品进入了寻常百姓家。

胡椒果实含挥发油，多种酰胺类化合物，如胡椒酰胺、次胡椒酰胺、胡椒油碱等，因此在中世纪胡椒也是身价至高的防腐剂。具有升血压、抗感染、抗惊厥、祛风、健胃等作用。临床上还用于治疗小儿消化不良性腹泻、慢性肾炎、慢性气管炎、牙痛、慢性湿疹等疾病。

胡椒虽有多种功效，但作为药用较常见于单验方中，无论食用或药用皆不宜多服。《本草经疏》云：“胡椒，其味辛，气大温，性虽无毒，然辛温太甚，过服未免有害，气味俱厚，阳中之阳也。”《随息居饮食谱》更确切的指出“多食动火燥液，耗气伤阴，破血堕胎，发疮损目，故孕妇及阴虚内热，血证痔患，或有咽喉口齿目疾者皆忌之。绿豆能制其毒。”

胡萝卜

安能佳种自西来

尽管《本草求真》云：“因味辛则散，味甘则和，质重则降。故能宽中下气，而使肠胃之邪，与之俱去也。”《医林纂要》谓：“胡萝卜，甘补辛润，故壮阳暖下，功用似蛇床子。”但多数人还是只把胡萝卜看成是富含营养的蔬菜，常用来制作美味佳肴，几乎没有人会把胡萝卜当作药品而用于治病。《本草纲目》将胡萝卜收入“菜部”，在元代医家忽思慧所撰《饮膳正要·菜品》和元代养生家贾铭所著的《饮食须知》“菜类”中也都记有胡萝卜。

胡萝卜为伞形科植物胡萝卜的根，含 α-胡萝卜素、β-胡萝卜素、γ-胡萝卜素和 δ-胡萝卜素、番茄烃、六氢番茄烃等多种类胡萝卜素。每 100 克中含维生素 $B_1$0.1 毫克、维生素 $B_2$0.3 毫克和花色素。还含糖 3 ～ 5 克、脂肪油 0.1 ～ 0.7 毫克、挥发油 0.014 毫克、伞形花内酯等。功能健脾和中，滋肝明目，化痰止咳，清热解毒。主治脾虚食少，体虚乏力，脘腹痛，泻痢，视物昏花，雀目，咳喘，百日咳，咽喉肿痛，麻疹，水痘，疖肿，烫火伤，痔漏。

考古资料（在瑞士曾经发现过胡萝卜的化石）证明，远在四千年前，人们就已经在种植胡萝卜了。胡萝卜原产于亚洲西南部，关于何时传入我国，学者的意见不一。《本草纲目》“菜部”卷二十六“胡萝卜”条中写道：“元时始自胡地来，气味微似萝卜，故名。”但有人对此提出异议，指出在南宋的官修本草《绍兴校定经史证类备急本草》及当

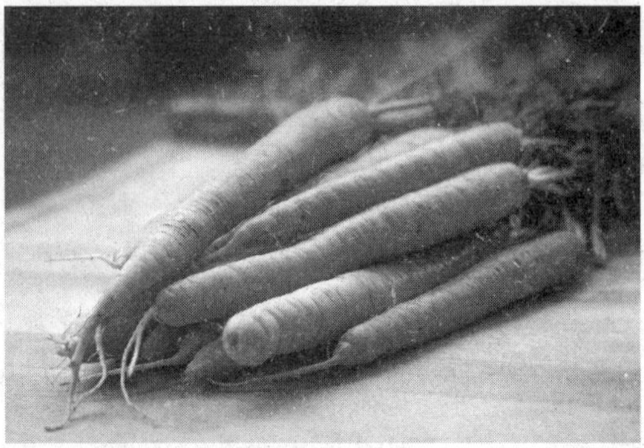

时的饮膳书中已有胡萝卜的记载。

胡萝卜忌与过多的酸醋同食，否则容易破坏其中的胡萝卜素。另胡萝卜素为脂溶性维生素，大量食用会贮藏于人体内，使皮肤的黄色素增加。停食2～3个月后会自行消退。

另外需要注意的是，有研究表明酒与胡萝卜同食是很危险的。胡萝卜含丰富的β-胡萝卜素，在与酒精一同进入人体后，就会在肝脏中积累产生毒素，从而引起肝病。特别是在饮用胡萝卜汁后不要马上去饮酒。

胡　桃

敛肺强肾文玩珠

苏颂云：“此果本初羌胡（现甘肃、宁夏、新疆一带），汉时张骞使西域，始得种还，植之秦中（今陕西、山西一带），渐及东土，故名。”公元319年，晋代后赵明帝石勒占据中原，建立后赵，因“胡桃”有轻蔑“胡人”之意，遂令改称“核桃”，而不准再叫胡桃，从此改名为核桃。李时珍在《本草纲目》中释为：“此果外有青皮肉包之，其形如桃，胡桃乃其核也。羌音呼核如胡，名或以此。”

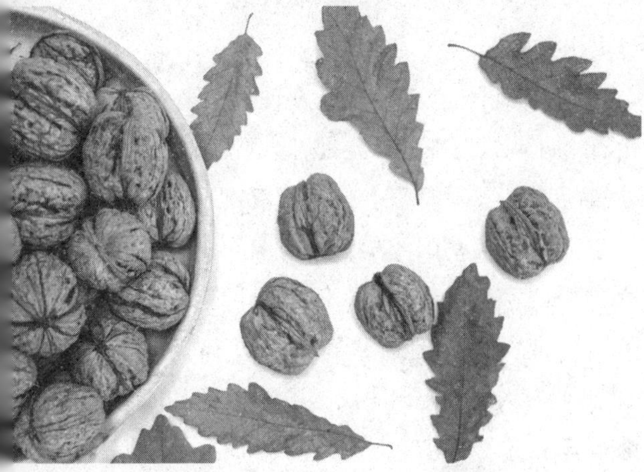

传说唐代贞观年间，朝中一大臣身体虚弱，动则气喘，且伴有便秘，终日苦不堪言。孙思邈诊断其为，房劳过度，耗伤肾阳，肾不纳气，肾阳不能温煦脾阳，则脾不健运而津液不足。遂嘱其禁房事，以橘饼配核桃每餐佐食。大臣不解，孙思邈答，核桃补肾纳气但恐其滋胃生痰，橘饼宽中下气、化痰，可除胡桃之弊。大臣服用月余自觉身轻体健，若病皆除，半年后满头白发竟变成了乌丝。据《名医类案》记载：“洪迈曰：予淳熙丁未四月，有痰疾，因晚对，上宣谕，使以胡桃肉三颗，生姜三片，临卧时服之毕，则饮汤三两呷，又再嚼桃姜如前数，且饮汤，勿行动，即就枕，既还玉堂，如恩指敬服，旦而嗽止，痰不复作。”《本草纲目》载有：“溧阳洪辑幼子，病痰喘，凡五昼夜不乳食。医以危告……令服人参胡桃汤。辑急取新罗人参寸许，胡桃肉一枚，煎汤一蚬壳许，灌之，喘即定。明日以汤剥去胡桃皮用之，喘复作，仍连皮用，信宿而瘳。此方不载书册，盖人参定喘，胡桃连皮能敛肺故也。”

胡桃仁别名胡桃肉、核桃仁，为胡桃科植物胡桃的种仁。其味甘、涩，性温。入肾、肝、肺经。补肾益精，温肺定喘，润肠通便。主治腰痛脚弱，尿频，遗尿，阳痿，遗精，久咳喘促，肠燥便秘，石淋及疮疡瘰疬。《医学衷中参西录》记：“味微甘，气香，性温。多含油质，将油榨出，须臾即变黑色。为滋补肝肾、强健筋骨之要药，故善治腰疼腿疼，一切筋骨疼痛。为其能补肾，故能固齿牙、乌须发，治虚劳喘嗽、气不归元、下焦虚寒、小便频数、女子崩带诸证。其性又能消坚开瘀，治心腹疼痛、砂淋、石淋、肾败不能漉水、小便不利。或误吞铜物，多食亦能消化（试与铜钱同嚼，其钱即碎，能化铜可知）。又善消疮疽及皮肤疥癣头上白秃，又能治疮毒深入骨髓，软弱不能步履。”据说以前有些参加科举考试的人就常吃胡桃。

中医学有“以形补形”之说，杏仁形似心脏，故补心；百合形似肺，故补肺；核桃仁形状似大脑，故补脑。《本草纲目》对胡桃功效有诸多记载，如治石淋痛楚，便中有石子者，“胡桃肉一升，细米煮浆粥一升，相和顿服，即瘥”；治小便频数则“胡桃煨熟，卧时嚼之，温酒下”；或引《普济方》言消肾溢精用胡桃丸“治消肾病，因房欲无节及服丹石，或失志伤肾，遂致水弱火强，口舌附子一枚（去皮，切片）。姜汁、蛤粉同焙为末，蜜丸梧桐子大。每服三十丸，米饮下”。唐代名医孟诜还称，核桃仁可“通经脉，润血脉，常服皮肤细腻光滑”。

据现代药理研究，胡桃仁约含粗蛋白22.18%、粗脂类64.23%，其中中性脂类约占93.05%，总脂和中性脂类脂肪酸组成主要为亚油酸64.48%～69.50%和油酸13.89%～15.36%，含糖类、多种游离的必需氨基酸，其中必需氨基酸含量约为总氨基酸的47.50%。另含钾、钙、铁、锰、锌、铜、锶等多种微量元素。未成熟果实富含维生素C。

核桃与扁桃、腰果、榛子并称为世界“四大干果”，并享有“人间仙果”“长寿果”额美誉，其义有二：一说是核桃树本身寿命长，可连续存活并结果数百年之久；二是其果肉营养丰富，于人有强肾补脑之功，令人长寿。

但服食核桃需要注意，胡桃仁性温，不宜多食，痰火积热、阴虚火旺及大便溏泻者禁服。不可与浓茶同服。如《寿世传真》言：“多食动风痰、肋肾火，有痰火者不宜。”而《本草害利》则言食“紫衣胡桃”之害为“动风痰，助肾火，肺家有痰热，命门火炽，阴虚吐衄等症，皆不宜施。多食动风生痰，伤肺，脱人眉，令人恶心吐水吐食物，同酒食，多令人咯血。”

喜爱核桃的文人不少，据《欧阳公诗话》载：“石曼卿通判海州，以山岭高峻，人路不通，了无花卉点缀映照，使人以泥裹核桃为弹，抛掷于山岭之上，一二岁间，花发满山，烂如锦绣。”即是说欧阳修的好友石曼卿常将吃剩的核桃积蓄起来，闲暇时弹射核桃玩，落地的核桃破土生根，数年后核桃树便长满了山谷。

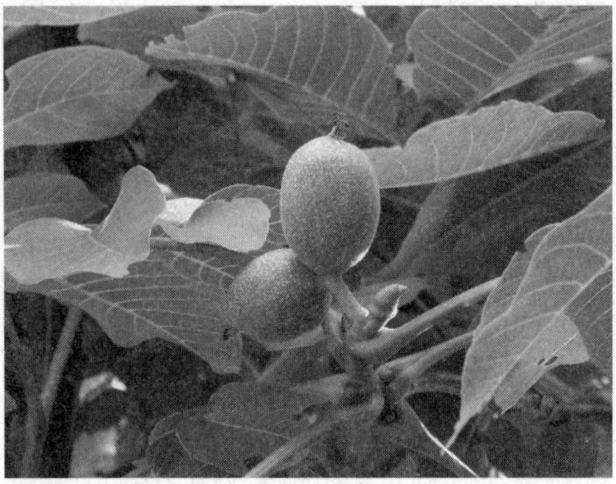

说到核桃，其实很容易就让人联想到文玩核桃。文玩核桃是对核桃进行特型、特色的选择和加工后形成的有收藏价值的核桃，收藏文玩核桃之风在我国源远流长，历史上不仅王族贵胄有此爱好，民间百姓对此也颇为追捧。在我国历史上，核桃被称为吉祥之物，因核字的谐音为“和”“合”二字，象征着平安，和睦健康。清代乾隆皇帝就曾用核桃工艺品作为“驱邪避灾”之具摆放在太庙的神龛旁。1997年香港回归时，政府赠予的纪念品中就有用核桃制作的工艺珍品，寓意“家和万事兴”。用核桃揉搓健身的活动古而有之，起源于汉隋，流行于唐宋，盛行于明清。乾隆皇帝曾赋诗赞美核桃：“掌上旋日月，时光欲倒流。周身气血涌，何年是白头？”当时还有两首民谣说：“核桃不离手，能活八十九，超过乾隆爷，阎王叫不走！”“文人玩核桃，武夫转铁球，富人揣葫芦（蝈蝈葫芦），闲人去遛狗。”

文玩核桃古称“掌珠”或“揉手核桃”，必定要成双配对，以形状、大小、色泽、重量相近，纹路优美，造型奇特为优，区别于人们日常食用的皮薄、出仁率高的食用核桃。在磨玩文玩核桃之时，轻敲细碰，心静者能听到风声，可以安神。以前，许多人习惯于在手中转动一对不锈钢健身球，而文玩核桃不仅可以起到类似的作用，更有健身球所没有的功能。突兀不平的核桃表面可以有效地按摩刺激手上的穴位。如此，文玩核桃真可称得上集把玩、健身、观赏、增值于一身的“掌上明珠”。

而核桃的收藏与其他收藏不同，最大的区别在于，别的收藏物品大多以藏为主，把玩为辅，而核桃却是在把玩中浸润，把玩中收藏，把玩中升值，这就是人们常说的“动态收藏”“健身收藏”“玩中收藏”“开心收藏”。

琥　珀

凝成琥珀千万年

琥珀为古代松科植物的树脂埋藏地下经久凝结而成的碳氢化合物（化石）。在《山海经》《汉书》《广志》《博物志》《后汉书》《隋书》等古籍中均有记载。陶弘景说：“旧说云是松脂沦入地，千年所化”。唐代诗人韦应物在《咏琥珀》中写道：“曾为老茯神，本是寒松液。蚊蚋落其中，千年犹可觌（dí，见也）。”而大诗人李白则有“兰陵美酒郁金香，玉碗盛来琥珀光”“且留琥珀枕，或有梦来时”等诗句留传于世。《本草纲目》则误解琥珀为“虎死时则精魄入地化为石，此物状似之，故谓虎魄。俗文从玉，以其类玉也。”琥珀以色红、明亮、块整齐、质松脆、易碎者为佳。

琥珀用来治疗疾病，始见于《名医别录》，被列为上品，多部医籍都载其“味甘，平，无毒。主安五脏，定魂魄，杀精魅邪鬼，消瘀血，通五淋。生永昌”。琥珀有镇惊安

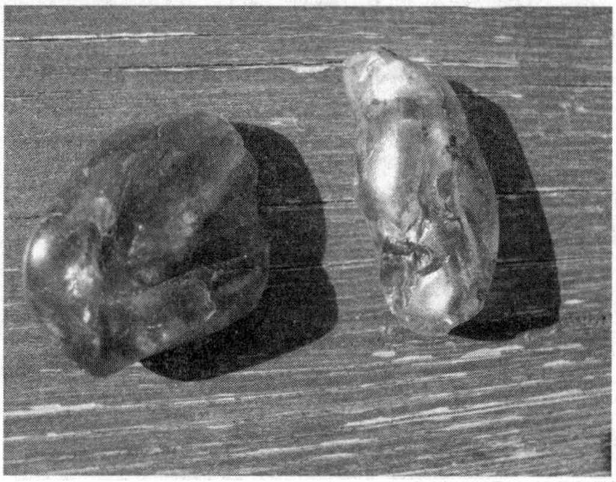

神、散瘀止血，利水通淋的功用。主治惊风癫痫，惊悸失眠，血淋血尿，小便不通，妇女闭经，产后停瘀腹痛，痈疽疮毒，跌打创伤。《本经逢原》还说：“又研细敷金疮，则无瘢痕，亦散血消瘀之验。”《增订伪药条辨》说：“凡安心神，定魂魄，宜生用，与灯芯同研，去灯芯。眼科宜入豆腐内煮用。”《活幼心书》中的“琥珀抱龙丸”，《景岳全书》中的“琥珀多寐丸”等都是方中使用了琥珀的有名方剂。据唐代笔记小说集《杜阳杂编》载有德宗皇帝碎琥珀作药的故事：“上始于行在，无药饵以备将士金疮。时有裨将为流矢所中，上碎琥珀匣以赐之，其匣则火精剑匣也。近臣谏曰：‘陛下奈何以裨将金疮而碎琥珀匣？’上曰：‘今凶奴逆恣，欲危社稷，是军中藉材用人之际，而战士有疮，如朕身之疮也。昔太宗剪须以付英公，今朕以人为宝，岂以剑匣为宝也！’左右及中外闻者，无不感悦。”而另外一位南朝刘宋的开国皇帝刘裕，也做出过碎琥珀给将士当药材的事。南朝宋武帝刘裕出身很低，当了皇帝之后也陈设简朴，非常的“接地气”，自谓“田舍公得此，以为过也。”宁州进献琥珍枕，光洁华丽，但刘裕听说琥珀可以疗伤，便令人捣碎后分发将士。

如果说古代的中国有一条“丝绸之路”的话，那么欧洲的便是“琥珀之路”，从欧洲北部的北海和波罗的海通往欧洲南部的地中海，连结了欧洲的多个重要城市，琥珀作为重头商品，被销往各个国家。

琥珀，是一种透明的生物化石，是距今4500～9900万年前的松柏科、豆科、南洋杉科等植物的树脂滴落，掩埋在地下千万年，是珍贵的松树脂在历经地球岩层的高压、高热挤压作用之后，产生质变的化石。琥珀属于非结晶质的有机物半宝石，玲珑轻巧，触感温润细致。大部份的琥珀是透明的，颜色种类多而富有变化，以黄色最普遍，也有红色、绿色和极为罕见的蓝色。中国古代称琥珀为“瑿”（yī）或“遗玉”。鉴别琥珀的标准是其质地坚密、无裂纹和颜色漂亮。最名贵的琥珀是透明度较高并带有昆虫的，依昆虫的清晰度、形态和大小而有档次区别，有昆虫的琥珀用于制作戒面石和胸坠，价值很高，档次最好的可被列为宝石。金黄色、黄

红色的琥珀是上品。而裂纹较多，质地较松软，颜色暗淡，或颜色与一般石色相仿的琥珀，是没有使用价值的。早在史前时代，人类就把琥珀当作装饰品。而关于琥珀医学的发源，学者们众说不一。有的认为是在古埃及，另一些认为是古希腊的医师最先使用。但在中医里，琥珀无疑是很重要的镇惊安神药。

琥珀作为一种最古老的宝石，形成于数千万年前，种类繁多，有金珀、金蓝珀、绿茶珀、红茶珀、血珀、翳珀、花珀、棕红珀、蓝珀、绿珀、蜜蜡、缅甸根珀等，还有特别的珀体内包裹着昆虫或是其他小生物的琥珀被称之为虫珀。所有的珀种，都有可能包裹虫子，而缅甸虫珀内的昆虫则更古老一些。缅甸琥珀形成于白垩纪，距今约一亿三千万年，那时候还是恐龙主宰的时代，地球上的物种跟现在是完全不同的，所以缅甸虫珀中的昆虫会更有收藏价值和科研价值。历经千百万年水与火考验的琥珀，用其迷人的色泽和温婉的特性，激发着人们对远古岁月丰富的想象，也承载着人们太多的幻想与柔情，很容易让人再次将爱情、友情、亲情的长久愿望凝结于其中。琥珀凭借其迷人的色彩和独特的加工工艺，成为当代珠宝市场的宠儿。

中国琥珀的矿区主要分布于辽宁和河南两省，辽宁抚顺是我国唯一的昆虫琥珀的产地，也是在世界范围内都有名的大型琥珀产区——抚顺西露天矿。抚顺琥珀大约形成于5000万年前的新生代古近纪，在西露天矿并不是到处都能挖到，而是只产于特定的地层。因为琥珀是资源性的宝石，经过长期的开采后资源日渐枯竭。

槐花、槐角

时念家国荫满庭

古人认为槐树正直、坚硬、荫盖广阔，有君子之风，也是官府宫廷里吉祥、富贵、尊优的象征。所谓“九棘三槐”，说的就是古代皇宫外朝种植棘树和槐树，作为臣子朝见皇帝时所居位置的标志。后泛指三公、九卿等高级官职。《周礼·秋官·朝士》中记载有：“左九棘，孤卿大夫位焉，群士在其后；右九棘，公侯伯子男位焉，群吏在其后；面三槐，三公位焉，州长众庶在其后。”《陈书·侯安都传》：“位极三槐，任居四岳。”唐代的长安、东晋的南京、北魏的洛阳，北宋的开封都以国槐为道边树。唐代诗人岑参与朋友高适、薛据等人登塔时作《与高适薛据同登慈恩寺浮图》留下了“青槐夹驰道，宫馆何玲珑”的诗句。

历代文人墨客对槐树颇多偏爱，魏文帝曹丕与其弟曹植，“建安七子”之一的王粲均有槐赋，唐代王维、韩愈、杜甫、白居易，宋代欧阳修、王安石、司马光、苏东坡、梅尧臣、杨万里、陆游，明代吴宽、李东阳等历代文人，均写下了咏槐的诗篇。

白居易《长恨歌》有诗句：“在天愿作

比翼鸟，在地愿为连理枝。”两棵喜结连理的槐树就是传说中的相思树，就是当年韩凭夫妇坟茔上“连理枝”的再生。而《艺文类聚》则引晋代挚虞《连理颂》曰：“东宫正德之内，承华之外，槐树二枝，连理而生，二干一心，以蕃本根”喻男女双方爱情牢固。

目前，我国已有20多个城市选国槐为市树，可见国人对国槐的喜爱。国槐是北京的市树之一，是北京的名片。

槐树与松，柏，银杏为四大古树，而槐树的花、米（未开的花），实（又称槐角，角状之荚果）、枝均可入药。槐花亦食亦药，我国很多地区都有蒸食槐花的习惯，槐花其性微寒，味苦，功能清热，凉血止血，主治血热妄行所致的各种出血之证，而以治疗肠风便血和痔疮下血为主，有著名方剂“槐花散”。《名医类案》引《苏沈良方》载：“一士人，无故舌出血，仍有小穴，医者不知何疾。偶曰：此名舌衄。炒槐花为末，糁之而愈。”

槐实别名槐角、槐豆，为豆科植物槐的成熟果实。其性寒，味苦，功能凉血止血，清肝泻火。主治痔血、血淋、血利、肠风下血、崩漏、目赤肿痛、头痛等。中国古代文学家颜之推《颜氏家训》云：“南朝梁人庾肩吾常服

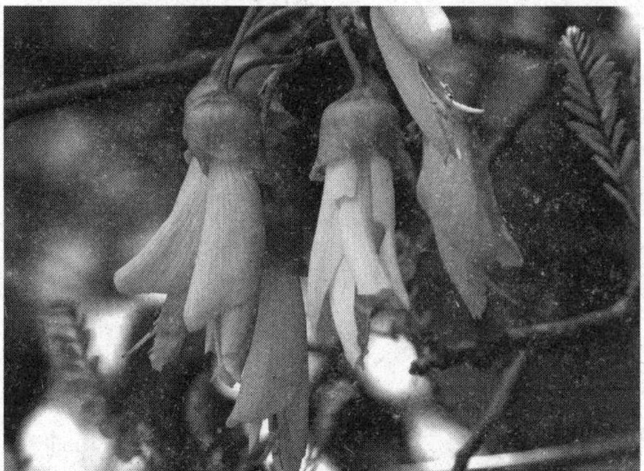

槐角，年九七余，目观细字，须发皆黑，今传为扁鹊。”《普济方》亦记载：“槐子去皮装入牛胆，阴干，取槐子，每晨服一粒，可延年黑发，齿落更生。”《古今笑史》记有一则与槐相关的故事：“道士黄可，孤寒朴野。尝谒舍人潘佑，潘教以服槐子，可丰肌却老，未详言服法。”长篇小说《镜花缘》也写有：“至槐角，按《本草》，乃苦寒无毒之品，煮汤代茗久服，头不白，明目益气，补脑延年。盖槐爲虚星之精，角禀纯阴之质故扁鹊有明目乌发之方，葛洪有益气延年之剂。”

清代纪晓岚在《阅微草堂笔记·卷十八·姑妄听之四》中写：“按医书有服响豆法。响豆者，槐实之夜中爆响音也，一树只一颗，不可辨识。其法槐始花时，即以丝网幂树上，防鸟鹊啄食。结子熟后，多缝布囊贮之，夜以为枕，听无声即弃去。如是递枕，必有一囊作爆声者。取此一囊，又多分小囊贮之，枕听，初得一响者则又分。如二枕渐分至仅存二颗，再分枕之，则响豆得矣。”同是清代小说的《池北偶谈》也写：“乐安县有孙公者，年九十，强健如四五十岁人，自言生平惟服响豆。每岁槐子将熟时，辄令人守之，不令鸟雀啄落。既成实，即收作二枕，夜听其有声者，即响豆也。因弃其余，如是数易而得响豆所在。每树不过一枚，每岁服不过一粒，如是者数十年矣，无他术也。”但都是小说中描写的故事，槐豆虽客观存在，而夜间爆响，可入药的“响豆”到底有没有，还是有待商榷。

杜甫喜欢咏花，喜欢食花，尤其对食鲜槐花情有独钟，那一串串、一簇簇晶莹的槐花，如雪似玉，喷香怡人。杜甫还以槐树的

嫩叶作蔬菜吃，他在《槐叶冷淘》诗中曾写道：“青青高槐叶，采掇付中厨。”

苏东坡也是个好美食的人，他把松花、槐花和杏花入饭共蒸，密封几日后得酒，并作《松花歌》挥毫歌咏道：“一斤松花不可少，八两蒲黄切莫炒，槐花杏花各五钱，两斤白蜜一起捣。吃也好，浴也好，红白容颜直到老。”

黄花菜

萱草忘忧是金针

黄花菜为百合科植物萱草的花蕾，别名金针菜、萱草花、川草花、宜男花、鹿忽花、萱萼。既有野生，又有栽培。因其花蕾色泽金黄而得名，又因其形状似针而称金针。宋代文学家苏东坡曾以“莫道农家无宝玉，遍地黄花是金簪”的诗句来赞美黄花菜。

黄花菜不但色美味鲜，而且营养价值很高，黄花菜干品含蛋白质、脂肪、糖类、钙、磷、铁、胡萝卜素、硫胺素、核黄素、烟酸等。但黄花菜也是最容易让人出现食物中毒的食物之一，食用新鲜黄花菜一定要经过处理。新鲜黄花菜中的花蕊含有秋水仙碱，人食用后在体内容易氧化产生有毒的二秋水仙碱而引起中毒。如果要食用新鲜的黄花菜，

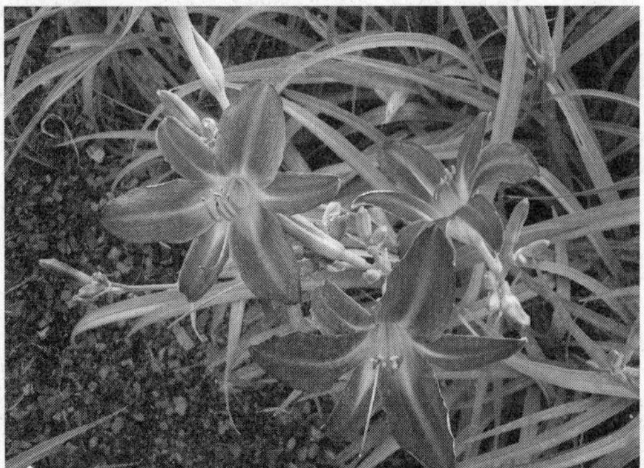

首先要将花蕊全部摘掉，然后用水焯一下，捞出后再放入凉水中浸泡、冲洗，食用量也要控制在50g以下。

《诗经·卫风·伯兮》曰：“焉得谖草？言树之背。愿言思伯。使我心痗。”而汉代学者对这句诗的解释是：“谖草令人忘忧；背，北堂也。”“谖”同“萱”，诗中说的意思其实是妻子将忘忧草种在了屋子的北面，看到忘忧草，让妻子伤心地思念起出征的丈夫。后世则以“萱堂”代指母亲的居室，并借以指称母亲，树之北堂，以示孝敬。萱草是色、香、形俱佳的观赏及食用花卉，枝叶青翠、高雅别致，花朵绚丽、芳香馥郁。古时游子要远行时，会在北堂先种上萱草以减轻母亲的思念。唐代诗人孟郊的《游子》诗中曰：“萱草生堂阶，游子行天涯。慈亲倚堂门，不见萱草花。”南宋文学家叶梦得作《再任后遣模归按视石林》诗之二：“白发萱堂上，孩儿更共怀。”历代多少诗作，都把萱草与母亲紧紧地联系在一起，萱草就是母亲之花，人们也用“敬萱”一词表达对父母的尊敬之情。另杜甫有《腊日》诗云：“侵陵雪色还萱草，漏泄春光有柳条。”则是盛赞黄花菜不畏严寒的精

神。萱草还是一种优质的蜜源植物，所以享有“观为花，食为菜，用为药”的美誉。

嵇康在《养生论》中写道：“合欢蠲忿，萱草忘忧，愚智所共知也。”李白也有“托阴当树李，忘忧当树萱”诗句。白居易在《酬梦得此萱草见赠》中说：“杜康能散闷，萱草解忘忧”，宋代黄庭坚的《次韵师厚萱草》诗中也说：“不及空庭草，荣衰可两忘”。《本草求真》言：“萱草味甘而气微凉，能去湿利水，除热通淋，止渴消烦，开胸宽膈，令人心平气和，无有忧郁。”元代李鹏飞所撰的《三元参赞延寿书》认为萱草“一名忘忧，嫩时取以为蔬，食之动风，令人昏昏然，终日如醉，因得其名。”是因为吃了之后令人昏然如醉，故称“忘忧草”。人们在吃了黄花菜后，常有一种舒畅安怡的感觉，因此有人还将黄花菜称作“安神菜”。

尽管黄花菜清热利湿，宽胸解郁，凉血解毒，主治小便短赤，黄疸，胸闷心烦，少寐，痔疮便血，疮痈，但毕竟属于蔬菜类，更常被用为烹调成各种美味佳肴而出现在席晏上。其临床意义不大，而作为食物疗法，内服：煎汤，15～30克；或煮汤、炒菜。外用：适量，捣敷；或研末调蜜涂敷。食用黄花菜尤以加工的干品为好，不要食鲜黄花菜及腐烂变质品，也不要单炒食，以防中毒。

黄　精

仙家之药多神传

黄精又名黄鸡菜、鸡头参、山姜，为百合莲科植物黄精、滇黄精或多花黄精的根茎。《本草图经》说黄精“根如嫩生姜，黄色。二月采根，蒸过暴干用。今通八月采，山中人九蒸九暴作果卖，甚甘美，而黄黑色。江南人说黄精苗叶，稍类钩吻，但钩吻叶头极尖而根细。苏恭注云，钩吻蔓生，殊非此类，恐南北所产之异耳。初生苗时，人多采为菜茹，谓之笔菜，味极美，采取尤宜辨之。”黄精以块大、色黄、断面透明、质地润泽，习称“冰糖渣”者为佳。

《抱朴子》中记述：“昔人以本品得坤土之气，获天地之精，故名。”《日华子本草》谓之“补五劳七伤，助筋骨，止饥，耐寒暑，益脾胃，润心肺。”《本草纲目》也说：“补诸虚，止寒热，填精髓，下三尸虫。”有人认为“黄精可代参芪”，又述其功似熟地黄，一药能兼人参、黄芪、熟地黄三药之补益功能，故古人多尊黄精为“仙家之药”。《神仙芝草经》记载说：“黄精宽中益气，使五脏调良，

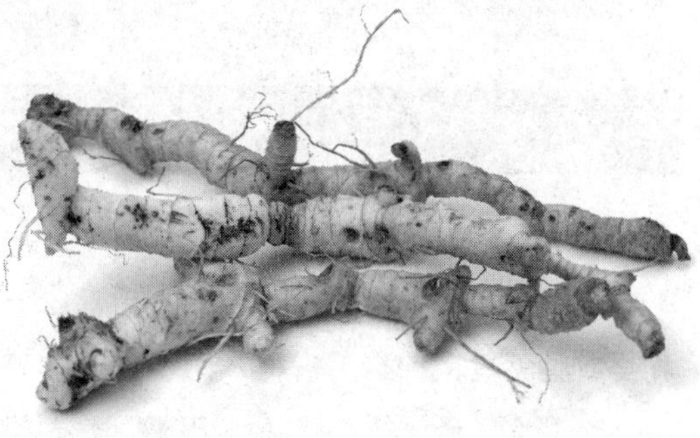

肌肉充盛，骨髓坚强，其力增倍，多年不老，颜色鲜明，发白更黑，齿落更生”。古人认为“黄精是芝草之精也”，“为服食要药”。古之修道者，有将黄精丸（状如带壳桂圆）每日口中噙化一丸或早晚各一丸，以求长生、轻身的做法。如西晋时期文学家张华《博物志》云：“昔黄帝问天老曰：天地所生，有食之令人不死者乎？天老曰：太阳之草名黄精，食之可以长生。”《本草纲目》记有“昔华佗入山，见仙人所服（黄精），以告樊阿，服之寿百岁也。”更有奇闻见于《本草纲目》引北宋文学家徐铉的《稽神录》，写：“临川士家一婢，逃入深山中，久之，见野草枝叶可爱，取根食之，久久不饥。夜息大树下，闻草中动，以为虎攫，上树避之。及晓下地，其身欻然凌空而去，若飞鸟焉。数岁家人采薪见之，捕之不得，临绝壁下网围之，俄而腾上山顶。或云此婢安有仙骨，不过灵药服食尔。遂以酒饵置往来之路，果来，食讫，遂不能去，擒之，具述其故。指所食之草，即是黄精也。”这则服黄精而飞腾的传记，颇为引人入胜。百余字的短文竟将情节曲折起伏的故事叙述得如此完整，而且人物的活动也描写得栩栩如生，俨然成篇，徐铉的笔下功夫的确令人钦佩。晋代葛洪称：“黄精甘美易食，凶年可与老少代粮，谓之米脯。”《本草纲目》说：“俗方无用此，而为《仙经》所贵。根、叶、花、实，皆可饵服，酒散随宜，具在断谷方中。”唐代诗人杜甫有诗云：“黄精无苗山雪盛”，又云：“扫除白发黄精在，君看他年冰雪容。”现代实验研究结果证明，黄精含黏液质、淀粉、糖分、多种氨基酸和多种蒽醌类化合物等，品具有抗菌、抗真菌、降血压、降血糖作用，并能提高机体免疫功能，具有抗衰老作用。临床上还用于治疗慢性胃炎、冠心病、糖尿病、高脂血症、肺结核等疾病。但需要注意的是，中寒泄泻、痰湿痞满气滞者忌服。

据《青阳县志》载黄精“虽处处有之，唯以九华山者为上”。《安徽大辞典》也云：“九华黄精根茎肥满，断面角质光亮，并以传统加工方法加以精制，质居前茅。蕴藏量约800吨，除国内销售外，还远销香港及东南亚等地。”

《本草便读》说：“黄精，为滋腻之品，久服令人不饥，若脾虚有湿者，不宜服之，恐其腻膈也。”但有人根据黄精有此腻胃的特性，用于减肥而有所获效。

黄 芪

补药之长有耆称

黄芪别名黄耆、绵芪，为豆科植物蒙古黄芪或膜荚黄芪的根。古称六十岁以上为耆（qí），《释名·释长幼》：“六十曰耆。耆，指也。”耆，即将老的意思引申为长。李时珍说：“耆者，长也，黄耆色黄为补药之长，故名。”《本草求真》云黄芪“味甘性温，质轻皮黄肉白，故能入肺补气，入表实卫，为补气诸药之最，是以有耆之称。且著其功曰：生用则能固表，无汗能发，有汗能收。是明指其表实则邪可逐，故见无汗能发；表固则气不外泄，故见有汗能止耳。又著其功曰：熟则生血生肌，排脓内托。是盖指其气足，则血与肉皆生，毒化脓成，而为疮疡圣药矣。”

黄芪其性微温，味甘，入肺、脾二经，功能补中健脾，益气固表，利尿消肿，托毒生肌。主治脾气虚弱之倦怠乏力、食少便溏、自汗、浮肿尿少、久泻脱肛、内脏下垂、久咳气短，疮疡难溃或溃久难敛等。黄芪有生用、炙用之别，如《本草备要》所言：“生用固表，无汗能发，有汗能止。温分肉，实腠理，泻阴火，解肌热。炙用补中，益元气，温三焦，壮脾胃。生血生肌，排脓内托，疮痈圣药。”易水学派创始人刘完素在其所著的《珍珠囊》中总结过黄芪的五个功用：“补诸虚不足，一也；益元气，二也；壮脾胃，三也；去肌热，四也；排脓止痛，活血生血，内托阴疽，为疮家圣药，五也。”黄芪与人参（包括党参）均为补气之品，且常配伍为用，故有参芪并称。而黄芪补气兼能扶阳，走而不守；人参补气兼能养阴，其性守而不走。二药为伍，一动一静，阴阳兼顾，通补无泻，补气之力大增。至于《得配本草》所谓“黄耆补气，而气有内外之分，气之卫于脉外者，在内之卫气也；气之行于肌表者，在外之卫气也。肌表之气，补宜黄芪，五内之气，补宜人参。若内气虚乏，用黄耆升提于表，外气日见有余，而内气愈使不足，久之血无所摄，营气亦觉消散，虚损之所以由补而成也。故内外虚气之治，各有其道。”久用黄芪导致虚损之说，笔者不敢苟同。医者切不可囿于《得配本草》之说而畏用黄芪。临床上黄芪与当归同用为当归补血汤，方中重用黄芪，其用量五倍于当归，用意有二：一是滋阴补血固里不及，阳气外亡，故重用黄芪补气而专固肌表；二是有形之血生于无形之气，故用黄芪大补脾肺之气，以资化源，使气旺血生。至于妇人经期、产后血虚发热头痛，取其益气养血而退热。李东垣创补中益气汤，即以黄芪为君药，被后世推崇备至的“甘温除热第一方”，在千百年来为难以数计的患者解除了痛苦。如《古今医案按》记云：“薛立斋治一人，年六十余，素善饮酒，两臂作痛，服祛风治痿之药，更加麻木发热，体软痰涌，腿膝拘痛，口噤语涩，头目晕重，口角流涎，身如虫行，痒起白屑，立斋曰：臂麻体软，脾无用也；痰涎自出，脾不能摄也；口斜语涩，脾气伤也；头目晕重，脾气不能升也；痒起白屑，脾气不能荣也。遂用补中益气汤加神曲、半夏、茯苓，三十余剂，诸症悉退，又用参术膏而愈。”补阳还五汤由黄芪、当归、赤芍、地龙、川芎、桃仁、红花组成，具有补气、活血、通络等作用，是王清任治疗中风后半身不遂的著名方剂。明末清初的名医傅青主，也有大剂黄芪治疗鹤膝风的特效方；近代著名中医学家张锡纯先生所“升陷汤”，方由黄芪、知母、桔梗、升麻、柴胡等药组成，用于治疗大气下陷之证。胡适先生，1920 年秋天，得病吃了不少西药，总不见好，后经名医陆仲安先生诊看，以黄芪四两，党参三两为主，把胡适的病治好。胡适患肾炎时，既没有抗生素，更没有激素，西医对这个病束手无法，中医陆仲安居然把他医愈，是一件盛传社会的大事。胡适在1921年3月30日《题陆仲安秋室研经图》中记述了这件事的始末，并抒发了自己的感想："我自去年秋间得病，我的朋友学西医的，或说是心脏病，或说是肾脏炎，他们用药，虽也有点功效，总不能完全治好。后来幸得马幼渔先生介绍我给陆仲安先生诊看。陆先生有时也曾用过黄芪十两，党参六两，许多人看了，摇头吐舌，但我的病现在竟好了。去年幼渔的令弟隅卿患水鼓，肿至肚腹以上，西医已束手无法，后来头面都肿，两眼几不能睁开，他家里才去请陆先生去看。陆先生用参芪为主，逐渐增到参芪各十两，别的各味分量也不轻，不多日，肿渐消灭，便溺里的蛋白质也没有了。不上百天，隅卿的病也好了，人也胖了。隅卿和我的病，颇引起西医的注意，现在已有人想把黄芪化验出来，看他的成份究竟是些什么？何以有这样大的功效？如果化验的结果，能使世界的医学者渐渐了解中国医药学的真价值，这岂不是陆先生的大贡献吗？我看了林先生这幅《秋室研经图》，心里想像将来的无数《试验室研经图》，绘着许多医学者在化学试验室里，穿着漆布的围裙，拿着玻璃的管子，在那里作化学的分析，锅子里煮的中国药，桌子上翻开着：《本草》《千金方》《外台秘要》一类的古医学，我盼望陆先生和我都能看见这一日。"而现在黄芪的化学成分已为现代实验研究证明，黄芪含蔗糖、葡萄糖醛酸、黏液质、多种氨基酸、苦味素、胆碱、甜菜碱、叶酸、熊竹素等，具有明显的利尿和增强机体免疫功能，并可调节血糖、抗疲劳、抗细胞衰老，有保护心脏、降血压、降血脂等作用。临床上主要用于治疗冠心病、慢性肾炎、过敏性鼻炎、小儿哮喘、贫血、胃下垂、子宫脱垂等疾病。

关于黄芪的减肥作用，前贤多有论述。如朱丹溪说："黄芪补元气，肥白而多汗者为宜；若面黑形实而瘦者服之，令人胸满，宜以三拗汤泻之。"即是说黄芪可用来治疗因气虚而致的肥胖患者。经临床观察证实，以黄芪为主药的防已黄芪汤，确有显著的减肥作用。

李东垣认为："防风能制黄芪，黄芪得防风其功愈大，乃相畏而相使也。"据《古今医案按》记有唐书载："许允宗初仕陈，为新蔡王外兵参军。时柳太后感风不能言，脉沉而口噤，允宗曰；口不下药，宜以汤气蒸之，令药入腠理，周时可瘥。遂造黄芪防风汤，煮数十斛，置床下气如烟雾，熏蒸之而得语。"这则医案，流传千古，其所用的中药熏蒸疗法亦屡被后世名家仿用，从而为治疗一些口噤不能服药的疑难病患开辟了新的治法，也算是另辟蹊径了。《名医类案》对此批注说："此非智者通神之法，不能回也。盖人之口通乎地，鼻通乎天，口以养阴，鼻以养阳，天主清，故鼻不受有形而受无形；地主浊，故口受有形而兼乎无形也。"而今医学发

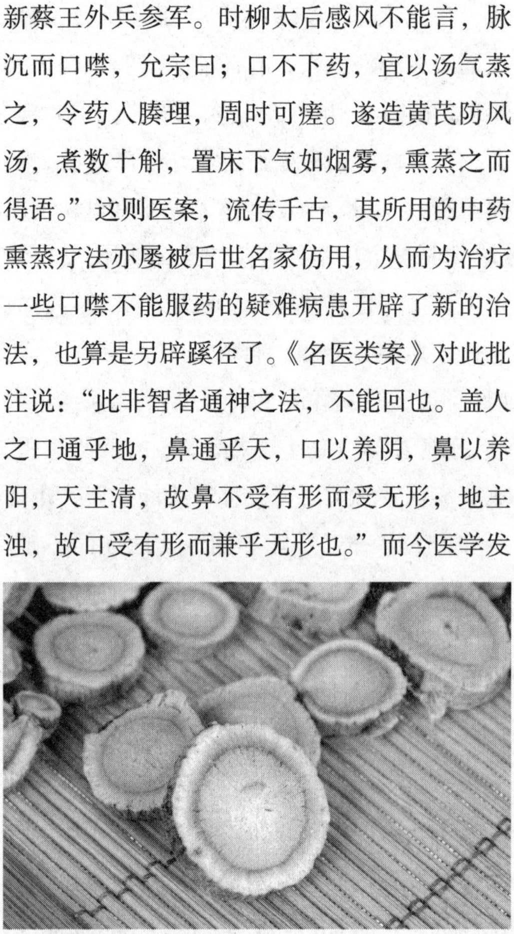

展，对口噤无法服药患者可采用静脉注射和肌肉注射，或如鼻饲等其他用药途径。现中药熏蒸之法几废，反而是民间使用较多，此法能否予以改进并东山再起，还难预断。

黄芪粥有着悠久的历史，宋代诗人苏东坡在他的《立春日病中邀安国仍请率禹功同来仆虽不能饮》一诗中就写有“白发欹簪羞彩胜，黄耆煮粥荐春盘”的诗句。据《冷庐医话·卷四·肿》载：“海宁许珊林观察，精医理，官平度州时，幕友杜某之戚王某，山阴人，夏秋间忽患自顶至踵，大倍常时，气喘声嘶，大小便不通，危在旦夕，因求观察诊之，令用生黄四两，糯米一酒盅，煎一大碗，用小匙逐渐呷服，服至盏许，气喘稍平，即于一时间服尽，移时小便大通，溺器更易三次，肿亦随消，惟脚面消不及半，自后仍服此方，黄自四两至一两，随服随减，佐以祛湿平胃之品，两月复元，独脚面有钱大一块不消，恐次年复发，力劝其归，届期果患前症，延绍城医士延医，痛诋前方，以为不死乃是大幸，遂用除湿猛剂，十数服而气绝，次日将及盖棺，其妻见死者两目微动，呼集众人环视，连动数次，试用米汤灌救，灌至满口不能下，少顷眼忽一睁，汤俱下咽，从此便出声矣，服黄至数斤，并脚面之肿全消而愈。观察之弟辛木部曹楣，谓此方治验多人，先是嫂吴氏，患子死腹中，浑身肿胀，气喘身直，危在顷刻，余兄遍检名人医案，得此方遵服，便通肿消，旋即生产，因系夏日，孩尸已烂成十数块，逐渐而下，一无苦楚。后在平度有姬顾姓，患肿胀脱胎，此方数服而愈。继又治愈数人，王某更在后矣。盖黄实表，表虚则水聚皮里膜外而成肿胀，得黄以开通隧道，水被祛逐，胀自消矣。”

有偏方用黄芪 15 克，开水冲泡后，每日代茶饮用，可对病毒性心肌炎、早搏等病起到一定调理的效果，虽然起效慢但较为安全且无明显副作用。

黄　芩

时珍服药效东垣

据《杂病广要》引《本草纲目》记其作者李时珍“二十时，因感冒咳嗽既久，且犯戒，遂病骨蒸发热，肤如火燎，每日吐痰碗许，暑月烦渴，寝食几废，六脉浮洪，遍服柴胡、麦门冬、荆沥诸药，月余益剧，皆以为必死矣。先君偶思李东垣治肺热如火燎，烦躁引饮而昼甚者，气分热也，宜一味黄芩汤，以泻肺经气分之火。遂按方用片芩一两，水二钟，煎一钟顿服，次日身热尽退而痰嗽皆愈。药中肯綮，如鼓应，医中之妙，有如此哉。”李时珍其父李言闻忧心如焚，偶然间想起李东垣曾用一味黄芩汤“泻肺经气分之火”，因为李东垣认为黄芩“味苦而薄，故能泄肺火而解肌热”。于是李言闻便依李东垣法，单用黄芩一两煎汤，李时珍服用后次日便“身热尽退而痰嗽皆愈”。

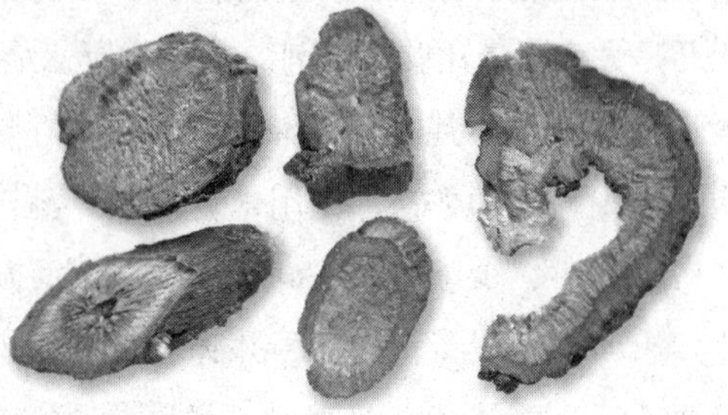

张锡纯认为黄芩“黄芩味苦性凉，中空象肺，最善清肺经气分之热，由脾而下通三焦，达于膀胱以利小便。”《药品化义》则说：“黄芩中枯者名枯芩，条细者名条芩，一品宜分两用。盖枯芩体轻主浮，专泻肺胃上焦之火，主治胸中逆气，隔上热痰，咳嗽喘急，目赤齿痛，吐衄失血，发斑发黄，痘疹疮毒，以其大能凉膈也。其条芩体重主降，专泻大肠下焦之火，主治大使闭结，小便淋浊，小腹急胀，肠红痢疾，血热崩中，胎漏下血，挟热腹痛，谵语狂言，以其能清大肠也。”两家论黄芩药性，颇合情理，但如今分枯芩、条芩的药房甚少。

《主治秘诀》将黄芩的功效归结为“其用有九”，云：“泻肺经热，一也；夏月须用，二也；上焦及皮肤风热，三也：去诸热，四也；妇人产后，养阴退阳，五也；利胸中气，六也；消隔上痰，七也；除上焦热及脾湿，八也；安胎，九也。单制、二制、不制，分上中下也。酒炒上行，主上部积血，非此不能除，肺苦气上逆，急食苦以泄之，正谓此也。”可谓既简明又全面。

对于黄芩安胎说，张璐之子张飞畴论述安胎药云：“古人用条芩安胎，惟形瘦血热，荣行过疾，胎常上逼者相宜。若形盛气衰，胎常下坠，非人参举之不安；形实气盛，胎常不运者，非香、砂耗之不安；血虚火旺，腹常急痛者，非归、芍养之不安；体肥痰盛，呕逆眩运者，非二陈豁之不安。此皆治母气之偏盛也。”张飞畴这段关于安胎用药的论述非常精彩，论黄芩为保胎中药中首选的一味药。黄芩味苦，性寒，有清热燥湿、泻火解毒、止血、安胎等功效，朱丹溪誉之为“安胎圣药”。

笔者认为黄芩其清热力量胜于金银花、连翘、栀子，其苦味薄于黄连、黄柏、大黄，且性情相对平和而无毒副作用。黄芩为清热药中适用范围较广，疗效良好的常用之品。

鸡子黄

血肉有情定风珠

鸡蛋又称鸡子、鸡卵，因其富含营养，不仅为千家万户常用的食品，也为医学家们所推崇。先贤认为鸡子有包容天地之象，张衡在《浑天仪图注》中谓：“浑天如鸡子，天体圆如弹丸，地如鸡中黄，孤居于内，天大而地小。天表里有水，天之包地，犹壳之裹黄。”

《本草便读》说：“鸡子内黄外白，入心

肺，宁神定魄；和合熟食，亦能补益脾胃；生冲服之，可以养心营，可以退虚热。”《本草纲目》云：“卵白象天，其气清，其性微寒；卵黄象地，其气浑，其性温；卵则兼黄白而用之，其性平。精不足者补之以气，故卵白能清气，治伏热、目赤、咽痛诸疾；形不足者补之以味，故卵黄能补血，治下痢、胎产诸疾；卵则兼理气血，故治上列诸疾也。”《续名医类案》引《仙传外科》云：“有人偶含刀在口，割舌已垂未断，一人用鸡子白皮袋之，糁止血药于舌根，以蜡化蜜调冲，和膏敷鸡子皮上。三日接住，乃去皮，只用蜜蜡勤敷，七日全安。若无速效，以金创药参治之。用鸡子白皮，但取其软而薄，护舌而透药也。”《冷庐医话》载一医案云：“明张冲虚，吴县人，善医，有道人以竹筒就灶吹火，误吸蜈蚣入腹，痛不可忍，张碎鸡子数枚，令啜其白，良久痛少定，索生油与咽，遂大吐，鸡子与蜈蚣缠束而下。盖二物气类相制，入腹则合为一也。事见《吴县志》。”文中言治病的道理为鸡食蜈蚣，气类相制，实属牵强。然而以生鸡白缠束蜈蚣，继之用生油催吐，使鸡白与蜈蚣并出之法，可谓医者匠心独具。

鸡子黄为雉科动物家鸡的卵，味甘，性平。入肺、脾、胃经。功能滋阴润燥，养血安胎。主治热病烦闷，燥咳声哑，目赤咽痛，胎动不安，产后口渴，小儿疮利，疟疾，烫伤，虚人羸弱，其临床应用首倡于张仲景。《伤寒论》有黄连阿胶汤（方内用鸡子黄两枚）治少阴病，心中烦，不得眠；《金匮要略》有百合鸡子汤，用于治疗百合病误吐之后，虚烦不安者。清代吴鞠通是善用鸡子黄的温病学家，他在所著的《温病条辨·下焦》篇中谓：“少阴温病，真阴欲竭，壮火复炽，心中烦，不得卧者，黄连阿胶汤主之。”并释曰：“此证阴阳各自为道，不相交互，去死不远，故以黄芩从黄连，外泻壮火而内坚真阴；以芍药从阿胶，内护真阴而外捍亢阳。名黄连阿胶汤者，取一刚以御外侮，一柔以护内主之义也。其交关变化神明不测之妙，全在一鸡子黄……盖鸡子黄有地球之象，为血肉有情，生生不已，乃奠安中焦之圣品，有甘草之功能，而灵于甘草；其正中有孔，故能上通心气，下达肾气，居中以达两头，有莲子之妙用；其性和平，能使亢者不争，弱者得振；其气焦臭，故上补心；其味甘咸，故下补肾；再释家有地水风火之喻，此证大风一起，荡然无余，鸡子黄镇定中焦，通彻上下，合阿胶能预熄内风之震动也。然不知人身阴阳相抱之义，必未能识仲景用鸡子黄之妙，谨将人身阴阳生死寤寐图形，开列于后，以便学人入道有阶也。”吴鞠通还在他所制的大定风珠方中以“鸡子黄一味，从足太阴，下安足三阴，上济手三阴，使上下交合，阴得安其位，斯阳可立根基，俾阴阳有眷属一家之义，庶可不致绝脱欤！”并解释说取名的意义为：“名定风珠者，以鸡子黄宛如珠形，得巽木之精，而能熄肝风，肝为巽木，巽为风也。”鸡子黄如此受伤寒、温病大家的重视，无怪乎李时珍说：“鸡子黄，气味俱厚，故能补形，昔人谓其与阿胶同功，正此意也。”不过需要注意的是，有痰饮、积滞及宿食内停者，或脾胃虚弱者不宜多用，多食则令人闷满；老人宜少食蛋黄。

姜

疆御百邪老愈辣

长得楞头楞脑，其貌不扬的姜，早在《论语》和《品氏春秋》中就有了对其较为详细的记载。生姜含姜醇、姜烯、水芹烯、芳樟醇、龙脑、姜辣素及多种氨基酸等，具有抗溃疡、保肝、利胆、抗感染、解热、镇痛、镇吐作用，可升高血压，对某些细菌、真菌有抑制作用。不仅是重要的调味食材，在药物治疗方面中也占有特殊的地位。临床上还用于治疗胃、十二指肠溃疡及急性菌痢、蛔虫病、关节炎、急性睾丸炎等疾病。

古人认为姜是“和之美者，蜀郡扬朴之姜”，虽辣但甘，所以“食不厌精”的孔子，也在《论语·乡党》中曰：“不撤姜食。”（撤，去也。齐禁薰物，姜辛而不臭，故不去也。）孔子高寿73岁应该与他喜食姜有一定的关系。宋代朱熹在《论语集注》注解道：“姜，通神明，去秽恶，故不撤。”作为一种有辛辣刺激性气味的美味，自古以来我国人民就有很多食姜的方法，有的做法还十分考究而精细，甚至可以进贡并摆到皇帝的筵席上。“芽姜紫醋炙银鱼，雪碗擎来二尺余。尚有桃花春气在，此中风味胜莼鲈。”此句为苏东坡在镇江焦山品尝鲥鱼时，赞美镇江香醋和江南鲥鱼的诗句。据明代田汝成所撰的《西湖游览志余·卷三》载：“绍兴十三年张俊解兵柄封清河郡王，勅建甲第二十一年冬十月，高宗幸其第供进御筵。”在这场奢侈的宴席上，有几百道各有特色、琳琅满目的菜肴，以姜为特色的菜便有“雕花姜、姜丝梅、水红姜、姜醋香螺、姜酸假公权、二色姜豉、铺姜粉饭”。我国一些少数民族也早有食姜的习俗，据《清稗类钞》载：“干州红苗，日三餐，粟、米、杂粮并用。渴饮溪水。客至，煮姜汤以进。不识五味，盐尤贵，视若珍宝”。

前人对干姜的说法颇多，学问与史话着实不少。古代姜字繁体为作“薑”，东汉著名经学家、文字学家许慎的《说文解字》注“薑”为“薑”，并解释为：“御湿之菜也……神农本草经曰：干姜主逐风湿痹、肠澼、下痢。生者尤良。久服去臭气、通神明”。中医认为“姜能疆御百邪，故谓之姜。”意指姜能抗御多种病邪。

李时珍在《本草纲日》里集中论述了姜的妙用，他说：“姜，辛而不荤，去邪辟恶，生啖熟食，醋、酱、糟、盐、蜜煎调和，无不宜之。可蔬可和，可果可药，其利博矣。凡早行山行，宜含一块，不犯雾露清湿之气，及山岚不正之邪。”生姜是最常用的调味品，制作菜肴，既能使饭菜味道鲜美，又能调适胃口、预防疾病。民间有句谚语：“上床萝卜下床姜，不劳医生开处方”。《本草纲目》引李杲之言讲姜的功用曰：“生姜之用有四：制半夏、厚朴之毒，一也；发散风寒，二也；与枣同用，辛温益脾胃元气，温中去湿，三也；与芍药同用，温经散寒，四也。”东汉医圣张仲景开方用药，非常重视姜和枣的运用。

在其所著的《伤寒论》中俨然将姜运用到了极致：生姜、炮姜、干姜、姜汁等，全书共载方 317 首，用姜枣者 128 首，其中生姜大枣合用者 54 首，单用大枣者 54 首，单用生姜者 20 首。

有关生姜解生半夏、生南星、鱼蟹、禽肉毒等的有趣记载，多有雷同，只略举一二。《古今医案按》云：“杨立之自广府通判归楚州。喉间生痈，既肿溃而脓血流注，日夕不止，寝食俱废医生束手。适杨吉老赴郡，二

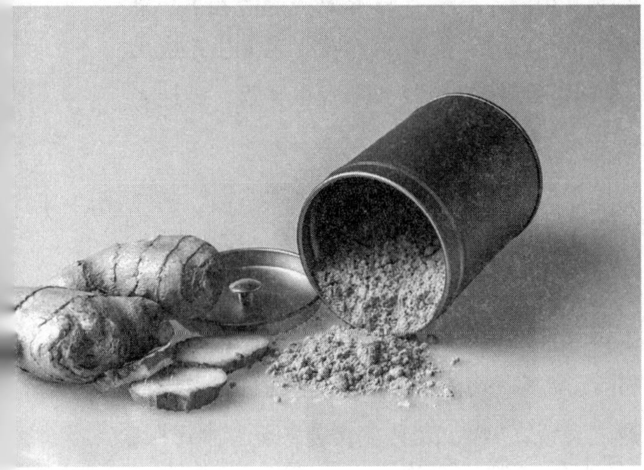

子邀之至，熟视良久曰：不须看脉，已知之，然此疾甚异，须先啖生姜片一斤，乃可投药，否则无法也。语毕即出，其子有难色，曰：喉中溃脓痛楚，岂能食生姜。立之曰：吉老医术通神，其言不妄，试取一二片啖我，如不能进，屏去无害。遂食之，初时殊为甘香，稍复加至半斤许，痛处已宽，满一斤，始觉味辛辣，脓血顿尽。粥食入口，了无滞碍。明日，招吉老谢而问之，曰：君官南方，多食鹧鸪，此禽好啖半夏，久而毒发，故以姜制之，今病源已清，无服他药。”此案医者若无“鹧鸪好啖半夏”的阅历，则无从下手。作为一名医生，仅懂得医学知识是不够的，还需见多识广，通晓多方面、多学科的知识。医务工作者应勤奋学习，处处留心，努力扩充自己知识的广度和深度，才能够得以提高解决临床实际问题的能力。《冷庐医话》还记有：“梁新治富商暴亡，谓是食毒，询知好食竹鸡，令捣姜捩汁折齿灌之而苏。某医治一妇面生黑斑数点，日久满面俱黑，询知日食斑鸠，用生姜一斤切碎研汁，将滓焙干，却用生姜煮汁糊丸食之，一月平复。盖山鸡、鹧鸪、竹鸡、斑鸠皆食半夏，故以解其毒也。”

古人认为生姜有抗衰老的作用，此说见于宋代苏轼的《东坡杂记》：“予昔监郡钱塘，游净慈寺，众中有僧号聪药王，年八十余，颜如渥丹，目光迥然，自言服生姜四十年，故不老。云姜能健脾温肾，活血益气”。并说聪药王云其服法：“山僧孤贫，无力治此，正尔和皮嚼烂，以温水咽之耳。初固辣，稍久则否，今但觉甘美而已。”这一方法如今也可用于治疗癌症、肿瘤化疗后产生习惯性呕吐的患者，效果良好。让患者餐前半小时口含 1 片薄姜，利用鲜姜止呕和温中散寒的作用，刺激分泌与消化，增强食欲，从而确保摄入足够的营养，增强患者体质。明代《奇效良方》里记有以生姜为君药的“驻颜不老方”：“一斤生姜半斤枣，二两白盐三两草（甘草），丁香沉香各半两，八两茴香一处捣，蒸也好，煮也好，修合此药省似宝，每天清晨饮一杯，一世容颜长不老。”

新姜惹人怜爱，宋代理学家刘子翚（huī）作有《园蔬十咏·子姜》：“新芽肌理腻，映日净如空。恰似匀妆指，柔尖带浅

红。”将新姜的色泽与女子纤细匀称、微透淡红、半透明的指尖相比，实在是美得恰到好处。柳宗元的评价更高，“世上悠悠不识真，姜芽尽是捧心人”，直接将新姜喻为绝代佳人西施的指尖了。新姜是可以，不过民间有句老白话：“老妞儿，干姜，越嚼越香”。俗语又说“姜还是老的辣”，比喻年纪高者的言行更老练。更因姜的气味辛辣，古人还把姜与肉桂并提，称为“姜桂之性”以喻刚正不阿，坚定不移的品格，是说姜与肉桂越老越辣，以比喻老年人性格愈显刚强。南宋著名诗人晏殊的曾孙，绍兴年间任礼部侍郎的晏敦复，为人正派，极力反对屈服于金人所谓的“和约”。据《宋史》记载：“八年，金遣使来要以难行之礼，诏侍从，台谏条奏所宜。敦复言：‘金两遣使，直许讲和，非畏我而然，安知其非诱我也。且谓之屈己，则一事既屈，必以他事来屈我。今所遣使以诏谕为名，傥欲陛下易服拜受，又欲分廷抗礼，还可从乎？苟从其一二，则此后可以号令我，小有违异，即成衅端，社稷存亡，皆在其掌握矣。’时秦桧方力赞屈己之说，外议群起，计虽定而未敢行。勾龙如渊说桧，宜择人为台官，使击去异论，则事遂矣。于是如渊、施廷臣、莫将皆据要地，人皆骇愕。敦复同尚书张焘上疏言：‘前日如渊以附会和议得中丞，今施廷臣又以此跻横榻，众论沸腾，方且切齿，莫将又以此擢右史。夫如渊、廷臣庸人，但知观望，将则奸人也，陛下奈何与此辈断国论乎？乞加斥逐，杜群枉门，力为自治自强之策。’既又与焘等同班入对，争之。桧使所亲谕敦复曰：‘公能曲从，两地旦夕可至。’敦复曰：‘吾终不为身计误国家，况吾姜桂之性，到老愈辣，请勿言。’”晏敦复在这样重大的问题上以“姜桂”自比，足见姜在古人心中的地位。尤有趣者，明末清初思想家、文学家王夫之，与姜结下了不解之缘。除了自称为“卖姜翁”和取号“姜斋”外，还嗜食姜和爱种姜。他在《船山鼓棹集》中写道：“老去丝尤密，酸来心愈丹。垂涎休自闷，有泪也须弹。最疗人间病，乍炎寒。”他既指出老姜能治病，又讽刺了时世，难怪王夫之也把人到晚年仍坚持正义，守志不阿的耿介情操，自况为愈老愈辛辣的姜了。难怪中国革命家、教育家徐特立老先生，也用“姜桂之性”自况说：“尔我虽年迈，姜桂老愈辛。”

生姜可四季储备，味美价廉，但阴虚内热及实热证者禁服。秋分后的姜，质地稍次。下霜之后，即成老姜。古有“秋不食姜，令人泻气”之说，认为秋季多燥，过食辛辣则“走泻肺气”伤人身体。《本草纲目》引孙思邈之言说：“八、九月多食姜，至春多患眼，损寿减筋力。孕妇食之，令儿盈指。”李时珍说：“食姜久，积热患目，珍屡试有准。凡病痔人多食兼酒，立发甚速。痈疮人多食，则生恶肉。此皆昔人所未言者也。”基于上述种种，孕妇与患眼疾、疮痈等病的人皆不宜多食姜。从古至今人们最常用的调味品非姜莫属，然而也需要遵循适度原则，否则过犹不及，姜亦概莫能外。正如《论语·乡党》言，孔子主张“不撤姜食，不多食”。意思是，姜要每餐都有，这样才养生，但是又要注意不能多吃。另外食姜量应因人、因时、因地、因势而异。

降真香

用作降气医便错

降真香别名降真、降香、鸡骨香、紫藤香（与植物紫藤并无关系），为豆科植物降香属含有树脂的木材。古人将其点燃后观香烟直上，乞望降神。即所谓“拌和诸香，烧烟直上，感引鹤降。醮星辰，烧此香为第一，度箓功力极验，降真之名以此。”古人迷信，常点燃降真香作为祈祷感召神灵降临赐福的祭礼。陆游有诗曰：“欲知白日飞升法，尽在焚香听雨中。”明代文学家陈继儒《小窗幽记》云：“好香用以熏德！”

据《名医类案》记载：“周密班，缘捕海寇被提刀所伤，血出不止，筋如断，骨如折。用花蕊石散掩之，血不止，痛不定。有军人李高，言某在军中，被人中伤致死，见统领与药一贴，名紫金散，掩之血止痛定，明曰，疮靥如铁，遂安。又无瘢痕。后告统领求此方，只用紫藤香，磁瓦镰刮下，石碾碾细敷之，活人甚众。紫藤香，即降真香之最佳者。”降真香功能止血定痛，消肿生肌，主治金疮出血，跌打损伤。《本经逢原》说：“降真香色赤，入血分而下降。故内服能行血破滞，外涂可止血定痛。”古人认为降真香“乃香中之清烈者也。故能辟一切恶气不详”，但某些药书便望名生义，将其列入降气药中，显然是错误的。

金银花

明清以来受青睐

金银花别名二花、银花、双花，为忍冬科植物忍冬、红腺忍冬、山银花或毛花柱忍冬的花蕾。因其花初开则色白，经一、二日则色黄，黄白交替，白花者洁如银，黄花者色似金，所以呼为金银花。其茎叶常绿，宋代沈括《梦溪笔谈·采草药》记：“岭峤微草，凌冬不凋，并汾乔木，望秋先陨”，故金银花又有忍冬之称。

金银花在我国南北各地均有分布，但以山东产量最大，以河南产的质量为最佳，为道地产地。新密市（原密县）是河南省金银花之乡，种植历史悠久，这里出产的金银花被称为“密银花”。“密银花”的花朵很长，花蕾上有茸毛，且微呈绿光。用密银花泡茶，水中的花蕾可直立而不倒。传说慈禧太后将密县金银花视为延年益寿的宫廷珍品，每天必饮一杯。

金代诗人段克已曾作长诗曰：“有藤名鹭

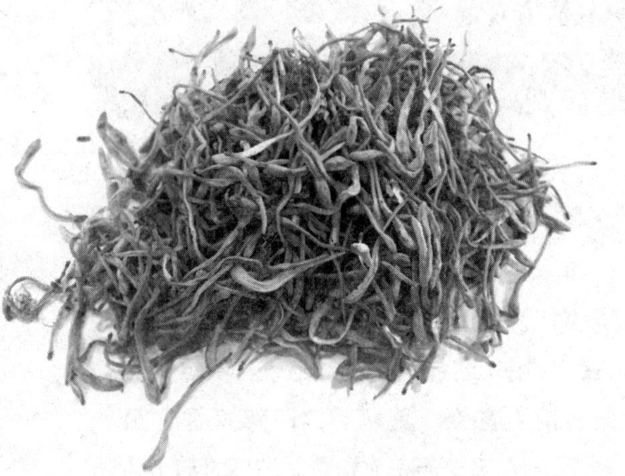

鸳，天生非人有，金花间银蕊，苍翠自成簇”以赞赏其花之美。清代诗人蔡淳的《金银花》诗更有独到见解，其含义超出花本身：“金银赚尽世人忙，花发金银满架香。蜂蝶纷纷成队过，始知物态也炎凉。”著名作家张恨水在《山窗小品》里也有同感，但更多的是想表达对金银花本身的喜爱之情：“金银花之字甚俗。而花则雅。盖因其花也，先白，及将萎，则变为黄色。本草因而称之，名遂遍。其实花白而转黄者不仅此花也。花状如针，丛生蔓上作龙爪。初开时，针头裂瓣为二，长短各一，若放大之，似玉花之半股，其形甚奇。春夏之交，吾人行悬岩下或小径间，常有惠兰之香，绕袭衣袂。觅而视之，则金银花黄白成丛，族生蔓间，挂断石或老树上。其叶作卵形，对生，色稚绿，淡雅与其香称。唯蔓长而中空。不能直立。作瓶供时，宜择枝者而叶稀者。剪取数寸蓄小瓶。每当疏帘高卷，山月清寒，案头数茎，夜散幽芬。泡苦茗一瓯，移椅案前，灭烛坐月光中，亦自有其情趣也……尝于春暮黎明过之，则宿露未收，青翠欲滴。花开如残雪点点，纷散上下。半山之上，尽为芬芳所笼罩。”

金银花的药用保健功效，在文人的作品中同样是有据可考的：“初初夏园绿荫重重，金银开在碧玉中。虽少几分娇妍态，香透心脾情更浓。此花本是杯中物，甘洌淡雅有奇功。祛病除疾养颜色，人间才多不老松。”

《神农本草经》记述金银花能治疮痈，但由于金银花广生各地，容易采获，而一直为古人所轻忽。对此《新修本草》就言：“凡易得之草，而人多不肯为之，更求难得者，是贵远贱近，庸人之情乎？”然而金银花也是从明清以来才受到人们的青睐。金银花其性寒，味甘，清热解毒，疏散风热。主治外感风热、温病发热、咽喉肿痛、热毒血痢、痈肿疔疮等，为清热解毒之要药。正如《本草纲目》言：“昔人称其治风除胀，解痢逐尸的要药，而后世不复知用。后世称其消肿散毒治疮为要药。而昔人并未言及。乃知古今之理，万变不同，未可一辙论也。”明代薛己的“仙方活命饮”中即重用金银花，至今依然是治疗疮痈的首选。清代陈士铎《洞天奥旨》说：“疮疡一门，舍此味无第二品也。”并主张消火热之毒必用金银花，众医称其为擅用金银花第一人。其实重用金银花解毒治疮痈，自宋代起就有。据《续名医类案》引陆放翁《老学庵笔记》云：“族子相，少服菟丝子，十数年，所服至多，饮食倍常，血气充盛，觉背肿赤，乃大疽也。适四月，金银花开，乃取花根据《良方》所载法服之，计已数斤，背肿尽消。以是知非独金石之药，不可妄服，即菟丝亦能致疾也。”书中还对陆放翁的观点评论道：“是人或过于酒色，或伤于郁怒，遂致此证，未必尽由服菟丝也。然药物亦多致偏胜之患。”又据《名医类案》记载说：“崇宁间，苏州天平山白云寺，五僧行山间，得蕈一丛甚大，摘而煮食之，至夜发吐，三人急采鸳鸯草生啖，遂愈。二人不肯啖，吐至死，此草藤蔓而生，对开黄白花，傍水处多有之，治痈疽肿毒有奇功。或服，或敷，或洗，皆可。今人谓之金银花，又曰老翁须。”《验方新编》中治疗热毒内蕴、气血瘀滞所致脱骨疽（血栓闭塞性脉管炎、血栓性静脉炎等）的著名方剂“四妙勇安汤”也是重用金银花。

《植物名实图考》记载：“吴中暑月，以花入茶饮之，茶肆以新贩到金银花为贵，皆中州产也。”清代赵学敏《本草纲目拾遗》收载的“金银花露”，至今仍是人们夏日常用的解热消暑佳品。

现代药理研究表明，金银花内含挥发油、木樨草素、黄酮类、绿原酸、皂苷等，具有广谱的抗菌作用，并有明显的抗感染及解热作用。可降低胆固醇，对某些肿瘤细胞有明显的细胞毒作用，对胃溃疡亦有预防作用。临床上还用于治疗上呼吸道感染、肺炎、急慢性咽喉炎、急性菌痢、急性肠炎、慢性前列腺炎、阴道炎等疾病及各种癌症的辅助治疗等。目前以金银花等为原料制成的中成药及针剂，已达数十种之多，在临床应用上颇受好评。金银花的地位和身价也在不断攀升。

荆芥

微贱易得有隆誉

荆芥别名香荆荠、线荠、四棱杆蒿、假苏，其味平，性温，清香气浓，与紫苏相似。但荆芥辛而不烈，温而不燥，实为微辛微温之品，与紫苏等偏辛温之品不同，对于风寒、风热感冒都有宣通的作用。

荆芥的临床应用相当广泛，李时珍说：

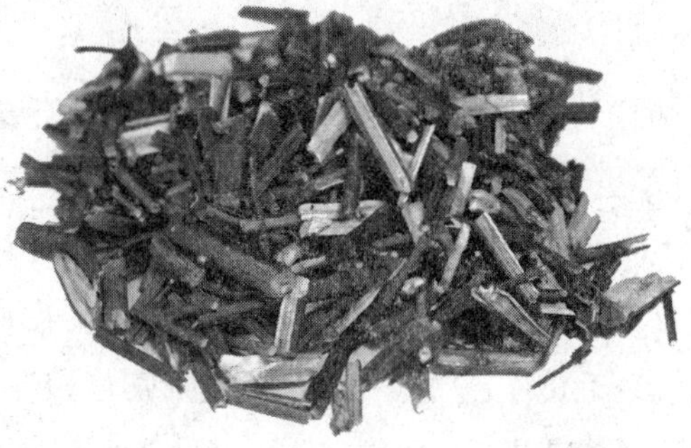

“荆芥入足厥阴经气分，其功长于祛风邪，散瘀血，破结气，消疮毒。盖厥阴乃风木也，主血而相火寄之。故风病、血病、疮病为要药。”《本草备要》引李士材（明末著名的医学家）之言曰：“风在皮里膜外，荆芥主之，非若防风能入骨肉也。”荆芥的祛风之功，备受历代名医赞誉。《本草求真》引李时珍之言：“贾丞相称为再生丹，许学士谓有神圣功，戴院使许为产后要药，萧存敬呼为一捻金，陈无择隐为举卿古拜散，夫岂无故而得此隆誉哉？”《妇人大全良方》中引南宋医学家许叔微的经验，记有用荆芥治疗“一妇人，产后护密阁内，更生火，睡久及醒则昏昏如醉，不省人事”的医案。《备急千金要方》中有“八月后，取荆芥穗作枕，及铺床下，立春日去之”治疗头顶风强的记述。而近代医家张寿颐对治疗产后中风血晕独用黑荆芥的道理阐述得非常清楚，并对前人的不正确用药提出了批评。他说荆芥“诚风热血热之一大法王，不可以其微贱易得而忽视之。然古法每谓产后中风，口噤发痉，角弓反张，血晕不醒，有豆淋酒法，以防风、羌活、荆芥等药，炒研为末，另以黑大豆妙热，酒淋乘热调药冲服。意谓此是产后猝受外风，故宜风药酒服，温升疏散之法，无论何书，往往称为大效，甚且托名于华元化，称之为华陀愈风散。不知产后噤厥，角弓反张，纯是阴脱于下，阳浮于上，虽曰中风，明是内动之风，上升冲脑，以致知觉运动顿失其常，镇而降之，犹恐不济，妄投风药，加以热酒，是为教猱升木，火上添油，杀之尤速，安得有效之理，此皆古人误认内风作外风之治法……惟荆芥炒黑，则轻扬疏散之性已失，而黑能入血，可以止血之妄行，若产后去血过多，阴不涵阳，晕厥昏瞶者，用童便调灌，则又能立定其气血冲脑之变，是为一举两得，却是佳方，此不可与豆淋酒之法作一例观也。”临床上用荆芥散全身之风邪，无汗及以头部为重者用生荆芥穗，有汗用炒荆芥，荆芥炭入血分而止血。产后失血而血晕时，可用荆芥穗炭一两，单味水煎服。

据《续名医类案》引《续金陵琐事》记载：“周晖内人病血大崩，诸医皆危之。刘春斋用当归一两，荆芥一两，酒一钟，水一钟，煎服立止如神。”《续名医类案》还记述道：“王肯堂治一妇，产后七日，为将息失宜，腠理不密，偶因风寒所侵，身热头痛，两眼反视，手足瘛，名曰蓐风，用前方（当归、荆芥穗等分，每服三钱，水酒煎），其疾即愈。古人珍此秘方，隐括其名曰举卿古拜散。盖用韵之切语，举卿为荆，古拜为芥。”

另笔者临床体会，荆芥最能散肺部风邪。凡患者风邪闭肺，久咳不愈，咳嗽吐痰，带有风沫，甚者咳则遗溺伴胸闷气短的患者，最宜用荆芥。笔者屡用屡验，难怪止嗽散中配有荆芥一味。

菊　花

此花开尽更无花

我国是菊花的故乡，千百年来，人们喜爱菊花形态之优美，秉性之刚强，气味之清香而将其列入十大名花之中，向与青松、翠竹、红梅为伍，冠称“四君子”。

宋代陆佃《埤雅》云：“菊本作鞠，以鞠躬也，花事至此而穷尽也。”唐代诗人元稹在《菊花》诗中写道：“不是花中偏爱菊，此花开尽更无花。”笔者认为菊的含义还有另一层意思，菊通鞠，《诗经 · 小雅 · 蓼莪》曰：“父兮生我，母兮鞠我。抚我畜我，长我育我。”毛传注：“鞠，养。”《隋书·房彦谦传》曰：“彦谦早孤，不识父，为母兄之所鞠养。”

《千字文》有“恭惟鞠养”句，都是概因菊花具有保养身体的功效所以取名为菊（鞠）花。

中药中的菊花别名甘菊、药菊，为菊科植物菊的干燥头状花序。主产于浙江、安徽、河南、河北等地。分为“杭菊”“贡菊”“亳菊”“滁菊”“怀菊”等。通常在霜降前花正盛时采收，阴干、烘干或熏蒸后晒干。

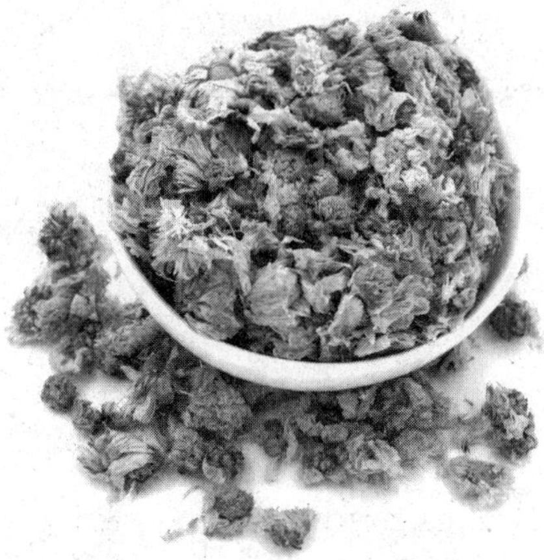

文人墨客无不爱菊，历代名家们留下的写菊的名篇更是数不胜数。《礼记·月令》篇云：“季秋之月，鞠（菊）有黄华（花）。”人们爱菊，不仅因为菊花有高洁、韵逸、彩色缤纷的身姿，更是因为菊花开放在深秋时节，傲霜挺立，凌寒不凋，象征着坚贞不屈的意志和坚定顽强的斗争精神。如苏轼笔下的菊花是：“荷花已无擎雨盖，菊残犹有傲霜枝。”中国共产党员无产阶级革命家陈毅先生有诗曰：“秋菊能傲霜，风霜重重恶。本性能耐寒，风霜其奈何。”毛泽东主席的“战地黄花分外香”和“不是春光，胜似春光”抒发了革命者气吞山河的豪情壮志。菊花可说是拥有诗词最多的花卉之一。关于咏菊诗，古往今来的名篇佳作不胜枚举。屈原在《离骚》中吟道：“朝饮木兰之坠露兮，夕餐秋菊之落英。”爱菊成痴的陶渊明有“采菊东篱下，悠然见南山”的名句。他所爱赏的九华菊，白瓣黄心，花头大，枝叶疏散，清香四溢，在白菊中推为上品。

文人们喜爱的菊花，多是观赏性的菊花，而药用菊花历来被誉为“延寿客”。《神农本草经》言菊花“久服，利血气、轻身、耐老、延年”而将其列为上品。东汉末年应劭《风俗通义》云：“南阳郦县（现河南省南阳市内乡县）有甘谷，谷中水甘美。云其山上大有菊花，水从山上流下，得其滋液，谷中三十馀家，不复穿井，仰饮此水，上寿百二三十，中者百馀岁，七八十者名之为夭。菊花轻身益气令人坚强故也。”东晋医学家葛洪的《抱朴子》，南北朝时期北魏地理学家郦道元的《水经注》中也均有类似的史实记录。而《后汉书》还引《荆州记》曰：“县北八里有菊水，其源旁悉芳菊，水极甘馨。又中有三十家，不复穿井，仰饮此水，上寿百二十三十，中寿百余，七十者犹以为夭。汉司空王畅、太傅袁隗为南阳令，县月送三十余石，饮食澡浴悉用之。太尉胡广父患风羸，南阳恒汲饮此水，疾遂瘳。此菊茎短花大，食之甘美，异于余菊。广又收其实，种之京师，遂处处传植之。”对此苏东坡诗云：“南阳白菊有奇功，潭上居人多老翁。”清代郑板桥也有《咏甘菊》诗云：“南阳菊水多耆旧，此是延年一种花。八十老人勤采啜，定教霜鬓变成鸦。”《本草纲目》引《玉函方》，说“王子乔变白增年方”是“用甘菊，三月上寅日采苗，名曰玉英；六月上寅日采叶，名曰容成；九月上寅日采花，名曰金精；十二月上寅日采根茎，名曰长生。四味并阴干，百日取等分，以成日合捣千杵为末，每酒服一钱匕。或以蜜丸梧子大。酒服七丸，一日三服。百日，身轻润泽；一年，发白变黑；服之二年，齿落再生；五年，八十岁老翁，变为儿童也。”上面的段落中，类似“长寿”“成仙”“返老还童”等夸张之语，都是在力图夸赞菊花之神功，需用辨证的态度来参考。作为药用，浙江的杭菊、河南的怀菊、河北的祁菊、安徽黄山的贡菊、滁州的滁菊、亳州的亳菊，都是有名的入药菊花。李时珍云：“菊春生夏茂，秋花冬实，备受四气，饱经露霜，叶枯不落，花槁不零，味兼甘苦，性禀平和。昔人谓其能除风热，益肝补阴，盖不知其得金水之精英尤多，能益金水二脏也。补水所以制火，益金所以平木，木平则风息，火降则热除，用治诸风头目，其旨深微。黄者入金水阴分；白者，入金水阳分；红者，行妇人血分。皆可入药，神而明之，存乎其人。其苗可蔬，叶可啜，花可饵，根实可药，囊之可枕，酿之可饮，自本至末，罔不有功。宜乎前贤比之君子，神农列之上品，隐士采入酒，骚人餐其落英。费长房言：九日饮菊酒，可以辟不祥。《神仙传》言：康风子、朱孺子皆以服菊花成仙。《荆州记》言：胡广久病风羸，饮菊潭水多寿。菊之贵重如此，是岂群芳可伍哉？”这段精彩的论述把菊花的功用、主治、药理、医理，剖析的淋漓尽致，可为临床辨证论治书写病案，撰写文章的楷模。初学者若背诵下来，多有益处。菊花与其他芳香类花草药物相比确有其独特之性。《本草经百种录》云：“凡芳香之物，皆能治头目肌表之疾。但香则无不辛燥者，惟菊不甚燥烈故于头目风火之疾，尤宜焉。”《本草正义》说：“凡花皆主宣扬疏泄，独菊花则摄纳下降，能平肝火，熄内风，抑木气之横逆。”著名诗人苏轼有《赵昌寒菊》诗云：“欲知却老延龄药，百草摧时始起花。”南宋诗人陆游有一次在生病后喝了菊花酒就好了，高兴之余作诗写道：“菊得霜乃荣，惟与凡草殊。我病得霜健，每却童子扶。岂与菊同性，故能老不枯。”现代研究结果证明，菊花含挥发油、胆碱、菊苷、氨基酸、黄酮类及维生素等，具有抗菌、降血压、解热、抗感染、镇痛等作用。临床上还用于治疗冠心病、高血压病、高脂血症、神经官能症等。现在市场上出现了各种由菊花制成的保健品，如菊花晶、菊花露、菊花茶、菊花酒等，可以说是应运而生。

我国酿制菊花酒大约已有两千余年的历史。中国古代笔记小说集《西京杂记》记：“菊花舒时，并采茎叶，杂黍米酿之，至来年九月九日始熟，就饮焉，故谓之菊花酒。”《本草纲目》引《圣济总录》记“地骨酒”方能“壮筋骨，补精髓，延年耐老。枸杞根、生地黄、甘菊花各一斤，捣碎，以水一石，煮取汁五斗，炊糯米五斗，细曲拌匀，入瓮如常封酿。待熟澄清，日饮三盏。”

金秋观菊，自古有之，据记载：“临安园子，每至重九，各出奇花比胜，谓之开菊会”，描写的便是我国南宋时江南的菊花展览。《西京杂记》中记西汉时的宫人贾佩兰称：“九月九日，佩茱萸，食蓬饵，饮菊花酒，云令人长寿。”说明当时皇室过重阳节总要服用菊花酒，此习俗不仅为历代宫廷沿袭，而且散布到民间。爱菊的陶渊明自然是对菊花酒备加赞美，并作《九日闲居·并序》诗云："往燕无遗影，来雁有余声，酒能祛百虑，菊解制颓龄。"更有诗曰："菊花酿酒可延年，两鬓丝丝绕鹤发"。唐代将领郭元振有诗云："辟恶茱萸囊，延年菊花酒。"李白作《九日龙山饮》："九日龙山饮，黄花笑逐臣。"白居易也是爱饮菊酒者，"更待菊黄家酝熟，共君一醉一陶然"便是生动的写照。至于用菊泡茶，更是自古有之。据说蒲松龄为了收集写作素材，曾在家乡柳泉边设立了茅亭茶座。为了让往来行人喝到可口的好茶，经过一年多的试验，终于用菊花、桑叶和蜂蜜煨制出了"菊桑茶"。为此蒲松龄还特意开了一个茶圃，一到秋天，菊花怒放，香飘四野，来给蒲松龄提供写作素材的旅人也多了起来，可见菊花为《聊斋》的问世立过大功。据《慈禧光绪医方选议》记载，清宫秘方中有一种"菊花延龄膏"，只用一味鲜菊花瓣，用水熬透，去滓再熬浓汁，少兑炼蜜收膏。每服3～4钱，白开水送下。是太医院为慈禧太后制备的，能益寿，主治目皮艰涩。李时珍还在《本草纲目》中引用了钟会的《菊有五美赞》云："圆花高悬，准天极也。纯黄不杂，后土色也。早植晚发，君子德也；冒霜吐颖，象贞质也；杯中体轻，神仙食也。"

如今赏菊之风遍及全国，金秋时节不少城乡都是花海人潮。食菊之风盛行，人们在日常生活中除饮用菊花茶外，还会用菊花煮粥，填充药枕等。笔者认为，菊花的观赏价值与药用价值在百花中均名列前茅，是任何花都不能相匹敌的，非群芳可伍，当推群花之冠。

菊花在世界范围内的种植也很广泛。菊花原产我国，东晋时由朝鲜传到海外。首先传到日本，12世纪初，日本曾将菊花作为国徽图案。17世纪，荷兰人来我国经商，将菊花移植到欧洲。18世纪中叶，法国商人又从我国搜集去许多优良的菊种，把菊花引种到了法国。19世纪，英国植物学家福均，将我国和日本的优良菊种进行杂交，在英国得到广泛传播。后来，从英国又传到美洲。于是，原产我国的菊花，便成了全世界人民喜爱的奇花异卉。

苦　参

徒有参名性苦寒

苦参，为豆科植物苦参的干燥根。用苦参治病始于汉文帝时名医太仓公淳于意。据《史记·扁鹊仓公列传》载："齐中大夫病龋齿，臣意灸其左太（手）阳明脉，即为苦参汤，日嗽三升，出入五六日，病已。得之风，及卧开口食，食而不嗽。"淳于意分析病因，认为病是由受风，以及睡眠时张口和餐后不漱口导致的。《史记》的这篇病案记载对后世颇有影响。《本草衍义》中有载："有朝士苦腰重，久坐，旅拒十余步，然后能行。有一将佐谓朝士曰：见公日逐以药揩齿，得无用苦参否？曰：始以病齿，用苦参已数年。此病由苦参入齿，其气味伤肾，故使人腰重。后有太常少卿舒昭亮，用苦参揩齿，岁久亦病腰。自后悉不用，腰疾皆愈，此皆方书旧不载者。有人病遍身风热细疹，痒痛不可任，连胸颈脐腹及近隐处皆然，涎痰亦多，夜不得睡。以苦参末一两，皂角二两，水一升，揉滤取汁，银石器熬成膏，和苦参末为丸，如梧桐子大，食后温水服二十至三十丸，次日便愈”苦参揩齿而致“苦腰重”之说，对此《本草衍义补遗》评论说：“苦参，能峻补阴气，或得之而致腰重者，因其气降而不升也，非伤肾之谓也。”其实病齿者多肾虚，何况病齿数年者，“苦腰重”为其并发症状，却责是苦参揩齿而伤肾，似显牵强。至于《本草衍义补遗》言“苦参能峻补阴气”及苏敬“久服损肾气”等说，笔者却也不敢苟同。苦参虽有参名，却无补性，以清热燥湿杀虫见长，多用于疥癣恶疮等皮肤疾病。

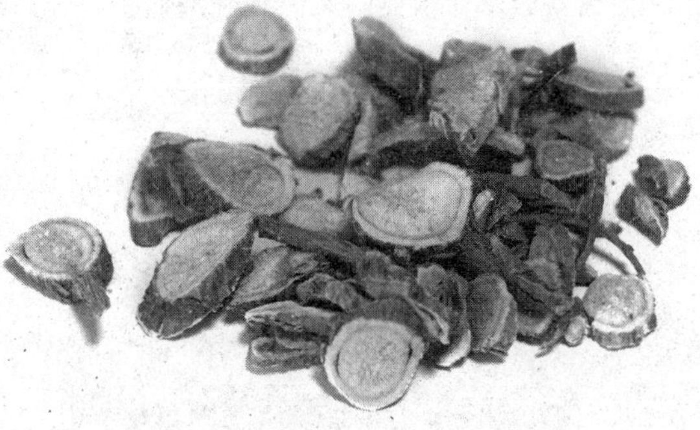

另据《名医类案》记载：“一妇人忽生虫一对，在地上能行，长寸余，自后月生一对。以苦参加对虫药为丸，服之又生一对。埋于土中，过数日发而视之，大如拳，名子母虫，从此绝根。”文中所云子母虫颇显怪诞。

苦参味苦，性寒，为苦寒药，脾胃虚寒者当慎用，不宜大量服用。正如《本草纲目》所言：“苦参、黄柏之苦寒，皆能补肾，盖取其苦燥湿，寒除热也。热生风，湿生虫，故又能治风杀虫。惟肾水弱而相火胜者用之相宜，若火衰精冷，真元不足，及年高之人不可用也。张从正亦云，凡药皆毒也，虽甘草、苦参，不可不谓之毒，久服则五味各归其脏，必有偏胜气增之患，诸药皆然，学者当触类而长之可也，至于饮食亦然。”有人用苦参伍以甘草、益母草等治疗冠心病，据报道有强心作用。有老年杂志介绍有用苦参配酸枣仁治疗顽固性失眠，此类医案，也可为参考。

另有鸦胆子，一名苦参子，亦苦寒之品。《医学衷中参西录》中言鸦胆子“其善清血热，而性非寒凉；善化瘀滞，而力非开破。有祛邪之能，兼有补正之功，诚良药也”。张氏友人滕玉可患赤痢，服两次病愈，作诗赞曰：“一粒苦参（鸦胆子又名苦参子）一粒金，天生瑞草起疴沉。从今觅得活人药，九转神丹何用寻？”但此苦参（子）与苦参毫不相干，不可混为一谈。

苦楝子、川楝子

苦楝用根川楝果

苦楝子为楝科植物楝的果实。古时楝树有浓厚的传奇色彩，南朝梁时文学家吴均所写的神话志怪小说集《续齐谐记》就记录一个故事：“屈原以五月五月投汨罗水，而楚人哀之，至此日，以竹筒贮米，投水以祭之。汉建武中，长沙区曲，白日忽见一士人，自云三闾大夫，谓曲曰：‘闻君当见祭，甚善。但常年所遗，恒为蛟龙所窃。今若有惠，可以楝叶塞其上，以彩丝缠之，此二物蛟龙惮也。’曲依其言。今世人五月五月作粽子，并带楝叶及五色丝，皆汨罗水之遗风。”说的是楚人担心龙族会偷吃祭祀屈原的食物，因而用楝叶包裹食物。此举寄托了对屈原的怀念和保护之情，而苦楝谐音即意为“可怜”。民间野史相传朱元璋说话非常灵验，说当年朱元璋逃避元兵追杀时，曾在一棵苦楝树下打盹。时值秋冬，树叶飘零，苦楝子不断随风落下打朱元璋头上，疼得他发怒骂道：“你这坏心的东西，你过年会死！”从此苦楝树就真的像是被诅咒了一样，每当新岁交替之际，苦楝树就全株呈现出枯死的样子。

苦楝根皮苦，而其花清香且花期长。楝花开了，就意味着春天的结束。南朝梁时官员宗懔《荆楚岁时记》云：“始梅花，终楝花，凡二十四番花信风。”宋代文人詹慥作《寄胡籍溪》诗云：“雨过溪头鸟篆沙，溪山深处野人家。门前桃李都飞尽，又见春光到楝花。”小小的楝花，长得虽不起眼，但其花香，而且优雅，也挺招人喜爱。王安石的《钟山晚步》：“小雨轻风落楝花，细红如雪点平沙”，其诗句描绘出的可称得上是一道浪漫的风景线。

苦楝子味苦，性寒，有小毒。归肝、胃经，为杀虫之剂。功能行气止痛，杀虫。主治脘腹疼痛，疝痛，虫积腹痛，头癣。苦楝皮则为楝科植物川楝的干燥树皮和根皮，味苦，性寒，归肝、脾、胃经。可杀虫，疗癣，主要用于治疗蛔虫病，蛲虫病，虫积腹痛等；外治疥癣瘙痒。《续名医类案》记有两则关于苦楝根皮驱虫的病案，其一：“胡氏子尝腹痛，万诊之曰：虫病也。问何以辨之？曰：腹痛，凡一向不止，乃积痛也。腹中成聚，口吐涎水者，虫痛也。用安虫丸与解毒丸，屡进不效，因思此虫有灵，当设法取之。择定除破日，在月初旬取之，勿令儿知也。隔夜煎苦楝根汤，次日五更，用清油煎鸡子饼一个，令儿闻其香味，遂急欲食，故迟不与。而以少许啖之，觉腹中有如物涌上心口，乃取药与服之。少顷心口之物堕下，以蛋食之，不食矣。巳时腹中大鸣，而泻下一虫甚异，如指长，有头手足，状如婴儿。万曰：此三传劳虫也。初起于父，再传其母，三传其子，幸去之矣。令一婢用铁钳夹送河中焚之，其婢受烟气一口，亦劳病死，此儿至今无恙。”其二：“阎姓子有虫病，黄瘦，腹中时痛，口馋，如有肉食则痛不发，一日无肉，则痛甚。

万视其体甚弱，不敢下，只用苦楝根皮，放肉汁中煮食之，单服三日，下虫如蝌蚪者一盆，色黄黑。后以养脾丸调理而安。”

苦楝的药用功效意义非凡，我国早期时曾流行过利用楝树枝条清洁牙齿和防治牙病，直至今日，利用楝树研制并销售的生物农药、化肥、医药用品和日用化工产品已有上百种。因此，楝树被冠以“绿色金子”“神树”之名，同时引起了全球科学家的关注和研究。

使用英语的国家对楝树的通称是“Chinatree”或“Chinaberry”，即“中国树”。

苦楝又谐音“苦恋”，当代文人席慕蓉、李佩甫等就通过写苦楝来述说对故乡土地的苦恋之情。

与苦楝子有深刻渊源的川楝子，是楝科植物川楝的干燥成熟果实，也是临床常用中药之一。其味苦，性寒，归肝、小肠、膀胱经。功能疏肝泄热，行气止痛，杀虫。主治肝郁化火，胸胁，脘腹胀痛，疝气疼痛，虫积腹痛等。《本经逢原》记川楝“苦寒性降，能导湿热下走渗道；人但知其有治疝之功，而不知其荡热止痛之用……昔人以川楝为疝气腹痛、杀虫利水专药，然多有用之不效者，不知川楝所主乃囊肿茎强、木痛湿热之疝，非痛引入腹厥逆呕涎之寒疝所宜……夫疝瘕皆由寒束热邪每多掣引作痛，必需川楝之苦寒兼茴香之辛热，以解错综之邪。更须察其痛之从下而上引者，随手辄应……近有一人牙宣出血不止，诸治罔效，或令以楝实研细，绵裹塞齿龈即止。详血从内出外治，何能即应？因以少许置舌上，其苦直透诸龈，况有罅漏，安得不渗入于经也。苦楝根治蛊毒，煎汤服之即时吐出。又能杀虫治疟。”笔者临床治疗睾丸炎、精索静脉曲张、前列腺炎等疾病时，川楝子为首选之药，配伍三妙散，或视病情加乌药、小茴香、橘核、苦参、木瓜等，效果较好。

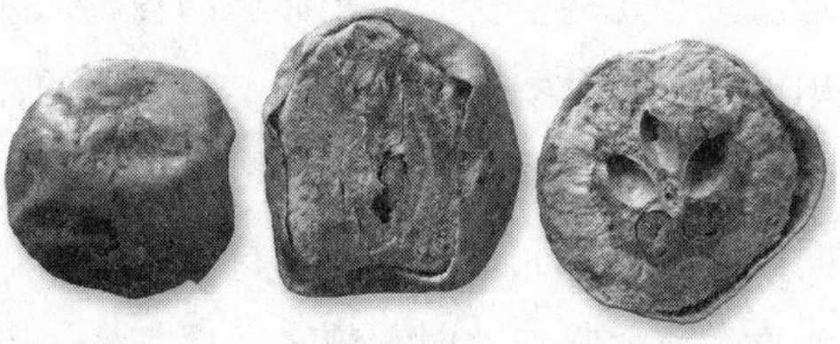

款冬花

至冬而花荣于雪

款冬花为菊科植物款冬的花蕾。款冬花入药始载于《神农本草经》，将其列为中品。比《神农本草经》更早的《广雅·释草》中对款冬花就有记载：“此草冬荣，忍冬而生，故有款冬之名。”《楚辞》中形容款冬花：“万物丽于土，而款冬独生于冰下；百草荣于春，而款冬独荣于雪中。”晋代文学家傅咸曾在他的《款冬赋序》中写道：“余曾逐禽，登于北山，于时仲冬之月也，冰凌盈谷，积雪被崖，顾见款冬炜然，始敷华艳，当是生于冰下为

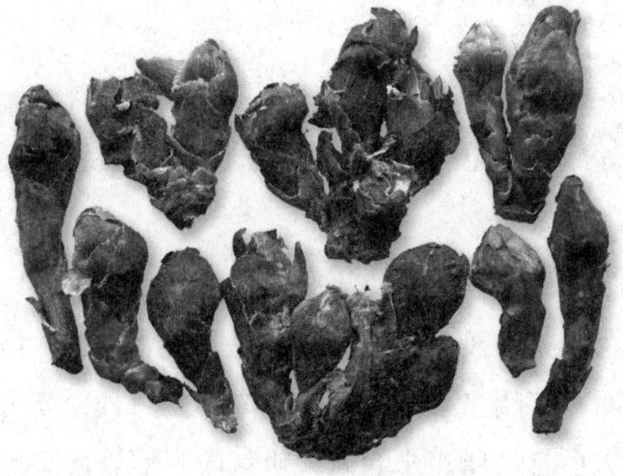

正焉。”

李时珍在《本草纲目》中引《述征记》载：“洛水至岁末凝厉时，款冬生于草冰之中，则颗冻之，名以此而得。后人讹为款冬，乃款冻尔。款者至也，至冬而花也。”寒冷的冬天（乃至早春），万物凋零，款冬却盛放娇艳，状如黄菊。唐代诗人张籍写有描写款冬雪景的《逢贾岛》诗曰：“僧房逢着款冬花，出寺行吟日已斜。十二街中春雪遍，马蹄今去入谁家。”《本草衍义》中也记款冬花：“百草中，惟此罔顾冰雪，最先春也，世又谓之钻冻。虽在冰雪之下，至时亦生芽。”有道是“雪积冰坚，款花偏艳”。

《药品化义》说：“冬花，味苦主降，气香主散，一物而两用兼备。故用入肺部，顺肺中之气，又清肺中之血。专治咳逆上气，烦热喘促，痰涎稠黏，涕唾腥臭，为诸证之要剂，如久嗽肺虚，尤不可缺。”《冷庐医语》记有一病案说吴孚先治一名患者长夏无故四肢厥冷，神昏不语：“问之曾食猪肺，乃令以款冬花二两煎汤灌之而痊，盖所食乃瘟猪肺也。”

临床上款冬花功效与紫菀相似，二药常配伍相须为用。其始于仲景《伤寒论》，后《本经疏证》有记曰：“《千金》《外台》凡治咳逆久嗽，并用紫菀、款冬者，十方而九，则子此方亦不可不为要药矣。然二物者，一则开结，使中焦之阴化血，一则吸阴下归，究之功力略同，而其异在《千金》《外台》亦约略可见。盖凡吐脓血失音者，及风寒水气盛者，多不甚用款冬，但用紫菀。款冬则每同温剂补剂用者为多，是不可得其大旨哉。”笔者在治疗哮喘、气管炎的咳喘方中最喜用款冬花和紫菀，尤其是对小儿咳嗽、闷气，治疗可仅用此二味煎水服之，每获良效。

《本草纲目》称款冬花主治“肺热劳咳，连连不绝，涕唾稠黏，为温肺治嗽之最”，《证类本草》则记有崔知悌用吸款冬花烟熏法治疗久咳的病案和治疗方法，具体为：“每旦取款冬花如鸡子许，少蜜拌花使润，纳一升铁铛中，又用一瓦碗钻一孔，孔内安一小竹筒，笔管亦得，其筒稍长，作碗铛相合，及插筒处皆面之，勿令漏气。铛下着炭，少时，款冬烟自从筒出，则口含筒吸取烟咽之。如胸中少闷，须举头，即将指头捻筒头，勿使漏烟气，吸烟使尽止。凡如是，五日一为之。待至六日则饱食羊肉馄饨一顿，永瘥。”近代国外书刊也记述有患者用款冬花作为烟草吸食，来治疗嗽喘。

笔者设想，若用款冬花配合他药经特殊加工制成香烟，或可为防治气管炎开辟一条新途径。

莱菔、莱菔子

消食和中子利气

莱菔俗称萝卜、芦菔、地灯笼、寿星头，为十字花科植物莱菔的鲜根，是秋冬季的主要蔬菜之一。全国各地均有种植。

莱菔首载于《图经本草》，周代即有栽培。《尔雅》有“突，芦”的记载。过去萝卜一直是我国的主要蔬菜之一，历代人民对莱菔都有很高的评价。如元代许有壬有《芦菔》一诗赞道：“性质宜沙地，栽培属夏畦。熟食甘似芋，生荐脆如梨。老病消凝滞，奇功值品题。故园长尺许，青叶更堪芬”。李时珍则曰：“根、叶可生可熟，可菹可酱，可豉可醋，可糖可腊可饭，乃蔬菜中之最有利益者。”莱菔可用于食疗，亦偶作药用。

有关萝卜的传闻及名人趣事颇多，略举一二。说是当年武则天称帝后，洛阳东关一片菜地里还长出了一棵特大的萝卜，有三尺多长，上端青碧，下端素白。厨师对萝卜一番精雕细琢，将其切成了均匀的细丝，并配以山珍海味，制成一道羹汤。武则天一尝，觉得鲜美可口，味道独特，大有燕窝的风味，遂赐名“假燕窝”。从此在王公和皇亲设宴待客时，都喜欢用萝卜为原料做菜，原本出身平常的萝卜也登上了豪门的大雅之堂。无独有偶，紫禁城八女官之一的裕德龄（笔名“德龄郡主”）用英文所作的《慈禧后私生活实录》中的一段话，记述了清代的慈禧太后忽然想起来要尝鲜吃萝卜的事情。“萝卜这样东西，原是没有资格可以混入御膳中来的，因为宫里面的人向来对它非常轻视，以为只是平民的食品，或竟是喂牲畜用的，绝对不能用来亵辱太后；后来不知怎样，竟为太后自己所想来起来，伊就吩咐监管御膳房的太监去弄来尝新。也亏那些厨夫真聪明，好容易竟把萝卜原有的那股气味，一齐都榨去了；再把它配在火腿汤或鸡鸭的浓汤里，那滋味使当然不会差了！此外，还有鲜嫩的竹笋，和绝细的姜芽，也是太后所中意的素菜；不论“正餐”或“小吃”，总得教他们做上来的。”慈禧太后是一位美食家，她在遍尝各式各样的奇珍异味后，却忽然想吃最普通的萝卜。“扬州八怪”之一的郑板桥有一副养生联提到过有萝卜与茶的养生饭菜：“青菜萝卜糙米饭，瓦壶天水菊花茶。”清代植物学家吴其濬描述说自己吃“心里美”萝卜的感受是：“琼瑶一片，嚼如冰雪，齿鸣未已，众热俱平，当此时何异醍醐灌顶？”据说大画家丰子恺对于青菜萝卜和粗茶淡饭之类也是情有独钟。有一次，丰子恺在吃萝卜时，跟子女们讲了吃萝卜的许多好处，说萝卜富有营养，且可药用，还能防病，并引用了一句谚语“萝卜出了地，郎中没生意。”

莱菔根含糖分主要是葡萄糖、蔗糖和果糖。每 100 克鲜根含甲硫醇 7.75 毫克，维生素 C 20 毫克，因不含草酸，是钙的良好来源。含锰 0.41 毫克，硼 7 毫克，又含莱菔苷。功能消食，下气，化痰，止血，解渴，利尿。

主治消化不良，食积胀满，吞酸，吐食，腹泻，痢疾，便秘，痰热咳嗽，咽喉不利，咯血，吐血，衄血，便血，消渴，淋浊。外治疮疡，损伤瘀肿，烫伤及冻疮。

莱菔还具有促进胃肠蠕动，增进食欲，帮助消化的功能。崔禹锡《食经》言莱菔叶能“消食和中”。《本草纲目》中说莱菔生吃可以止渴消胀气，熟食可以化瘀助消化。《食疗本草》言莱菔能“利五脏，轻身益气”，根可“消食下气。甚利关节，除五脏中风，练五脏中恶气。服之令人白净肌细”。《本草乘雅半偈》说莱菔“主下气，消谷，和中，去痰癖，肥健人，根汁尤良。”《冷庐医话》引《延寿书》云：“有人好食豆腐，中毒，医不能治。作腐家言，莱菔入汤中则腐不成。遂以莱菔汤下药而愈。大抵暑月恐有人汗，尤宜慎之。”莱菔不宜长服或多食，脾胃虚弱、大便溏薄者不宜多食、生食，如《本经逢原》就记莱菔：“脾胃虚寒，食不化者勿食”。《本草纲目》云：“莱菔，根、叶同功，生食升气，熟食降气。苏、寇二氏止言其下气速，孙真人言久食涩营卫，亦不知其生则噫气，熟则泄气，升降之不同也。大抵入太阴、阳明、少阳气分，故所主皆肺、脾、肠、胃、三焦之病”，并引李九华之言云：“莱菔多食渗人血。则其白人髭发，盖亦由此，非独因其下气、涩营卫也”。《本草求真》更言“欲令须发白者，以生地黄汁一升，合生莱菔汁饮之即白，伤血之验可征也”（此说显有夸张）。由上述医家之言，便可见身体虚弱及毛发不荣之人不宜大量服用莱菔。

《续名医类案》引《续夷坚志》载曰：“辛未冬，德兴西南磨石窑，居民避兵其中。兵人来攻，窑中五百人，悉为烟火熏死。内一李帅者，迷闷中摸索得一冻芦菔，嚼之，汁才咽而苏。因与其兄，兄亦活。五百人者因此皆得命。芦菔，细物，活人之功乃如此！”又记河中人赵才卿又言：“炭烟熏人，往往致死。临卧削芦菔一片著火中，即烟气不能毒人。如无芦菔时，豫暴干为末，备急用，亦可。”芦菔即萝卜，但上述医案说用萝卜防治一氧化碳中毒未必可行。《续名医类案》还转登有《石山医案》中的一则故事说：“一宦素谨言，一日，会堂属官筵中，有萝卜颇大，客羡之。主曰：尚有大如人者，客皆笑以为无。主则悔恨自咎曰：人不见如此大者，而吾以是语之，宜以吾言为妄且笑也。因而致病，药不应。其子读书达事，思其父素不轻言，因愧赧成病，必须实所言，庶可解释。遂遣人至家取萝卜如人大者至官所，复会堂属，强父扶病而陪。陪至数巡，以车载萝卜至席前，客皆惊讶，其父大喜，厥旦疾愈。”

莱菔子别名萝卜子，为十字花科植物萝卜的成熟种子，属消导类药物。其性平，味辛、甘，功能消食除胀，下气化痰。主治食积气滞、胸闷腹胀、咳喘痰多等。《本草纲目》记载：“莱菔子之功，长于利气。生能升，熟能降。升则吐风痰，散风寒，发疮疹；降则定痰喘咳嗽，调下痢后重，止内痛，皆是利气之效。”因其消导作用较强，故只适用于实证，体虚者不宜服。如遇食滞而中气虚弱者，须配合补脾益气药同用，以免积去却伤正。元代著名医家朱震亨对莱菔子还有一个很经典的评论：“莱菔子治痰，有推墙倒壁之功”。莱菔子虽为常用中药，然而在中医方剂中莱菔子却很少受器重，向来屈于佐使之位，不比人参、黄芪固有“帝王之相”；亦不比大黄、巴豆具有“猛将之威”；更不比珍珠、琥珀那样“身份高贵”；与麝香、熊胆那样的“稀世珍宝”更是不可同日而语。翻遍历代方剂的“正史”，莱菔除了在《韩氏医通》的“三子养亲汤”中曾与白芥子、紫苏子一同做过“并肩王”外，皆以佐使身份出现。

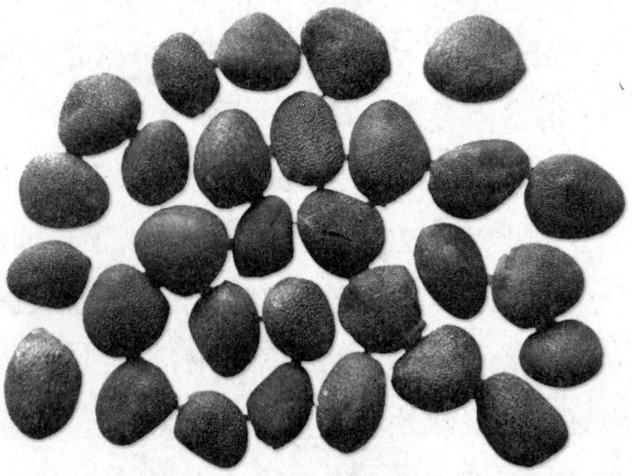

据《古今医案按 · 卷第二》记载，朱丹溪“又治一老人，右手风挛多年，九月内泄泻，百药不效。右手脉浮大洪数，此太阴经有积痰，肺气壅遏，不能下降，则大肠虚而作泻。当治上焦，用萝卜子擂和为浆水探之，吐大块胶痰碗许，随安。”

关于莱菔子和人参的临床配伍，向来是医家们津津乐道的话题。对于莱菔子与人参配伍应用的原理，以《本草新编》论述得最为透刺。书中说：“萝卜子，味辛、辣，气温，无毒。入胃、脾二经。却喘咳下气甚神，解面食至效。治风痰，消恶疮，善止久痢，除胀满亦奇，但宜少少用之。补气之药得之，而无大过之忧。利湿之剂入之，而有善全之妙。多服则损气，久服则伤阴也。或疑萝卜子能治喘胀，然古人用之于人参之中，反奏功如神。人参原是除喘消胀之药，莱菔子最解人参，何以同用而奏功乎？夫人参之除喘消胀，乃治虚喘虚胀也。虚症反现假实之象，人参遽然投之，直至其喘胀之所未能骤受，往往服之而愈喘愈服者有之。虽所增之喘胀，乃一时之假象，少顷自然平复，然终非治之之善。少加萝卜子以制人参，则喘胀不敢增，而反得消喘消胀之益，此所谓相制而相成也。或问萝卜子专解人参，用人参而一用萝卜子，则人参无益矣。此不知萝卜子，而并不知人参者也。人参得萝卜子，其功更补。盖人参补气，骤服气必难受，非止喘胀之症也，然得萝卜子，以行其补中之利气，则气平而易受。是萝卜子平气之有余，非损气之不足，实制人参以平其气，非制人参以伤其气也。世人动谓萝卜子解人参，误也。”笔者认为用人参伍以莱菔子是反佐之法。

《续名医类案》载有用萝卜子通小便的验案，载黄履素曰：“予家有仆妇，患小便不通之症，时师药以丸节汤，腹渐满而终不通，几殆矣。有草泽医人，以白萝卜子炒香，白汤吞下数钱，小便立通。此予亲见之者。”

现代实验研究结果证明，莱菔子含脂肪油、挥发油、甲硫醇、亚油酸、亚麻酸等，尚含有莱菔素等，具有抗菌、抑制皮肤真菌、祛痰、镇咳、平喘、降血脂、降血压等作用。临床上还用于治疗小儿久咳、小儿顽固性哮喘、厌食症、高血压病、小儿疮积、老年性便秘等疾病。萝卜是一年四季都可食用的药膳，尤其是生食的作用比烹煮后好得多。白萝卜可帮助消化，刺激肠胃蠕动，并促进新陈代谢和体内毒素的排出，尤其适合不经常运动的人或高强度的脑力工作者。

雷丸

千古奇闻应声虫

雷丸为白蘑科真菌雷丸的干燥菌核。《本草纲目》认为："雷斧、雷楔，皆霹雳击物精气所化。此物生土中，无苗叶而杀虫逐邪，犹雷之丸也。竹之余气所结，故曰竹苓。苓亦屎也，古者屎、苓字通用。"

《名医类案》记杨勔中年得奇疾："每发言，腹中有小声效之，数年间，其声浸大。有道士见而惊曰：此应声虫也。久不治，延及妻子，宜读《本草》，遇虫不应者，当取服之。勔如言，读至雷丸，虫忽无声，乃领服数粒，遂愈。正敏后至长沙，遇一丐者，亦有是疾，环而观之者甚众。因教使服雷丸。丐者谢曰：某贫无他技，所以求衣食于人者，唯藉此耳。"

《续名医医案》亦记有两则"应声虫"病例，其一引《续金陵项事》云："冯益斋给谏，每发言，腹中辄有声应之。此应声虫病也。遂告病，卜居南京。杨守极用小蓝煎饮之，即吐出其虫。"其二载张路玉曰："近有女子咳逆腹痛，后忽喜呼叫，初是呀呷连声，渐至咿唔不已，变易不常，或如母鸡声，或如水哇鸣，或如舟人打号，每作数十声，日发十余次，忍之则胸中闷闷不安。此为叫虫，即应声虫之类也。复有一人，忽发热痞满，后常兀兀欲吐，吐中必有虫数枚，状如虾形，跳跃不已，诸治不应。或令服铜绿涌之，不过二三度遂绝，不复见矣。"以上有关"应声虫"之说，着实离奇可笑，世间本不会有应声虫，但是古往今来那种胸无主见，随声附和，甚至趋炎附势，仰人鼻息，看着权贵眼色说话的献媚阿谀者，却大有人在。譬如明代文学家田艺蘅所撰《留青日札摘抄》云："随人之声而和之，譬之应声虫焉。"对这类人，或许以雷（丸）击之能使其醒悟。

雷丸对绦虫、钩虫、蛔虫、丝虫均有疗效，但较多用于治疗绦虫、囊虫病。近代有报导，用雷丸配合干漆，雄黄、炙山甲等，制成丸剂，相对长时间服用，对脑囊虫病有一定疗效。

《本草经疏》云："（雷丸）除杀虫外，它用甚稀。"又引《名医别录》云："久服令人阴痿，正见其过于苦寒，偏至之气，能令阳道痿也。"长期服用雷丸者应当注意。

梨

寻常水果破沉疴

梨是广受人们喜食的水果。因其甘、微酸，性凉。入肺、胃、心经，具有清热降火生津，润肺化痰止咳，去燥养血生肌，解除酒毒之功，所以自古以来梨又常用于治病，如热病伤津或温热病后期，阴虚烦渴，消渴，燥咳，痰热惊狂，噎膈，失声，目赤肿痛，消化不良，便秘等。有关记载颇多，略举数例如下。

据《续名医类案》及《医说续编》等其他医籍记云："唐武帝有心热病，百医不效。青城山邢道人，以紫花梨绞汁而进，疾遂愈。后复求之，苦无此梨，常山忽有一株，因缄实以进，帝多食之，烦躁顿解。"其中出现的"紫花梨树"，传说因该树年岁已久，枝干枯败，未能继续种植培育，于是后人无缘品尝紫花梨的风味。紫花梨究竟属何品种，已无从考察。

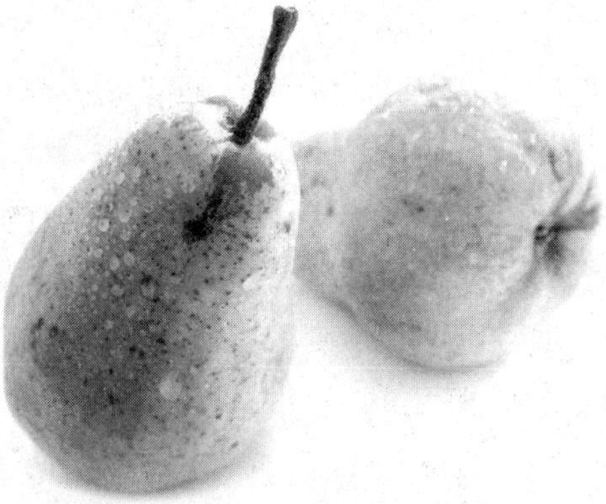

据清代著名医家张璐所著《本经逢原》记载："一妇郁抑成劳，咳嗽吐血，右侧不得贴席者半年，或令以梨汁顿热服盏许，即时吐稠痰结块半盂，是夜便能向右而卧，明日复饮半盏吐痰如前，以后饮食渐增。"作者张璐评论道："虽寻常食品，单刀直入可以立破沉。而梨之种类最多，惟乳梨、鹅梨、消梨可以疗病。然须审大便实者方可与食。元气虚者不慎而误啖之，往往成寒中之患，岂可概谓食之有益乎。"

《本草通玄》曰梨："生者清六腑之热，熟者滋五脏之阴。"以梨汁为首，佐以荸荠汁，藕汁、鲜芦根汁、麦冬汁的"五汁饮"就是清六腑之热的名剂。梨不仅为治疗呼吸系统疾病的良药，而且还可以醒酒。民间还流传有"睡前吃梨除口臭，晨起嚼梨洁白齿"等谚语。

对于梨的药用价值，古代医家多认为意义不大，如《本草衍义》云："梨，多食则动脾，少则不及病，用梨之意，须当斟酌，惟病酒烦渴人，食之甚佳，终不能却疾。"笔者认为《本草纲目》的论述比较公允，书中说："《名医别录》着梨，止言其害，不着其功，陶隐居言梨不入药，盖古人论病多主风寒，用药皆用桂、附，故不知梨有治风热、润肺、凉心，消痰、降火、解毒之功也。今人痰病火病，十居六七，梨之有益，盖不为少，但不宜过食尔。然惟乳梨、鹅梨、消梨可食，余梨则亦不能去病也。"笔者还认为，梨者，利也，有清热、利肺、利痰、利肠胃、利大小便之功。因梨价廉、味美、易得，深受人们喜爱。

另元代贾铭所撰写的《饮食须知》言："（梨）味甘微酸，性寒。多食令人寒中损脾，萎困金疮。乳妇产后血虚者，勿食。生食多成冷痢。梨与萝卜相间收藏，或削梨蒂，种于萝卜上藏之，皆可经年不烂。今北人每于树上包裹，过冬乃摘，亦妙。"梨是很容易腐烂的水果，古代贮藏保鲜的方法可资研究。梨贮至冬天，治病的效果更显著，所以有的处方上开作"寒梨"。事实上冬天的梨吃起来别有风味。这里因为梨刚下树，水多糖高，经过久存，味道转甘，果肉变得较为松软，对肠胃的刺激也相对降低，与别的时候的梨比起来更不容易引起腹泻一些。所以，到了冬天，梨的身价倍增。不过如今有冷库、恒温库等水果保鲜设施和技术，一年四季均有香甜可口的鲜梨上市，为梨的食用大开方便之门。

梨谐音“离”，人生自古多离别，离别带来的忧愁和伤痛波及到与“梨”同音的梨，也许对梨来说是一种委屈吧。

素白的梨花，在春日的姹紫嫣红中，不着色彩，别具风流。李渔《闲情偶寄》描摹梨花时说：“独梨花一本，为眼前易得之物，独不能身有其树为楂梨主人，可与少陵不咏海棠，同作一等欠事。然性爱此花，甚于爱食其果。果之种类不一，中食者少，而花之耐看，则无一不然。雪为天上之雪，此是人间之雪；雪之所少者香，此能兼擅其美。”他还引唐人诗云：“梅虽逊雪三分白，雪却输梅一段香。”直道：“此言天上之雪。料其输赢不决，请以人间之雪，为天上解围。”若说梨花为天上解围，那么梨，则是为秋天解围。

藜　芦

从正倡用催吐法

藜芦为百合科植物藜芦、牯岭藜芦、毛穗藜芦、兴安藜芦及毛叶藜芦的根及根茎，味辛、苦，性寒，有毒。归肝、肺、胃经。属涌吐之剂，功能涌吐风痰，杀虫。如《本草纲目》云：“吐药不一，常山吐疟痰，瓜蒂吐热痰，乌附尖吐湿痰，莱菔子吐气痰，藜芦则吐风痰也。”

据金代医学家张从正《儒门事亲》论载：“有一妇，病风痫，从六、七岁因惊风得之。自后三、二年，间一、二作，至五、七年，五、七作，逮三十余岁至四十岁，日作或一日十余作，以至昏痴健忘，求死而已。会兴定岁大饥，遂采百草而食，于水濒采一种草，状若葱属，泡蒸而食之。食讫，向五更觉心中不安，吐涎如胶，连日不止，约一、二斗，汗出如洗，初昏困，后三日，轻健非曩（nǎng，过去）之比，病去食进，百脉皆和。省其所食，不知何物。访问诸人，乃憨葱苗也。”而“憨葱苗者”是什么呢？张从正引《本草纲目》所言，谓：“藜芦苗是也。”又引《本草图经》云：“藜芦苗吐风病。此亦偶得吐法耳！”另据《续名医类案》引《本草纲目》所载云：“荆和王妃刘氏，年七十，病中风，不省人事，牙关紧闭，群医束手。李时珍尊人，太医吏目（官职名）月池（李言闻又名李月池）翁诊视，药不能入口，自午至子，不获已（无法服药），打去一齿，浓煎藜芦汤灌之。少顷，噫气一声，遂吐痰而苏，调理而愈。”在宋明时期见上述患者，若舍吐法，很难能如此快捷便获良效。

对现代医学所说的由脑血管意外引发中风昏迷、牙关紧闭、失语等症状的患者，如果通过鼻饲予藜芦等煎剂，促使患者呕吐以开窍醒脑，并配合现代医学手段，或许有可能提高疗效。是否可将这一治疗手段作为一项课题，注意观察给涌吐药后患者诸方面的情况和反应，进行临床研究，或可有所得。

藜芦入药已有两千多年的历史，我国最早的药学专著《神农本草经》中已有记载，并因其有毒而将其列为下品，以治病去邪为主要功效。

《名医别录》中说藜芦“不入汤用”。到宋代，由苏颂编撰的《本草图经》中才作为涌吐药正式提出，言其能“大吐上隔风涎，暗风痫病，小儿助。用钱匕一字则恶吐人，又用通顶，令人嚏。”《本草经疏》云：“藜芦辛苦有大毒，服一匕则令人胸中烦闷，吐逆不止，凡脑中有痰次，或中蛊毒恶气者，止可借其上涌宣吐之力，获效一时，设病非关是证者，切勿沾唇，徒令人闷乱吐逆不止，亏损律液也。”中药“十八反”中有“诸参辛芍叛藜芦”的禁忌，如服用则不可不慎，本品内服常用量为0.3～0.9克，宜作散剂，如服后涌吐不止者可用葱汤解之。催吐治病法倡盛于金元，以后间有使用者，因其法有增加患者痛苦之嫌，损伤人体正气，且不宜掌握，如今除个别服毒患者偶用催吐法外（现代医学有洗胃法），临床基本不用。

荔　枝

倾国何须怨玉环

荔枝别名荔支、丹荔、丽枝，为无患子科植物荔枝的果实。其味甘、酸，性温。入肝、脾经。荔枝原产于我国，据记载南越王尉佗曾向汉高祖刘邦进贡荔枝，足见当时广东已有荔枝，仅以此算起，荔枝的栽培历史也有二千年以上了。唐代对四川荔枝多有记述。自从宋代蔡襄的《荔枝谱》（成书于1059年），论述了福建荔枝的栽培、服食、加工和品种之后，福建的荔枝也开始为人们所重视。据《容斋四笔·莆田荔枝》载：“莆田荔枝，名品皆出天成，虽以其核种之，终与其本不相类。宋香之后无宋香，所存者孙枝尔……初，方氏有树，结实数千颗，欲重其名，以二百颗送蔡忠惠公，给以常岁所产止此。公为目之曰‘方家红’，著之于谱，印证其妄。自后华实虽极繁茂，逮至成熟，所存者未尝越二百，遂成语谶。”

《太平广记》引《扶南记》说：“南海郡多荔枝树。荔枝为名者，以其结实时，枝条弱而蒂牢，不可摘取，以刀斧劙取其枝，故以为名。凡什具以木制者，率皆荔枝。”“劙”字音与“荔”同音。民间还有与荔枝品种相

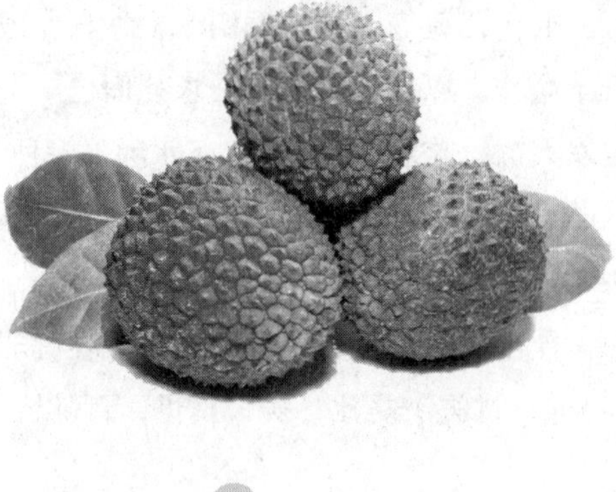

关的传说，相传八仙中的何仙姑是增城小楼仙桂村人，得道成仙后也不忘家乡令人陶醉的荔枝佳果，常常回乡漫步于荔枝园中。一天，何仙姑留恋西园荔枝美景，坐在树枝上编织腰带，离开时把一条绿色丝线遗留树上，绿丝飘绕在荔枝果上，于是荔枝果上都有一道绿线，人们就给它取名“挂绿”。至今“增城挂绿”仍为广东省的著名特产。增城挂绿品质佳，适应性强。挂绿荔枝果实扁圆，不太大。果蒂带有一绿豆般的小果粒；蒂两侧果肩隆起，带小果粒侧稍高，谓之龙头，另一边谓之凤尾。果实成熟时红紫相间，一绿线直贯到底，“挂绿”一名因此而得。其果肉细嫩、爽脆、清甜、幽香，特别之处是凝脂而不溢浆，用纱包裹，隔夜纸张仍干爽如故。

白居易《荔枝图序》：“荔枝生巴峡间，树形团团如帷盖。叶如桂，冬青；华如橘，春荣；实如丹，夏熟。朵如葡萄；核如枇杷；壳如红缯；膜如紫绡；瓤肉莹白如冰雪；浆液甘酸如醴酪。大略如彼，其实过之。若离本枝，一日而色变，二日而香变，三日而味变，四五日外，色香味尽去矣。元和十五年夏，南宾守乐天命工吏图而书之，盖为不识者与识而不及一二三日者云。”成熟的荔枝，大多是深红色或紫色。生在树头，及远处望去，整株树以至成片的树林，就成为“雨后光愈碧，风中韵自炫。著阴无隙地，飞焰欲横天。香沁琴书润，味争醴酪妍”（见郭明章《荔枝》诗），或“荔枝有佳品，乃在府城东。我来方秀发，红云几万重”（见北宋邓肃《看荔枝》诗）的绚丽景色了。明朝陈辉《荔枝》诗盛称：“南州六月荔枝丹，万颗累累簇更团。绛雪艳浮红锦烂，玉壶光莹水晶寒。”荔枝色泽鲜艳，香气清远，甘美可口，被誉为“岭南佳果”。荔枝因其色、香、味皆美，故有“果王”之称。荔肉“莹白如冰雪”，其细胞壁特别薄，所以入口一般不留渣滓，味甜微酸，有的更是纯甜，适宜于生食。白居易在品尝荔枝后更是写下了“嚼疑天上味，嗅异世间香。润胜莲生水，鲜逾橘得霜”的赞美诗句。宋代诗人苏东坡是位著名的饕餮学士，在众多的食物当中，他特别喜欢荔枝，感慨赋诗曰：“日啖荔枝三百颗，不辞长作岭南人。”明代曹学佺的《荔枝歌》中说：“海内如推百果王，鲜食荔枝终第一”是底气很足的。明代徐火勃有一首《咏荔枝膜》诗，描写吃荔枝时把壳和膜扔在地上，那场景如“盈盈荷瓣风前落，片片桃花雨后娇。白玉薄笼妖色映，茜裙轻裼暗香飘。”诗中运用比喻、夸张和想象，对荔枝膜的颜色、形状、香味等进行了一番形象生动的描绘。

旧时帝王将广东和四川出产的荔枝定为贡品，由于荔枝不耐久存，所以君主们才在“旧南海献龙眼荔枝”时不惜“十里一置（古时交通传递的站头），五里一侯（古时记里程的土堆），奔腾阻险，死者继路”。沿途设立无数站点，征遣骑士策马扬鞭，昼夜兼程，不惜跑死马也要把荔枝送到京城，这便是唐玄宗为令酷嗜甜荔的宠妃杨玉环开心，每令人从岭南限七日以内送至长安的场景。诗人杜牧的《过华清宫绝句三首·其一》：“长安回望绣成堆，山顶千门次第开。一骑红尘妃子笑，无人知是荔枝来。”记载唐代历史的纪传体断代史书《新唐书·杨贵妃传》说：“妃嗜荔枝，必欲生致之，乃置驿传送，走数千里，味未变，已至京师。”苏东坡《荔枝叹》中“十里一置飞尘灰，五里一堠兵火催”“飞车跨山鹘横海，风枝露叶如新采。宫中美人一破颜，惊尘溅血流千载”等名句，都是对统治者为私欲而劳民伤财的批判。

从史料记载可以看出，古代北方达官显贵为了能吃到荔枝鲜果，专门开辟有从南到北运送荔枝的“荔枝道”。有人认为荔枝是我国最早采用低温和气调贮藏的果品，如《广东新语》记载的：“藏荔枝法，就树摘完好者，留蒂寸许，蜡封之，乃剪去蒂，复以蜡封剪口，蜜水满浸，经数月，味色不变。”徐勃在其《荔枝谱》里介绍了另一种办法：“乡人常选鲜红者，于林中择巨竹凿开一穴，置荔节中，仍以竹箨裹泥封固其隙，藉竹生气滋润，可藏至冬春，色香不变。”

有道是“南州六月荔枝丹”。荔枝性喜温暖，属亚热带果树，广州市有著名的荔枝湾，据说旧时是“飞桥跨沼，桃花夹水一二里，林木夹杂如画”。元时荔枝湾西苑还有柠檬御园，所产的柠檬和荔枝一道来做成“摄里白”（指解渴的果子露类饮料）。今番情景如何？笔者不得而知。

至于荔枝的采摘，《本草纲目》有番说教云：“荔枝树似青木香。熟时人未采，则百虫不敢近。人才采之，乌鸟、蝙蝠之类，无不伤残之也。故采荔枝者，必日中而众采之。一日色变，二日味变，三日色味俱变。故古诗云：色味不逾三日变也。”不知是否确切。

荔枝作为药用有养血健脾，行气消肿之功。《本草拾遗》引《玉楸药解》认为：“荔枝甘温滋润，最益脾，肝精血，阳败血寒最宜此味。功与龙眼相同，但血热宜龙眼，血寒宜荔枝。干者味减，不如鲜者，而气和平，补益无损，不致助火生热，则大胜鲜者。”荔枝肉虽为滋补强壮剂，但临床上常用其核，以行气散结，祛寒止痛，治疗寒疝腹痛，睾丸肿痛等。为男女少腹诸疾，尤其是男子疝气的常用药物之一。然而优良的荔枝，种子发育不多，形状很小，有似丁香，所以也叫焦核。现在更有无核的荔枝品种，想来日后荔枝核的药源会日渐紧缺。好在荔枝核的临床应用范围较窄，用量有限。至于荔枝花，一个荔枝花序，生花可有一二千朵，但结实总在一百以下，所以有“荔枝十花一子”的谚语。荔枝花多，花期又长，是一种重要的蜜源植物。

现代实验研究结果证明，荔枝果肉中含果肉约含葡萄糖 60%、蔗糖 5%、蛋白质 1.5%、脂肪 1.4%，还含维生素 C、维生素 A、B 族维生素、叶酸，以及枸橼酸、苹果酸等有机酸。尚含多量游离的精氨酸和色氨酸。荔枝虽美，但不宜多食，阴虚火旺者慎服。《食疗本草》说：“多食则发热”，《海药本草》说：“食之多则发热疮”，李时珍也认为荔枝“荔枝气味纯阳，其性微热。鲜者食多，即龈肿口痛也。”那种类似与“日啖荔枝三百颗”的诗句，指的是虚数，不过是诗人的豪言壮语而已，不能当真。《本草纲目》引《物类相感志》更有新奇的记载：“食荔枝多则醉，以壳浸水饮之即解。此即食物不消，还以本物消之之意。”与用白果壳解白果之意同。

现代所谓的“荔枝病”其实就是由于吃荔枝引起的低血糖症，患者出现头晕、出汗、面色苍白，乏力、心悸等症状，感到饥饿、口渴或发生腹泻，严重者时会突然昏迷、抽搐，瞳孔缩小甚至呼吸衰竭。老人和孩子的血糖平衡能力较差，因此老人和小孩在食用荔枝时尤不宜过量。

莨　菪

蔽其神明乱视听

莨菪，又名天仙子，为茄科植物莨菪的干燥成熟种子。味苦、辛，性温。归心、胃、肝经。功能解痉止痛，平喘，安神。用于胃脘挛痛，喘咳，癫狂。李时珍说莨菪“其子服之，令人狂浪放宕（荡），故名。”

据《史记·扁鹊仓公列传》记载：“菑川王美人怀子而不乳（难产），来召臣意。臣意往，饮以莨药（即莨菪）一撮，以酒饮之，旋乳。臣意复诊其脉，而脉躁。躁者有余病，即饮以消石（朴硝）一齐，出血，血如豆比五六枚。”《旧唐书·列传·卷一百五十》载安禄山“既肥大不任战，前后十余度欺诱契丹，宴设酒中著莨菪子，预掘一坑，待其昏醉，斩首埋之，皆不觉死，每度数十人。”《本草纲目》云：“莨菪、云实、防葵、赤商陆，皆能令人狂惑，昔人有未发其义者，盖此者皆有毒，能使痰迷心窍，蔽其神明，以乱其视听故耳。”

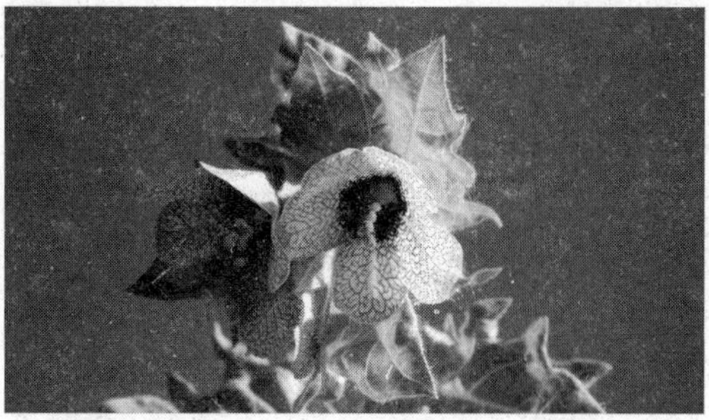

莨菪有大毒，因此心脏病、心动过速、青光眼患者及孕妇禁用。用量为0.06～0.6g，使用时需要严格监控。

灵　芝

仙草乃由腐气生

灵芝为多孔菌科真菌赤芝或紫芝的干燥子实体。关于灵芝的神话最早来源于《山海经》，相传炎帝的小女儿瑶姬刚到出嫁之年，即“未行而卒”，她的精魂飘荡到姑瑶山时化为瑶草，即为灵芝。《诗经》称其为“瑞草”，在《尔雅翼》中记载有：“芝，瑞草，一岁三华，无根而生”。因“一岁三华”，屈原作《九歌》曰：“采三秀兮於山间，石磊磊兮葛蔓蔓。怨公子兮怅忘归，君思我兮不得闲。”称灵芝为“三秀”，即一年开三次花之意。汉乐府民歌《长歌行》曰：“仙人骑白鹿，发短耳何长！导我上泰华，揽芝获赤幢。来到主人门，奉药一玉箱。主人服此药，身体日康强。发白复还黑，延年寿命长。”三国时期著名文学家曹植写提倡子女要孝顺父母而能使家庭美满的《灵芝篇》，开头即是以有吉祥寓意的灵芝而始的："灵芝生王地。朱草被洛滨。荣华相晃耀。光采晔若神。"灵芝出现为祥瑞之兆，如汉代王充《论衡·恢国》曰："孝明天崩，今上嗣位，元二之间，嘉德流布，三年零陵生芝草五本，四年甘露降五县，五年芝复生，六年黄龙现。"在古建筑、亭台楼阁、古典服饰、古代的传统生活用具以及出土文物中，都能看到有灵芝形状的饰物和图案。灵芝俨然成为了天意、美好、吉祥、富贵、长寿的象征。

灵芝多生长于深山老林的腐朽树桩或岩石的缝隙处，如今各地多有栽培。灵芝的种类繁多，数可近百，色泽各异，但据现代文献及目前所见标本，多分为赤芝和紫芝两种。灵芝菌柄长，有光泽，可供玩赏，又供药用。

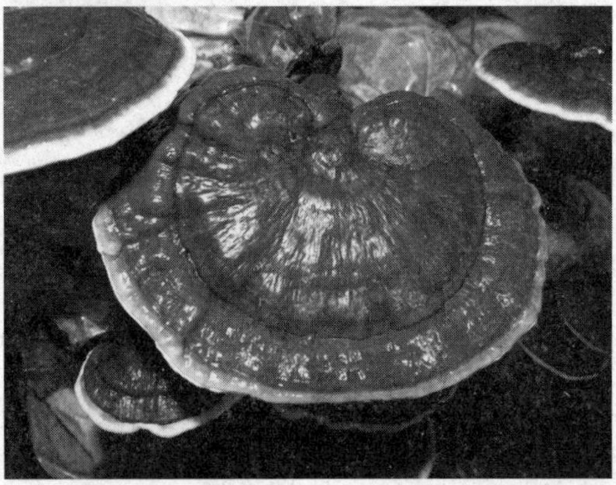

《神农本草经》把灵芝列为上品，谓紫芝"主耳聋，利关节，保神益精，坚筋骨，好颜色。"谓赤芝"主胸中结，益心气，补中增智慧不忘，久食轻身不老，延年成仙。"嵇康《养生论》："然后蒸以灵芝，润以醴泉，晞（沐浴）以朝阳，绥以五弦（音乐），无为自得，体妙心玄，忘欢而后乐足，遗生（摆脱形体的劳累）而后身存。"宋代王怀隐《太平圣惠方》中甚至还记有"神仙服灵芝法"云："上取石上灵芝，一寸八寸八九节者，十斤曝干，捣末蒸一复时，又曝令干。更捣万杵。炼蜜如白"。

灵芝之所以被人们视为"起死回生""长生不老"的仙草，除与上述古籍的记载有关，更主要是受到传奇小说、神话故事的影响，尤其是比较著名的，如家喻户晓的《白蛇传》中白素贞盗来灵芝仙草使许仙死而复生之类的故事带来的影响。唐代诗人李商隐作《嫦娥》诗曰："嫦娥应悔偷灵药，碧海青天夜夜心。"现代研究结果表明，含多糖、核苷类、呋喃类、菌醇类、生物碱、三萜类、油脂类、多种氨基酸、酶类、多种微量元素等，灵芝多糖具有免疫调节、降血糖、降血脂、抗氧化、抗衰老及抗肿瘤作用。灵芝多种制剂分别具有镇静、抗惊厥、强心、抗心律失常、降压、镇咳平喘、抗凝血及抗过敏等作用。灵芝虽性平，但偏于补，所以实证者慎服。

而因为有利可图，前些年对灵芝的研究和产品开发相当红火，不良商家喜欢发软文，打广告，人为炒高并推销灵芝，称灵芝为"能起死回生"的"东方神草"。如今市面上推出含有灵芝的保健品如灵芝类胶囊、灵芝茶等，无良商家们将这些产品吹得神乎其神，笔者不敢苟同。

刘寄奴

宋武帝射蛇收药

刘寄奴味苦，性温，归心、肝、脾经。“寄奴”是东晋至南北朝时期杰出的政治家、改革家、军事家，南朝刘宋开国皇帝刘裕的小名。所以刘寄奴这味药，名字由来的故事背景自然与这位皇上有关了。

李时珍引李延寿《南史》云：“宋高祖刘裕，小字寄奴。微时伐荻新州，遇一大蛇，射之。明日往。闻杵臼声。寻之见童子数人皆青衣，于榛林中捣药。问其故。答曰：‘我主为刘寄奴所射，今合药傅之。’裕曰：‘神何不杀之？’曰：‘寄奴，王者，不可杀也。’裕叱之，童子皆散，乃收药而返。每遇金疮傅之即愈。人因称此草为刘寄奴草。”虽然刘寄奴射蛇妖得来神仙药草的故事大约是虚构的，但刘寄奴确能敛疮消肿，破血通经而为治疗跌打损伤，金疮出血的要药。《续名医类案》记有两则射猎得药的故事，皆“脱胎宋祖获洲事”，其一引《刘涓子鬼遗方》述：“刘涓子于丹阳郊外较射，忽有一物，高二丈许，因射而中之，走如电激，声若风雨，夜不敢进。明日，率数十人寻其踪。至山下，见一小儿，问曰：何往？答曰：主人昨夜为刘涓子所射，取水以洗疮。因问主人是谁，答曰：是黄父鬼。乃将小儿还。未几，闻捣声，遥见三人，一人卧，一人阅书，一人捣药，即齐声叫突而前，三人并走，遗一帙痈疽方，一臼药。时涓子得之，从宋武帝北征，有被疮者，以药涂之，随手而愈。”其二引《槎庵小乘》云：“宋元泰中，青州刘，射一鹿，剖五脏，拾青草塞之，蹶然而起，怪而拔草，复倒，如此三度。录此草种之，多主伤折，俗呼刘草，亦曰天名精，此草亦寄奴之类。”

又据《本草纲目》引郑樵《通志》云：“江南人因汉时谓刘为卯金刀，乃呼刘为金。是以又有金寄奴之名。江东人谓之乌藤菜云。”

龙　眼

果中神品屈为奴

龙眼，烘干或晒干后又叫桂圆，为无患子科植物龙眼的假种皮。李时珍说：“龙眼、龙目，象形也。”其鲜果去壳后称龙眼肉，状如凝脂，甘美芬芳。制成干品，可成片块状，半透明，色棕黄而味浓甜。

龙眼肉其性温，味甘，有补益心脾，养

血安神之功。主治虚劳体弱、失眠、健忘、惊悸、怔忡等。宋代严用和《济生方》中治思虑劳伤心脾的著名方剂“归脾汤”即用到龙眼肉一钱，取其取其甘味归脾，能益人智之义。《随息居饮食谱》所举“玉灵膏”（又名代参膏），即以龙眼肉、白糖、参片蒸制而成。《随息居饮食谱》作者，清代著名医家王孟英说：“玉灵膏一名代参膏。凡衰羸、老弱，别无痰火，便滑之病者，每以开水瀹服一匙，大补气血，力胜参芪。产妇临盆服之，尤妙。”我国南方至今仍沿用不息。

作为传统滋补佳果，龙眼肉早在汉代即为朝廷贡品，《图经本草》记载桂圆“汉时南海常贡之，大为民害。”现代实验研究结果证明，龙眼肉含可溶性物质、葡萄糖、蔗糖、蛋白质、脂肪、维生素 B_1、维生素 B_2、维生素 C 等，可促进生长，增强体质，对小芽孢癣菌有抑制作用。临床上还用于治疗冠心病、心绞痛、年老体弱、产后、大病后康复等。医家亦颇多赞词，《本草纲目》亦云：“食品以荔枝为贵，而资益则龙眼为良，盖荔枝性

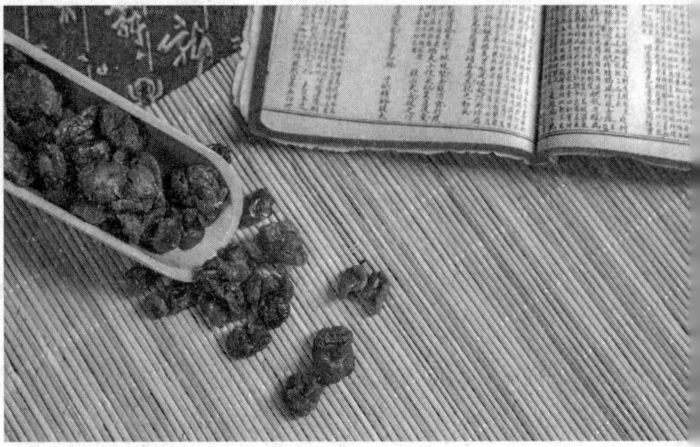

热，而龙眼性和平也。”龙眼肉益气养血，健脾补心，故有“果中神品”之称。

古人食龙眼甚为讲究，有“取坎纳离法”，即五更放 1 枚龙眼入口，用舌齿将肉壳分开，吐核细嚼如沱，连津吞，汩汩咽下。如此操作共食 9 枚，需 1 小时许。服毕方起。然后在辰巳（7 ～ 11 点）、未申酉（13 ～ 17 点）及睡时，各吃一遍，每日 4 次，传可“劳证勤行，一丹自愈”。

古时医生亦常用龙眼外壳作苦味药品或中药丸散的包裹衣，而便于服用。

芦　荟

护肤养颜芦荟热

芦荟别名龙角，为百合科植物库拉索芦荟、斑纹芦荟、好望角芦荟的叶中液体经浓缩的干燥品，是一种分布极广的植物。芦荟的品种繁多，全世界约有一百五十种，遍及中国、印度、非洲、欧洲及中东地区。约在唐代中叶，芦荟传入我国，现我国广东、云南亦有栽培。

在我国，记载芦荟的药典医籍有《开宝本草》《本草纲目》《本草拾遗》《本草经疏》《本草经言》《本草逢原》等，历代处方中还有许多使用了芦荟的方剂，如更衣丸、肥儿丸、芦荟丸、当归芦荟丸等。较早记载广西

芦荟入药用的古籍有《南海药谱》《岭南杂记》《岭南采药录》等。五代词人李珣的《海药本草》则言："芦荟生波斯国，状似黑饧（饴糖），乃树脂也"，且李珣本人是来华波斯人的后裔。那时已有关于芦荟治疗皮肤病的记载。如《续名医类案》引刘禹锡《传言方》云："予少年曾患癣，初在颈项间，后延上左耳，遂成湿疮浸淫。用斑蝥、狗胆、桃根诸药，徒令蜇，其疮转盛。偶于是州卖药人教用芦荟一两，研，甘草炙半两，相和令匀，先以温浆水洗癣，乃用旧干帛子拭干，便以二味合和敷，立干瘥，神效。"可惜芦荟对皮肤的治疗保健功能，在我国古代一直未能引起重视，或因品种局限的原因。到近代芦荟护肤的功效才被西方有心人士开发出来，随后国际上用芦荟制成的护肤、护发、美容类的产品已相继问世，并迅速地席卷了市场。在今日的市场上，添加芦荟的护理产品也是持续畅销的。

《本草纲目》云："芦荟为举世驰名之泻药，健胃药。叶敷火伤，煎水洗痔疮如神。花浸酒服，治内伤吐血。"芦荟其性寒，味

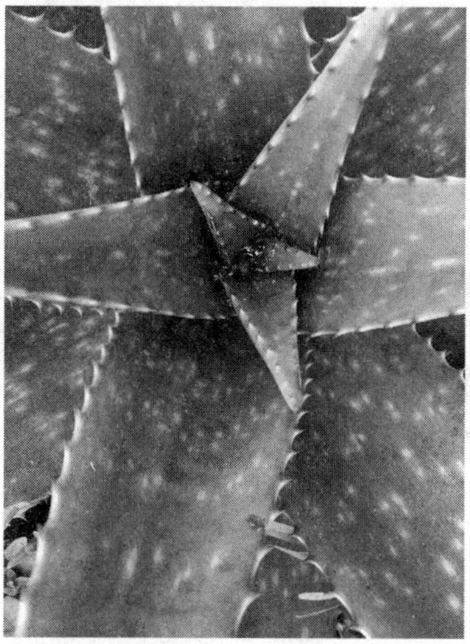

苦，功能清肝，泻下通便，杀虫。主治热结便秘、烦躁易怒、惊痛抽搐、小儿疳积等。芦荟虽有清热、通便、杀虫等诸多功效，但除在中成药当归龙荟丸、更衣（古时解大小便的婉辞）丸中使用外，临床上已基本无用武之地。原本生产含芦荟的中成药的厂家就不多，现在更是已不见此类中成药，而以芦荟胶囊等润肠药代之。这里应该特别提出回顾一下的是清代名医王孟英对当归龙荟丸的应用，体验极丰。《柳州医话》云："木热则流脂，断无肝火而无痰者。"王孟英赞曰："此语未经人道，余每以雪羹、龙荟治痰，殊与魏君暗合。"《王氏医案》中用此丸的病案极多，凡肝火内炽，痰热纠结而致之癫狂、麻木、瘫痪、眩晕、半身不遂等，咸以此丸配服，收效显著。治一切肝胆之火，神志不宁，惊悸搐搦，躁扰狂越，头运目眩，耳鸣耳聋，胸膈痞塞，咽嗌不利，肠胃燥涩，两胠痛引少腹，肝移热于肺而嗽。亦治盗汗。而今此类药物却已无觅处，如孟英在世也只能望病兴叹啊！

现代药理研究结果表明，芦荟含含大黄素苷、对香豆酸、蛋白质、有机酸等，具有泻下、抑制癌细胞生长、抑菌作用。此外，尚可促进创伤的愈合。临床上主要治疗萎缩性鼻炎、痤疮、预防感冒、扁桃腺炎或用于美容等。此外，芦荟还可促进创伤的愈合。

芦荟虽有千般好，选购还需分辨真伪，按照国际上公认，芦荟含量必须达到一定比例才可称为芦荟产品，例如芦荟护肤品，其芦荟含量应不低于20%，芦荟保健品等的最低限度含量也不得少于15%。而在国内市场上，有不少根本不含芦荟成分或含量很低的

产品，无良商家用这伪劣产品滥竽充数欺骗消费者。因此，人们在选购芦荟制品时，要仔细辨认芦荟含量是否达标，原料配方是否采用了芦荟高级工业原料，产品是否附有检测证书等。

芦荟其性寒，脾胃虚寒、食少便溏者及孕妇忌服。另外据中国食品科学技术学会提供的材料显示，怀孕中的妇女若饮用芦荟汁，可能会有流产的风险。同样处于哺乳期的女性也最好不要喝芦荟汁，芦荟的成分混入乳汁，会对孩子的肠胃产生刺激，引起下痢。同时正是因为芦荟有多个品种，而很多品种本身就含有一定的毒素，因此我国出台了相关的食品规定，根据卫生部等六部局（卫生部、工业和信息化部、农业部、国家工商行政管理总局、国家质量监督检查检疫总局、国家食品药品监督管理局）曾于2009年2月6日发布的“关于含库拉索芦荟凝胶食品标识规定的公告（2009年第1号公告）”，其中强制性规定芦荟产品中仅有库拉索芦荟凝胶可用于食品生产加工，每日食用量应不大于30克，添加库拉索芦荟凝胶的食品必须标注“本品添加芦荟，孕妇及婴幼儿慎用”字样，并应当在配料表中标注“库拉索芦荟凝胶”。

鹿茸、鹿角

补肾益精强筋骨

《小雅·鹿鸣》是《诗经·小雅》的首篇，是一首宴饮诗。此诗主题历来有争论，大致有美诗和刺诗两种意见。全诗为：“呦呦鹿鸣，食野之苹。我有嘉宾，鼓瑟吹笙。吹笙鼓簧，承筐是将。人之好我，示我周行。呦呦鹿鸣，食野之蒿。我有嘉宾，德音孔昭。视民不恌，君子是则是效。我有旨酒，嘉宾式燕以敖。呦呦鹿鸣，食野之芩。我有嘉宾，鼓瑟鼓琴。鼓瑟鼓琴，和乐且湛。我有旨酒，以燕乐嘉宾之心。”但不管是讽刺还是真实的赞美，从诗中通过“鹿鸣”而起描写的洋溢着欢快的气氛来看，显而易见，鹿在远古时代时便十分招人喜爱。《史记·卷九十二·淮阴侯列传·第三十二》记：“秦之纲绝而维弛，山东大扰，异姓并起，英俊乌集。秦失其鹿，天下共逐之，于是高材疾足者先得焉。”注曰：“以鹿喻帝位。”魏征《横吹曲辞·出关》诗：“中原还逐鹿，投笔事戎轩。”《晋书·石勒载记下》：“朕若逢高皇（汉高祖刘邦），当北面而事之，与韩（韩信）彭（彭越）竞鞭而争先耳；朕遇光武（汉光武帝刘秀），当并

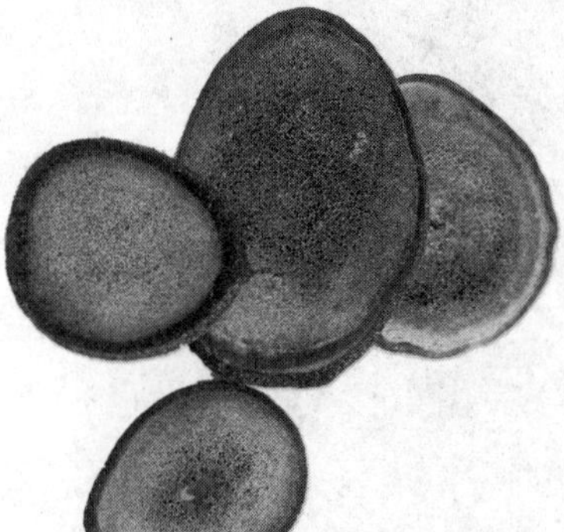

驱于中原，未知鹿死谁手。”另外在我国传统文化中“鹿”与“禄”谐音，故而鹿还被视为财源滚滚的象征。

鹿茸为鹿科动物马鹿或梅花鹿尚未骨化的幼角。鹿角之初生者，含血未成骨时，如草之嫩芽，故名鹿茸。鹿茸其性温，味甘、咸，秉纯阳之质，含生发之气，功能补肾阳，益精血，强筋骨。主治畏寒肢冷、头晕耳鸣、精神疲惫、腰膝酸痛、骨软骨痛、阳痿早泄、宫寒不孕、小便频数、崩漏带下、小儿发育迟缓等，非他药可比。其他壮阳药多燥，鹿茸壮而不燥；其他行气药多散，鹿茸行而不散；其他行血药多攻，鹿茸补而不攻。鹿茸为血肉有情之品，用治虚羸，似较他药为胜。因鹿身多有白色或黄色斑点，所以鹿异名斑龙，而鹿茸则被称作斑龙珠。

《梦溪笔谈》云：“凡用茸无乐太嫩，世谓之茄子茸，但珍其难得耳，其实少力，坚者又太老，唯长数寸，破之肌如朽木，茸端如玛瑙红玉者最善。”鹿茸入药多入丸散剂中，亦可研末吞服，常用量为0.5～1克，或浸酒用。

鹿角作用与鹿茸相似，而力量较弱，有时可作鹿茸的代用品。头为诸阳之会，众阳之聚，上钟于角，故鹿角擅长助阳。鹿之精气全在于角，角本下连督脉，鹿之角在行兽中为最大，则鹿之督脉可知为最盛，故能补人身之督脉。督脉通于肾，故又能益肾。角之中皆贯之血，冲为血海，故又能养冲脉。督冲双补，气血兼顾，是一药而兼有数种特殊功能。用鹿角煎熬而成的胶块即为鹿角胶，所剩余的骨渣即鹿角霜。古人认为胶、霜功能相似，《神农本草经》等医籍记载：“主伤中劳绝，腰痛，羸瘦，补中益气，妇人血闭无子，止痛，安胎。久服轻身延年。一名鹿角胶。”二者均有温肾壮阳，滋精益血之功，但胶之滋养精血作用较胜于霜，霜则偏于温肾助阳且滋腻之性。《续名医类案》引前人所撰医案记述说：“一儒者苦学久困场屋，得痰吐衄盈盆，羸骨立，夜卧交睫（闭目），即梦斗败争负恐怖之状，不可形容。如是十载，每劳则发，用正心安神不效。一日读脏气法时论，乃知人魂藏于肝，肝又藏血。作文既苦，衄血又伤，则魂失养，故交睫若此。知非峻补不奏功，乃以酒溶鹿角胶，空腹饮之，五日而睡卧安，半月而肌肉生，一月而神气复，始能出户。”此病案充分证明了鹿角的补益之功。

另明代张景岳在其所著《景岳全书》中写有“全鹿丸”方，用“中鹿一只，缚杀之，退去毛，将肚杂洗净，同鹿肉加酒煮熟，将肉横切，焙干为末；取皮同杂仍入原汤熬膏，和药末、绞肉加炼蜜和捣为丸。其骨须酥炙为末，同入之……上先须精制诸药为末（三十余味），和匀一处，候鹿胶成就，和捣为丸，桐子大，焙干。用生黄绢作小袋五十条，每袋约盛一斤，悬置透风处，用尽一袋，又取一袋。阴湿天须用火烘一二次为妙。每服八、九十丸，空心临卧姜汤、盐汤、白汤任下，冬月温酒亦可。”并言“此药能补诸虚百损，五劳七伤，攻效不能尽述。人制一料服之，可以延年一纪。其法须四人共制一鹿，分而服之，逾年又共制之，四人共制四年，则每人得一全鹿。若一人独制一料，恐久留变坏，药力不全矣。”全鹿丸确实有温阳滋精，益气养血的功能，然而临床应用亦不可盲目乱投。如《续名医类案》引叶天士之言，记载有四人服全鹿丸而毙命的病案，乃“无病而喜服温补药之害也”，原文为：“新场镇有升绸缎铺，湖州沈里千之子，号赤文，年二十，读书作文，明敏过人，其父母甚爱之。将毕姻，令全鹿丸一料，少年四人分服之。自冬至春，忽患浑身作痛，有如痛风，渐渐腹中作痛，有形之块累累于肠，肌肉削瘦，饮食不进。延刘公原瞿治之，乃父一闻消导清火之药，畏惧不用，惟以参、术投之。七月初旬，余至叶坤生家，道经其门，乃父邀进问余，言小儿晚间大便去黑粪如拳大一块，目下遍身如火，欲饮井水，不知何故。余进诊视，脉息数大，身体骨立，渴喜冷冻饮料。视其所下之块黑而坚硬，意为瘀血结成。适闵介申家有酒蒸大黄丸，用二钱，下黑块不计其数。用水浸之，胖如黑豆。询其所以，乃全鹿丸未化也，始知为药所误，不数日热极而死。同服三少年，一患喉痹而死，一患肛门毒而死，一患吐血咳嗽而死。此皆无病而喜服温补药之害也。录此以劝世人，不必好补而服药。”

麻　黄

轻可去实第一药

麻黄为麻黄科植物草麻黄、中麻黄或木贼麻黄的干燥草质茎。其性温，味辛、微苦，有发汗散寒、宣肺平喘、利水消肿的功效，可治疗风寒感冒、胸闷喘咳风水浮肿、支气管哮喘等病症。麻黄植株具有喜光、抗严寒、耐高温、耐干旱、耐沙埋、耐土壤瘠薄、不喜水湿的特性。麻黄这种如同骆驼一样超强的耐旱本领，完全要归功于自身的形态特征。麻黄似草似木，叶如松针而有节，可以把水分蒸发减少到最低限度。麻黄的根系非常发达，地上部分虽然看起来不高，但地下的根系能够向地底不断延伸，去汲取水分和养料。所以，在高原、平地、山麓缓坡，甚至干旱的荒漠沙漠地带，都不难见到大片麻黄生长所营造出来的绿洲风情。

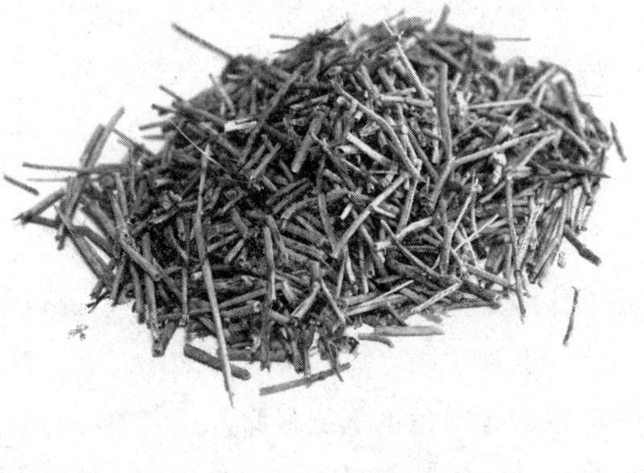

《景岳全书》云麻黄“味微苦微涩，气温而辛，升也，阳也。此以轻扬之味，而兼辛温之性，故善达肌表，走经络，大能表散风邪，祛除寒毒，一应瘟疫疟疾，瘴气山岚，凡足三阳表实之证，必宜用之。苦寒邪深入少阴、厥阴筋骨之间，非用麻黄、官桂不能逐也。但用此之法，自有微妙，则在佐使之间，或兼气药以助力，可得卫中之汗，或兼血药以助液，可得营中之汗；或兼温药以助阳，可逐阴凝之寒毒；或兼寒药以助阴，可解炎热之瘟邪。此实伤寒阴疟家第一要药，故仲景诸方以此为首，实千古之独得者也。”历代中药典籍乃至现代中药学教材，大都把麻黄排在卷首，麻黄汤亦位列群芳之冠。

《本草从新》引僧继洪语曰：“中牟产麻黄地，冬不积雪，性热可知。”对此邹润安议论说：“麻黄之实，中黑外赤，其茎宛似脉络骨节，中央赤，外黄白（节上微有白皮）。实者先天，茎者后天。先天者物之性，其义为由肾及心；后天者物之用，其义为由心及脾肺。由肾及心，所谓肾主五液，入心为汗也；由心及脾肺，所以分布心阳，外至骨节肌肉皮毛，使其间留滞无不倾囊出也。故栽此物之地，冬不积雪，为其能伸阳气于至阴中，不为盛寒所凝耳。”以麻黄的实和茎的颜色，按五行中五色所属来推论其性，虽然振振有词，但终是稍嫌牵强。因有“麻黄用数分，即可发汗”（陆九芝语）及“麻黄不过钱”“夏日不宜用麻黄”等戒句，所以长期以来多有医者如《本草正》所言：“多有畏主力毒药而不敢用，又有谓夏月不宜用麻黄者，皆不达。”麻黄药力雄厚，气行表里，自仲景在《伤寒杂病论》倡用之后，在近千年的时间里，麻黄都一直是中药中占有重要地位的一味药。但自河间派（刘完素创立）大兴寒凉，医风改向之后，麻黄渐至今日愈来愈稀用，有医者视麻黄如猛虎，即遇可用之证，也多“明哲保身”，力求平稳，常以他药易之，每致错失良机。然而医籍中亦可见到有胆识的医学家重用麻黄取得成功的病案，其中最值得称道的要算是吴鞠通了。在《吴鞠通医案》中记有一则用麻黄治疗症起于肝经郁勃，从头面肿起，腹因胀大的“蛊胀”。患者以周身肿胀，“满腹青筋暴起如虫纹”为主要症状。吴鞠通先令患者“服鲤鱼汤一昼夜，耳闻如旧，目视如旧，口中血块全无，神气清爽，但肿胀未除。”于是判断认为“初五日经谓病始于下而盛于上者，先治其下，后治其上，病始于上而盛于下者，先治其上，后治其下，此病始于上肿，当发其汗，与《金匮》麻黄附子甘草汤。”并开新方为“麻黄（二两，去节）熟附子（一两六钱）炙甘草（一两二钱）。煮成五饭碗，先服半碗，得汗，止后服，不汗再服，以得汗为度。”但此方一开，就有人提出异议了，原文为：“此方甫立未分量，陈颂帚先生一见云：断然无效。予问曰：何以不效？陈先生云：吾曾用来。予曰：此在先生用，诚然不效，予用或可效耳。王先生名谟（忘其字）云：吾甚不解，同一方也，药止三味，并无增减，何以为吴用则利，陈用则否，岂无知之草木，独听吾兄使令哉？予曰：盖有故也。陈先生性情忠浓，其胆最小，伊芳恐麻黄发阳，必用八分，附子护阳，用至一钱以监制，又恐麻黄、附子皆剽悍药也，甘草平缓，遂用一钱二分，又监制麻黄、附子。服一帖无汗，改用八味丸矣，八味阴柔药多，乃敢大用，如何能效。病者乃兄陈荫山先生入内室，取二十八日陈颂帚所用原方分量，一毫不差，在座者六七人，皆哗然笑曰：何先生之神也。予曰：余常与颂帚先生一同医病，故知之深矣。于是麻黄去净节用二两，附子大者一枚，得一两六钱，少麻黄四钱，让麻黄出头，甘草一两二钱，又少附子四钱，让麻黄、附子出头，甘草但镇中州而已。众见分量，又大哗曰：麻黄可如是用乎。颂帚先生云：不妨，如有过差，吾敢当之。众云：君用八分，未敢足钱，反敢保二两之多乎。颂帚云：吾在菊溪先生处，治产后郁冒，用当归二钱，吴君痛责，谓当归血中气药，最能窜阳，产后阴虚阳越，例在禁条，岂可用乎。夫麻黄之去当归，奚啻十百，吾用当归，伊芳责之甚，岂伊芳用麻黄又如是之多，竟无定见乎。予曰：人之畏麻黄如虎者，为其能大汗亡阳，未有汗不出而阳亡于内者，汤虽多，但服一杯，或半杯，得汗即止，不汗再服，不可使汗淋漓，何畏其亡阳哉。”那么解释了一通之后，患者是肯服药了，但是接着又出现了令人啼笑皆非的一幕。大夫解释了“此症闭锢已久，阴霾太重，虽尽剂未必有汗。予明日再来发汗”之后，“病家始敢买药，而仙芝堂药铺竟不卖，谓想是钱字，先生误写两字”，药铺的人居然认为是大夫写错了用量，不肯卖给患者那么多的麻黄，最后只有“主人亲自去买，方得药。服尽剂，竟无汗。”当时在江南“麻黄不过五（分）”之说颇盛，医生望麻黄而却步，麻黄几成禁药。作为清代温病大家的吴鞠通，竟然能像伤寒学派祖师医圣张仲景一样，有胆识并且会使用如此大剂量的麻黄、附子，确是难能可贵的。若非出自本人医案，真令人难以置信。

不过麻黄毕竟难以驾驭，用之失当，则祸不旋踵。李时珍在《本草纲目》中告诫道：“服麻黄自汗不止者，以冷水浸头发，仍用扑法即止。凡服麻黄药，须避风一日，不尔病复作也。凡用须佐以黄芩，则无赤眼之患。”此又为医者不可不识也。

马齿苋

野菜解毒疗恶疮

马齿苋别名马齿菜、长寿菜、安乐菜，为马齿苋科植物马齿苋的地上部分，原来只做野菜食用，后亦作药用。《本草图经》说：“马齿苋，又名五行草，以其叶青、梗赤、花黄、根白、子黑也。”马齿苋还有“心不甘”（“甘”是“干”的谐音），又因其在炎夏酷热时也能生长旺盛，所以又有“晒不死”“太阳草”“长命草”等别名。朱橚所著《救荒本草》里称马齿苋“采茎叶煮食之，味鲜美”。伟大革命家毛泽东主席也喜食马齿苋，并曾赞道：“马齿苋，既可食，又是药。”小时候的毛泽东和其教学先生对对子时，先生出上联“牛皮菜”，毛泽东脱口而出的下联便是“马齿苋”。

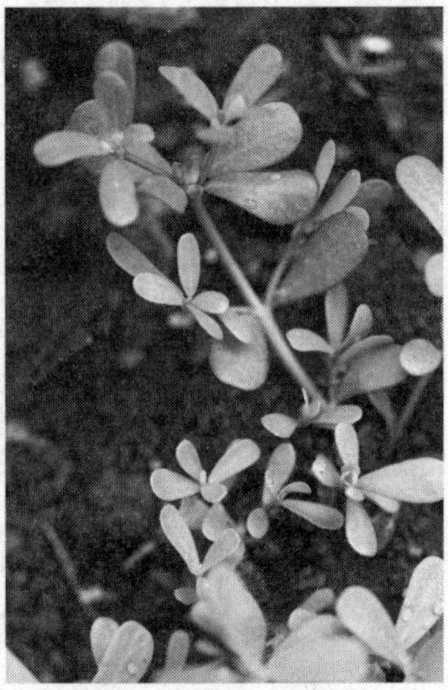

马齿苋其性

寒，味苦、酸，能清热解毒，凉血止血，止利。主治热利脓血、热淋、便血、崩漏、痈肿疮疡、丹毒肿痛等。《内经》云："营气不从，逆于肉里，乃生痈肿。"《本草经疏》则引《素问玄机原病式》云："诸痛痒疮，皆属心火。马齿苋辛寒能凉血散热，故主症结，痈疮疔肿，白秃，及三十六种风结疮，捣敷则肿散疔根拔，绞汁服则恶物当下，内外施之皆得也。"

现代研究结果显示，马齿苋内含大量去甲肾上腺素、三萜醇类、氨基酸、核黄毒等。对痢疾杆菌、大肠杆菌、伤寒杆菌、金黄色葡萄球菌等细菌有抑制作用。具有较明显的抗氧化、延缓衰老和润肤美容功效。此外，尚能兴奋子宫平滑肌。临床上还用于治疗细菌性痢疾、急性胃肠炎、腹泻、子宫功能性出血，并治疗化脓性皮肤病和外科感染等疾病。

麦　冬

知是东坡亲手煎

麦冬别名麦门冬，为百合科植物麦冬的块根。《本草纲目》说："麦须曰虋（mén，本意是指赤粱粟，也是谷类的总称，引申义是茂草，茂盛），此草根似麦而有须，其叶如韭，凌冬不凋，故谓之麦冬，及有诸韭、忍冬诸名。俗作门冬，便于字也。可以服食断谷，一名仆垒，一名随脂。"

麦冬其性寒，味甘、微苦，功能养阴润肺，清心除烦，益胃生津。主治肺燥干咳少痰、咯血、咽痛、虚烦失眠、心悸怔忡、胃脘疼痛、呃逆、大便干结等。另外也具有延年益寿作用，如《神农本草经》就将麦冬列为养阴润肺的上品，并言其"久服轻身，不老不饥"。《本草拾遗》也谓："久服轻身明目，和车前地黄丸服，去湿痹、变白，夜视有光。"《本草经疏》还引《名医别录》说麦冬"保神定肺气，则兼润乎心肺。胃气盛则五脏之气皆有所禀而安，脾胃俱实则能食而

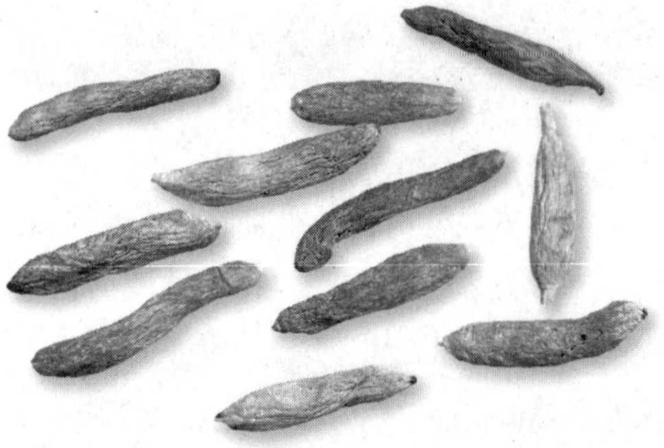

肥健。脾统血，心主血，五脏之英华皆见于面，血充脏安则华彩外发而颜色美矣。脾胃强则后天之元气日盛。下气则阳交于阴，交则虚劳愈而内热不生，内热去则阴精日盛，故有子。"

关于麦冬主治功能的原理，不少药书多就养胃立论，认为"必当识得此旨，方能洞达此中利弊"。张锡纯认为"唯邹润安痉解最妙"，并在其《医学衷中参西录》中引邹润安

之言记载："胃之为腑，多气多血，凡有变动每患其实不患其虚。设使胃气偏胜，所纳虽多，转输稍不循序，则气之壅结所不能免，是心腹结气伤中伤饱所由来也。至胃络脉绝，当以仲景'胃气生热，其阳则绝'为解。盖心腹既有结气，则输送之机更滞，是以中气无权，不患伤饥，每为饱困，由是胃气益盛，孤阳生热，渐致脉络不与心肺相通，则食入不得为荣，形羸气短诸恙生矣。麦冬质柔而韧，色兼黄白，脉络贯心，恰合胃之形象，其一本间根株累累，四旁横出，自十二至十六之多，则有似夫与他脏腑脉络贯注之义，其叶隆冬愈茂，青葱润泽，鉴之有光，则其吸土中精气，上滋梗叶，绝胜他物可知。且其味甘中有苦，又合从胃至心之妙，是以胃得之而能输精上行，自不与他脏腑相绝，肺得之而能敷布四脏，洒陈五腑，结气自尔消熔，脉络自尔联续，饮食能养肌肤，谷神旺而气随之充也。"

民间还有人说因麦冬常栽于门前阶边，为护门阶之草，故有"门"之名，其叶绿如麦须且经冬不凋，故有"麦冬"之称谓。如宋代诗人范成大在《霜后记园中草木》中云："门冬如佳隶，长年护阶除。生儿乃不凡，磊落玻璃珠。"

麋　茸

百年沧桑话麋鹿

麋茸为鹿科动物麋鹿的带有茸毛的幼角。屈原在《九歌·湘夫人》中曰："麋何食兮庭中？蛟何为兮水裔？"因为麋鹿头脸像马、角像鹿、颈像骆驼、尾像驴，故称"四不像"。

《梦溪笔谈》说："窃详古人之意，凡含血之物，肉差易长，其次筋难长，最后骨难长。唯麋角自生至坚，无两月之久，大者乃重二十余斤，其坚如石。计一昼夜须生数两，凡骨之顿成生长，神速无甚于此，此骨血之至强者，所以能补骨血，坚阳道，强精髓也。"《新修本草》云："服之功力胜鹿茸。"《本草求真》则认为："麋、鹿虽分有二，然总不外填补精髓，坚强筋骨，长养气血而为补肝滋肾之要药也。"

麋鹿曾在中国绝迹将近85年之久。1900年秋，八国联军攻入北京，北烧圆明园，南掠皇家猎苑，南苑麋鹿被西方列强劫杀一尽，举世公认，1900年麋鹿在中国本土灭绝，那些圈养在欧洲动物园中的麋鹿也由于生态环境的恶化（圈舍代替了湿地），种群规模缩小（离群索居）而渐渐死去。

中国是麋鹿的老家，随着祖国的强大稳定，许多动物学家呼吁，让这些特殊的"海外游子"——麋鹿还家。1985年5月北京麋鹿苑开始兴建，如今，北京麋鹿苑、湖北石首、江苏大丰三大种群及全国十几处动物园小种群已繁殖成活麋鹿800余头，种群扩散工作仍在进行中。麋鹿还家是中国政府致力于生物多样性保护中成功实施“重引入”项目的范例。

斗转星移，麋鹿的失而复得竟与国运的荣辱兴衰息息相关，实在令人感慨。

牡丹

天下真花独牡丹

我国是牡丹之乡。牡丹花妖艳多姿、雍容大方、富丽华贵、风格高尚，是中华民族的象征而被誉为“国花”。牡丹其叶如玉翠，蕊如金屑，观赏价值极高。其根皮是著名的中药材牡丹皮。作为药用植物，应在秦汉以前；作为观赏植物，则迟始于隋代。

张元素说：“牡丹乃天地之精，为群花之首。”宋代文学家欧阳修赞道：“天下真花独牡丹。”李时珍《本草纲目》说：“群花品中，以牡丹为第一，芍药第二，故世谓牡丹为花王，芍药为花相。”

牡丹原产于我国西北山区，经过人们数百年间不间断的辛勤培育，到宋代已出现了许多优良的品种，而至现今牡丹则主产于安徽、山东、四川、陕西等地。欧阳修的《洛阳牡丹图》写道：“当时绝品可数者，魏红窈窕姚黄妃。寿安细叶开尚少，朱砂玉版人未知。传闻千叶昔未有，只从左紫名初驱。四十年间花百变，最花最好潜溪绯。”诗中所说的魏红、姚黄、寿安、潜溪绯等都是名品，其中尤以姚黄、魏红（紫）为最。姚黄为千叶黄花牡丹，因出于姚氏，故名。姚黄为牡丹品相中最佳者，一年也不过数朵，所以被诗人赞为“无双”“绝品”。

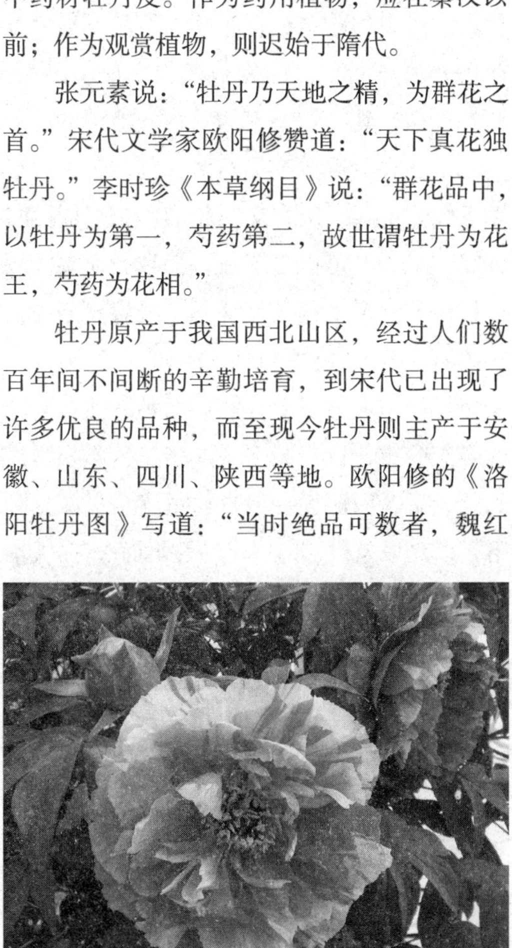

白居易的《牡丹芳》一诗写道：“牡丹芳，牡丹芳，黄金蕊绽红玉房。千片赤英霞烂烂，百枝绛点灯煌煌。照地初开锦绣段，当风不结兰麝囊。仙人琪树白无色，王母桃花小不香。宿露轻盈泛紫艳，朝阳照耀生红光。红紫二色间深浅，向背万态随低昂。映叶多情隐羞面，卧丛无力含醉妆。低娇笑容疑掩口，凝思怨人如断肠。浓姿贵彩信奇绝，杂卉乱花无比方。石竹金钱何细碎，芙蓉芍药苦寻常。遂使王公与卿士，游花冠盖日相望。庳车软舆贵公主，香衫细马豪家郎。卫公宅静闭东院，西明寺深开北廊。戏蝶双舞看人久，残莺一声春日长。共愁日照芳难驻，仍张帷幕垂阴凉。花开花落二十日，一城之人皆若狂。三代以还文胜质，人心重华不重实。重华直至牡丹芳，其来有渐非今日。元和天子忧农桑，恤下动天天降祥。去岁嘉禾生九穗，田中寂寞无人至。今年瑞麦分两岐，君心独喜无人知。无人知，可叹息。我愿暂求造化力，减却牡丹妖艳色。少回卿士爱花心，同似吾君忧稼穑。”对貌美的牡丹作出了情感复杂的感叹和描写。宋代王溥的《咏牡丹》说得比较直接：“枣花至小能成实，桑叶虽柔解吐丝。堪笑牡丹如斗大，不成一事又空枝。”竟然是公然嘲笑牡丹白开了那么大一朵花，到头来还不如花小的枣树能结果。

但其实人们喜爱牡丹不单单是因为其观赏价值，还有其药用价值也值得一提。牡丹的药用功能最早见载于《神农本草经》。牡丹花味苦淡，性平无毒，有调经活血的功能。民间还有人用牡丹加蜂蜜冲茶，茶味香甜微苦，清爽可口，能败火解毒润肠。临床上牡丹花多用于治疗妇科月经不调外，并无他用。李时珍说：“牡丹惟取红白单瓣者入药，其千叶异品，皆人巧所致，气味不纯，不可用。”而其根皮的药用却相当广泛，牡丹皮别名丹皮，为毛茛科植物牡丹的根皮。其性微寒，味辛、苦。功能清热凉血，活血祛瘀。主治吐血、衄血、阴虚发热、夜热早凉、血滞经闭、痛经、跌打伤痛、痈肿疮毒等。现代研究结果证明，牡丹皮含牡丹酚苷、牡丹酚原苷、芍药苷、挥发油等成分，具有抗感染、解热、镇痛、解痉、利尿、抗溃疡、降血压等作用，并有抗血小板凝集、抑制细菌等作用。临床上主要治疗原发性血小板减少性紫癜、高血压病、过敏性鼻炎、急性湿疹等疾病。《本草汇言》引用《深师方》中的一段论述将其临床配伍应用阐述得淋漓尽致。书中写道：“用牡丹皮，同当归、熟地则补血；同莪术、桃仁则破血；同生地、芩、连则凉血；同肉桂、炮姜则暖血；同川芎、白芍药则调血；同牛膝、红花则活血；同枸杞、阿胶则生血；同香附、牛膝、归、芎，又能调气而和血。若夫阴中之火，非配知母、白芍药不能去；产后诸疾，非配归、芎、益母不能行。又欲顺气疏肝，和以青皮、柴胡；达痰开郁，和以贝母、半夏。若用于疡科排脓、托毒、凉血之际，必协乳香、没药、白芷、羌活、连翘、金银花辈，乃有济也。”牡丹皮，清心，养肾，和肝，利包络，并治四经血分伏火。血中气药也。善治女人经脉不通，及产后恶血不止。又治衄血吐血，崩漏淋血，跌扑瘀血，凡一切血气为病，统能治之。盖其气香，香可以调气而行血；其味苦，苦可以下气而止血；其性凉，凉可以和血而生血；其味又辛，辛可以推陈血，而致新血也。故甄权方治女人血因热而将枯，腰脊疼痛，夜热烦渴，用四物重加牡丹皮最验。

牡丹一般分观赏和药用两种，前者以花的容貌为重，以花朵大、瓣多、色彩缤纷而见长；后者因药性在根皮质量优良上区分高下，以其根条粗、肉厚、粉性足而著称。《本草图经》却告诫人们：“圃人与欲其花之诡异，皆秋冬移植，培以粪土，至春盛开，其状百变。故其根性殊失本真，药中不可用，其品绝无力也。”仅供参考。

牡　蛎

天上天下蚝油鲜

牡蛎别名蚝壳、海蛎子壳、左牡蛎。以牡蛎科动物长牡蛎、大连湾牡蛎或近江牡蛎的贝壳等入药。

牡蛎其性微寒，味咸，功能重镇安神，敛阴潜阳，软坚散结。临床上常与龙骨同用，主治心神不安、惊悸失眠、头晕目眩、盗汗、遗精、崩漏、带下、瘰疬、痰核、瘿瘤等。牡蛎含碳酸钙、磷酸钙、硫酸钙，并含镁、硅、氧化铁等，虽然与主要化学成分为碳酸钙、磷酸钙的龙骨相似，但龙骨为古代哺乳动物如象类、犀牛类、三趾马等的骨骼化石。《本草求真》说："龙骨功与牡蛎相同，但牡

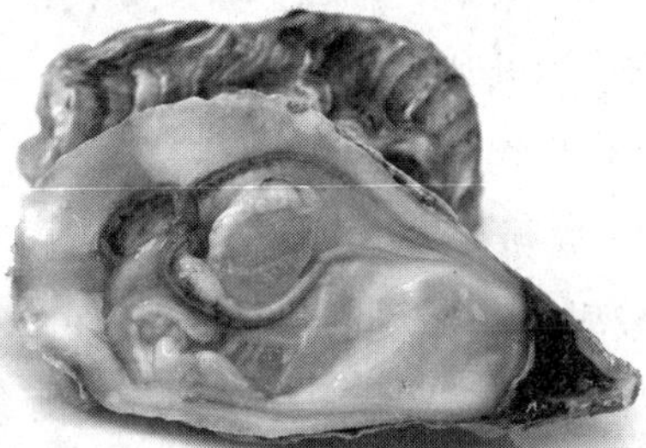

蛎咸涩入肾，有软坚化痰清热之功，此属甘涩入肝，有收敛止脱、镇惊安魄之妙，如徐之才所谓涩可止脱，龙骨牡蛎之属。"

牡蛎肉别称蛎黄、蚝子肉，有"海底牛奶"之誉。《医林纂要》称其："清肺补心，滋阴养血。"崔浩《食经》说："治夜不眠，志意不定。"现代研究结果证明，牡蛎肉含蛋白质、脂肪、肝糖和10种必需氨基酸、谷胱甘肽、维生素A、维生素B_1、维生素B_2、维生素D、维生素E及碘、铜、锌、锰、钡、磷、钙等，其中锌的含量为其他食物之冠。

特别提出的是，牡蛎是久负盛名的海鲜珍品，民间还要"天上天下，牡蛎独尊"的说法。宋·苏颂《本草图经》："(牡蛎)今海旁皆有之，而南海闽中及通泰间尤多。此物附石而生，相连如房，故名蛎房，一名蚝山，晋安人呼为蚝莆。初生海边才如拳石，四面渐长有一二丈者，崭岩如山，每一房内有蚝肉一块，肉之大小随房所生，大房如马蹄(荸荠)，小者如人指面，每潮来，诸房皆开，有小虫入，则合之以充腹。海人取者，皆凿房以烈火逼之，挑取其肉当食品，其味美好，更有益也。海族为最贵。"现今市面上的鲜味调料蚝油即是因其成分中含有牡蛎肉汁而取名的。加用蚝油烹制的菜肴确实味道鲜美，蚝油是笔者近些年来最喜爱的调料之一。

木 瓜

孔子苞苴神农药

木瓜别名皱皮木瓜、木瓜实、宣木瓜，为蔷薇科植物贴梗海棠的几近成熟果实。《国风·卫风·木瓜》：“投我以木瓜，报之以琼琚。匪报也，永以为好也。”可见远在两千多年前的古代，不仅已有木瓜的栽培，而且木瓜还是青年男女交友，礼尚往来的礼物。明代丘濬收到朋友赠送的木瓜后作诗答谢曰：“久入神农为药品，曾从孔子见苞苴（指赠送的礼物）……深感故人相赠如，此情何以报琼琚。”

木瓜其性温，味酸，有浓烈香气。入药功能舒筋活络，和胃化湿，平肝。主治风湿痹证、脚气水肿、吐泻转筋等。熟木瓜可作水果进食，果肉绵软，甜润可口；生木瓜色泽青绿，质地坚实，可当蔬菜食用，风味独特。

木瓜营养丰富，主要含皂苷、苹果酸、酒石酸、柠檬酸、维生素C等，具有保肝作用，对肠道菌和葡萄球菌有明显的抑制作用。临床上还用于治疗急性细菌性痢疾、急性病毒性肝炎、破伤风、小儿泌尿系统感染等疾病。

《名医类案》记有刘太保（名仲海）患淋疾求医于撰《卫生宝鉴》的罗谦甫。刘问曰：“近夏月来，同行人多有淋证，气运使然，抑水土耶？”罗答：“此间别无所患，独公所有之，殆非气运、水土使然。”继问公近来多食何物，刘太保言道：“宣使赐木瓜百余对，遂多蜜煎之，每客至，以此待食，日三五次。”罗谦甫说：“淋由此也。《内经》曰：酸多食之，令人癃（凡治小便不利，不可用酸）。夺饮则已。”刘问曰：“酸味致淋，其理安在？”答曰：“小便主气，经云，酸入于胃，其涩以收，上之两焦，弗能出入也。不出则留胃中，胃中和，湿则下注膀胱。”又据《本草备要》引清代医家郑奠一言：“木瓜乃酸涩之品，世用治水肿、腹胀，误矣！有大僚舟过金陵，爱其芬馥，购数百颗置之舟中，举舟人皆病溺不得出，医以通利药罔效。迎予视之，闻四面皆木瓜香，笑谓诸人曰：彻去此物，溺即出矣，不必用药也。于是尽投江中，顷之，溺皆如旧。”因木瓜（尤其是欠熟的木瓜）其性酸涩，“酸收”太过，而至尿潴留。

《本草纲目》称：“木瓜处处有之，而（安徽）宣城者为佳。”宣木瓜果大肉厚，体糯味酸甜，被奉为贡品。陆游还在《或遗木瓜有双实者香甚戏作》中写道：“宣城绣瓜有奇香，偶得并蒂置枕旁。”《名医别录》则说：“患头风人，以鲜者放枕边，引散肝风，日久渐安。”

《续名医类案》中又记有一则医案：“许叔微治一人，项强筋急不可转侧，自午后发，黄昏时定，此肝肾二脏受风也。谓此必先从足起，少阴之筋，自足至项。筋者，肝之合。日中至黄昏，阳中之阴，肺也。自离至兑，阴旺阳弱之时，故《灵宝毕法》云：

离至干，肾气绝而肝气弱，肝肾二脏受邪，故发于此时。用宣州木瓜二个，取盖去瓤，没药二两，乳香二钱半，二味入木瓜缚定，饭上蒸三四次，烂研成膏。每用三钱，入生地黄汁半盏，无灰酒二盏，暖化温服，及都梁丸服之而愈。”

笔者在治疗下肢疼痛、麻木、肿胀的患者时，常于对症药物中，伍用木瓜、薏苡仁、牛膝，每获良效。治疗“遗溺”用补肾固摄药加入木瓜能增强疗效。对脱发（斑秃）患者，木瓜亦多用之。以上经验望可供同仁们作临床参考。

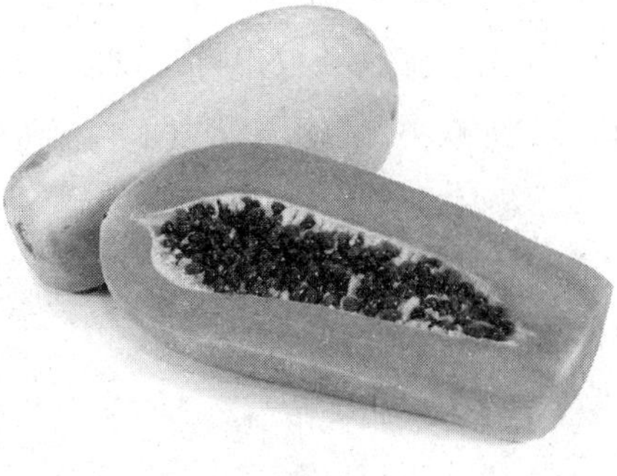

但有俗语：“梨百损一益，楙（木瓜）百益一损。”木瓜亦不宜久服，常人不可多食；内有郁热、小便短赤者忌服。孟诜说：“多食木瓜损齿及骨。”

木　香

治气总药香满屋

木香因其气香如蜜而名，别名南木香、广木香，为菊科植物木香或川木香的根。《本草纲目》引《三洞珠囊》说：“五香者，即青木香也。一株五根，一茎五枝，一枝五叶，叶间五节，故名五香，烧之能上彻九天也。古方治痈疽有五香连翘汤，内用青木香。”因后人称马兜铃为青木香，所以改称木香为南木香。

木香以广州，形如枯骨的质量为最好，称为“广木香”，香气触鼻而不燥烈。《本草汇言》说：“广木香，《本草》言治气之总药，和胃气、通心气、降肺气、疏肝气、快脾气、暖肾气、消积气、温寒气、顺逆气、达表气、通里气，管统一身上下内外诸气，独推其功。”木香其性温，味辛、苦，有行气止痛，健脾消食的功效。主治脘腹胀痛、食积不化、泻痢、里急后重、胸胁胀痛、寒疝腹痛等。

《续名医类案》载引《吴江县志》文说：“盛用敬治一妇卒厥，昏昏若醉梦，手足筋牵。盛诊之，六脉俱脱。忽有麻衣者在

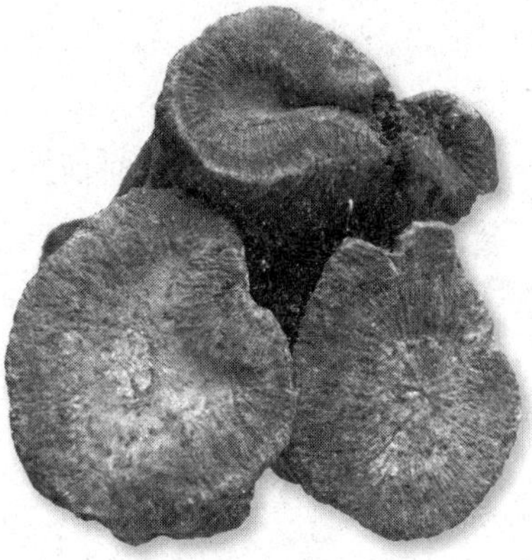

侧，问其人，则病者之婿也。问其服，妻之服也。问其妻子，死仅半月，死以产后症。忽悟曰：此病必忧郁所致。以木香流气饮投之，一服而瘥。”又《名医类案》引《百一选方》记一病案云：“昌国人买得鳖十数枚，痛饮大嚼，且食红柿。至夜忽大吐，继之以血，昏不知人，病垂殆。同邸有知其故者忧之。忽一道人云：唯木香可解。但深夜无此药，偶有木香饼子一贴，试用之，病人口已噤，遂调药灌，即渐苏，吐定而愈。”

《本草会编》云：“木香与补药为佐则补，与泄药为君则泄也。”其用于滋补药中，能疏通其气以免滋腻呆滞，如归脾汤有木香一味，木香辛香而散，理气醒脾，使全方灵而不窒，补而不滞，滋而不腻。

《本草正义》称木香：“虽洁古谓气味俱厚，当主沉降，然其气浓郁，药中有此一味，则煮之香闻满屋，必不可概以为降。”《本草纲目》引《修养书》云：“正月一日取五木煮汤以浴，令人至老须发黑。”据古书记载，道家多用木香煮水洗澡。木香行气，气行则血行，木香汤洗浴能温通经脉，促进全身气血周流而有益于健康，感兴趣的养生爱好者们不妨一用。

牛　黄

药中之贵莫过比

牛黄，苦，凉。归心、肝经。《神农本草经》把牛黄列为可以让人延年益寿的上品。牛黄为牛的胆囊、胆管或肝管中的结石。谈到结石，得过这种病的人都谈石色变，因为结石会令人们的身体遭受极大的痛苦，还会带来危险的并发症。与人相近，动物罹患结石后也会痛苦不堪。如骡、马、牛患结石后，会嘶鸣不止，饮食骤减，日渐消瘦；猴得结石后，焦躁不安，上蹿下跳，时而发狂；狗长结石会昼夜狂吠或发疯。

据《名医别录》记载：“牛黄生陇西及晋地，特牛胆中得之，即阴干百日使燥，无令见日月光。”《本草纲目》载：“凡牛有黄者，身上夜有光，眼如血色，时复鸣吼，恐惧人。又好照水，人以盆水承之，伺其吐出，乃喝迫，即堕下水中，取得阴干百日。一子如鸡子黄大，重叠可揭折，轻虚而气香者佳。”宋代药物学家苏颂称这样取出的牛黄是“活牛黄”，为牛黄中之上品。《本草纲目》云：“药中之贵，莫复过此。一子及三二分，好者值五六千至一万也。”牛黄通常是杀死病牛后得到的，所以一枚牛黄往往是以牺牲一头牛的生命为代价而获得的。古有“千金易得，牛黄难求”之说。东汉权臣梁冀为牟利就曾趁皇子生病时高价贩卖牛黄，此事《资治通鉴·卷五十三》有记载：“时皇子有疾，下郡县市珍药；而冀遣客赍书诣京兆，并货牛黄。”

牛黄的产地遍及亚、欧、澳、美，但以国产为优。如国产的牛黄解毒丸，治疗咽喉

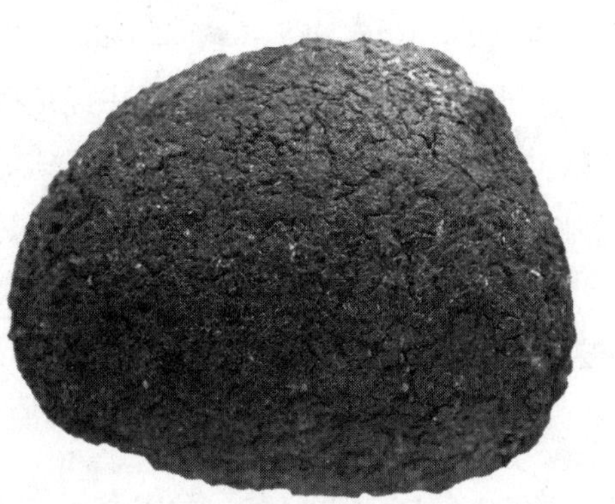

肿痛等有显著疗效而享誉海外，许多治疗胆道疾患和热病的中西药中也有牛黄的成分。

因为牛黄贵重而难得，有无良商户用大黄粉、黄连粉、鸡蛋黄等加牛胆汁制成以假乱真的伪品。对此，前人有辨别其真伪法。《新修本草》载："俗人多假作，甚相似，唯以磨爪甲舐拭不脱者，是真之。"《本草纲目》中也有记载的"试法但揩摩手甲上，透甲黄者为真"的辨别方法。《本草通玄》："牛黄体轻气香，置舌上，先苦后甘，清凉透心者为真。"

牛一般要10岁以上才能结黄，但现代的养牛技术经过改良后饲养得法，病牛很少。为了满足人们对牛黄的需求，现有采用手术在牛的胆囊中种下牛黄的"核心"（即人造结石），牛受到这一刺激会自行分泌出形成牛黄的物质，将人工植入的核心一层层包裹起来。这种牛黄与天然牛黄的质量相差无几，为牛黄开辟了新的来源。然而即便有了这种在活牛身上人工植黄的方法，牛黄市场依然供不应求。经过研究，科学家们用牛胆汁或猪胆汁人工提取制成人工牛黄，从而缓和了牛黄紧俏的局面。当然人工牛黄与天然牛黄的疗效还是有相当差距的，只有如北京同仁堂的"安宫牛黄丸"和少数经过国家特批的中药能使用天然牛黄或人工植黄。

2012年12月，国家食品药品监督管理局下发通知要求，药品生产企业应严格按照药品标准投料生产，严禁擅自以其他药材或原料替代。临床急重病症药品中的牛黄不得使用人工牛黄替代。

通知要求，对于国家药品标注处方中含牛黄的临床级急重病症用药品种，包括安宫牛黄丸、大活络丹、回春丹、片仔癀等38个品种，可以将处方中的牛黄固定以培植牛黄或体外培育牛黄等量替代投料使用，但不得使用人工牛黄替代。凡生产中使用培植牛黄、体外培育牛黄、人工牛黄替代牛黄，以及使用人工麝香替代天然麝香的品种，其说明书及标签中"成分"项下应准确标明。

李时珍说："牛之黄，牛之病也。故有黄之牛，多病而易死……其病在心及肝胆之间，凝结成黄，故还能治心及肝胆之病。"《本草经疏》称："牛为土畜，其性甘平，惟食百草，其精华凝结为黄，犹人身之有内丹也。故能解百毒而消痰热，散心火而疗惊痫，为世神物，诸药莫及也。"牛黄功能清心化痰，利胆镇惊解毒，主治热病神昏谵语、癫痫发狂、小儿惊风抽搐、痈疽疔毒等病。以牛黄为君药的安宫牛黄丸治疗热病邪入心包，醒神开窍，重镇安神，使心得以安居心包，实为良药。

另外，对于牛黄与麝香、冰片在中风病中的应用时机，前人有不同看法。《证治准绳》言："若中血脉中腑之病，初不宜用龙脑（即冰片）、麝香、牛黄，为麝香入脾治肉，牛黄入肝治筋，龙脑入肾治骨，恐引风深入骨髓，如油入面，莫之能出。”《本草崇原》则认为：“风邪入脏，皆为死证，虽有牛黄，用之何益。且牛黄主治皆心家风热狂烦之证，何会入骨髓而治骨病乎……临病用药，畏首畏尾，致六腑经脉之病留而不去，次入于脏，便成不救，斯时用牛黄、脑麝，未见其能生也。”笔者认为牛黄与龙、麝的临床应用不尽相同，不宜相提并论。中风病风中经络而无邪热入于营分侵犯脏腑的高热神昏谵语等扰乱神明的症状，则无须使用牛黄，只有热入心营，邪闭脏腑，使用牛黄方为恰当。

枇杷叶

澄浊气而廓中州

枇杷金丸、琵琶果，为蔷薇科常绿小乔木植物枇杷的果实。枇杷花春花夏实（一说冬花夏初实，因地域而异），花黄白五瓣，芳香袭人。枇杷又名芦桔，寇宗奭《本草衍义》释名曰：“其叶形似琵琶，故名。”汉代文学家司马相如的《上林赋》中写有：“卢桔夏熟，黄甘橙楱，枇杷橪柿，亭柰厚朴。”枇杷是诗人、画家笔下的宠物，入画有画意，入诗有诗情。咏枇杷花的就有南宋文学家周紫芝的“枝头红日退霜华，矮树低墙密护遮。黄菊已残秋后朵，枇杷又放隔年花”；明代高启的“落叶空林忽有香，疏花吹雪过东墙。居僧记取南风后，留个金丸待我尝”。咏枇杷果的则有唐代诗人白居易的“淮山侧畔楚江阴，五月枇杷正满林”；宋代周必大的“琉璃叶底黄金簇，纤手拈来嗅清馥”；宋代宋祁的“有果实西蜀，作花凌早寒。树繁碧玉叶，柯叠黄金丸”。

枇杷叶为蔷薇科植物枇杷的叶。其味苦、微辛，性微寒，入肺、胃经，有清肺止咳，和胃降逆，化痰的作用，其最大特点就

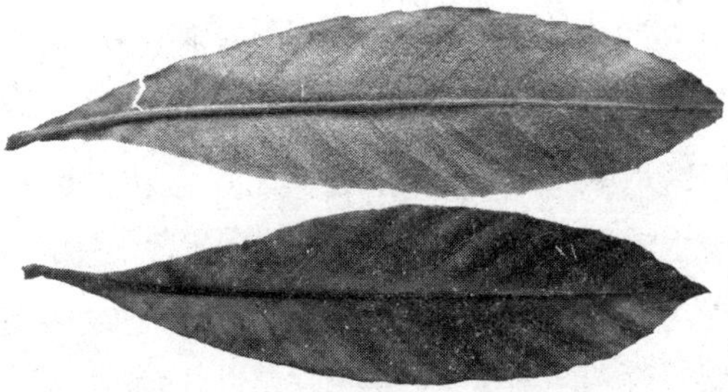

是“下气”。《本草经疏》：“诸逆冲上皆属于火。火气上炎，则为卒啘不止，啘者，哕也，其声浊恶而长。经曰：树枯者叶落，病深者声哕，病者见此，是为危证。枇杷叶性凉，善下气，气下则火不上升，而胃自安，故卒啘止也。其治呕吐不止，妇人产后口干，男子消渴，肺热咳嗽，喘息气急，脚气上冲，皆取其下气之功。又治妇人发热咳嗽，经事先期，佐补阴清热之药服之，可使经期正而受孕。”枇杷叶的丰功伟绩远不止于此。《重庆堂随笔》说得好：“枇杷叶，凡风温，温热、暑、燥诸邪在肺者，皆可用以保柔金而肃治节；香而不燥，凡湿温、疫疠、秽毒之邪在胃者，皆可用以澄浊气而廓中州。”据叶

天士《叶氏医案存真》载："天气郁勃泛潮，常以枇杷叶拭去毛，净锅炒香，泡汤饮之，取芳香不燥，不为秽浊所侵，可免夏秋时令之病。余则建兰叶、竹叶、冬瓜、芦根，皆主清肃肺气，故为温热暑湿之要药。肺胃清降，邪自不容矣。"又据资料记载，唐代司空曙曾把枇杷叶作为"仙药"，整筐地寄给亲友，并赋《卫明府寄枇杷叶以诗答》，诗曰："倾筐呈绿叶，重叠色何鲜。讵是秋风里，犹如晓露前。仙方当见重，消疾本应便。全胜甘蕉赠，空投谢氏篇。"

用枇杷叶宜刷去绒毛，用水洗净，稍润后，切丝，晒干。"凡用须火制，以布拭去毛"，否则绒毛"不尔射入肺，令咳不已"，发生喉呛。因治病不同，临床时其炮制有别，如《本草纲目》云："治胃病，以姜汁涂炙；治肺病，以蜜水涂炙，乃良。"今有"枇杷叶露"气清味浓，小儿热咳，服用尤良。

枇杷树的叶、果、茎、花、核、根、皮等，皆可入药。更因枇杷果呈黄色或橙黄色，所以宋代诗人戴敏作《初夏游张园》诗以"摘尽枇杷一树金"的佳句来赞美枇杷。

蒲　黄

香蒲之蕊夸花粉

蒲黄别名蒲花、蒲草黄，为香蒲科植物水烛香蒲、东方香蒲或同属植物的花粉。香蒲生长于水泽之中，春来初发，线条清逸，翠色可人，嫩芽可食，味道鲜美。入夏后蒲叶间抽出黄褐色的蒲棒，至秋蒲棒成熟，干透紧实，爆开成绒，用做枕芯，轻柔、馨香、暄软。厚实而狭长的蒲叶，柔韧无骨，可编鞋、扇、席、蒲团等。《孔雀东南飞》中有名句："君当作磐石，妾当如蒲苇。蒲苇韧如丝，磐石无转移。"就是因为坚韧，刘兰芝才想用蒲苇来比喻自己而表现对焦仲卿爱情的缠绵坚实。李白诗《长干行二首》云："鸳鸯绿浦上，翡翠锦屏中。"杜甫也有《哀江头》诗说："江头宫殿锁千门，细柳新蒲为谁绿？"

香蒲的花雌雄同株，花序形状特别。雄花序生在顶部，呈尾状；雌花序生子雄花序下，圆柱状。整个花形似蜡烛，棕黄色。花粉入药的蒲黄，《神农本草经》称其"久服轻身，益气力，延年神仙"而将其列为上品。《本草图经》曰："蒲黄，即花中之蕊屑也，细若金粉，当其欲开时，有便取之。"

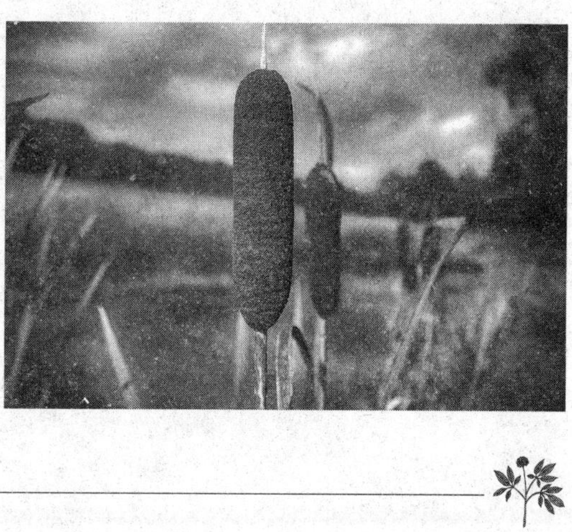

《洪氏验方集》言："上为末掺之，须真者佳。一士人沿汴东归，夜泊村步，其妻熟寐，撼之，问何事，不答，又撼之，妻惊起视之，舌肿满口，不能出声。急访医，得一叟负囊而至，用药掺，比晓复旧，问之，乃蒲黄也。"《续名医类案》亦引《本草纲目》载有用蒲黄治舌病的案例："宋度宗欲赏花，一夜忽舌肿满口，蔡御医用蒲黄、干姜末等分，干掺而愈。盖舌乃心之外候，而手厥阴相火，乃心之臣使。蒲黄活血凉血，得干姜，是阴阳相济也。"又引《百乙方》说："李莫安抚内子，夜半忽不能言，烛之乃舌下生一舌。急取《外台》一方，用新真蒲黄，罗细末敷之。如此五七次即愈，须吐去再敷。"再引《得效方》说："有人自行颠仆，穿断舌心，血出不止。取米醋以鸡翎刷所断处，其血即止。仍用真蒲、杏仁去皮尖、硼砂少许，研为细末，炼蜜调药，稀稠得所，噙化而安。"清代医药学家邹润安也曾用蒲黄治愈多例舌肿患者。

《本草汇言》云："蒲黄性凉而利，能洁膀胱之原，清小肠之气，故小便不通，前人所必用也。"关于蒲黄善利小便的性能，张锡纯在《医学衷中参西录》提到自己非常赞同邹润安的见解。虽用五行学说予以解释的部分语近牵强，但其思路之广，论述之妙，令人折服。他说："凡生水中之物，皆以水为父母，而听其消涨以为荣枯。矧蒲黄又生于四五月大火得令时，能吸火气以媾于水而成中五之色者，是能合水火之精以成土者也。人身惟水火不谐方小便不利，而为心腹膀胱寒热。蒲黄象土，本可防水，且又生于水中，用之使调和水火，则寒热于以解，小便遂自利，柔化之功反速于刚制也。若夫热傍水势而迫血妄行，热阻水行而停血成瘀，则亦行者能止、瘀者能消，而均可无虑。故《本经》谓其主心腹膀胱寒热，利小便，止血又消瘀血也。"张锡纯继续对此评论说："详观此论，是蒲黄之性原善化瘀血，又善止血妄行，非炒至色紫黑，始能止血也，即欲炒用之以止血，亦惟炒熟而已，断不宜过炒之以失其本性。"李时珍认为蒲黄"以生则能行，熟则能止。"

笔者常用蒲黄与五灵脂同用来调理月经，治疗痛经；与黄连同用治顽固性口腔疾病，尤其是舌面溃疡；与琥珀同用来治疗前列腺疾病等诸疾，每获良效。

蒲黄为香蒲之花粉，古贤有"延年"之说。现代研究证实，蒲黄含黄酮类、甾醇类、脂肪油、氨基酸、蛋白质、糖类等，具有抗凝、降血压、降血脂、兴奋子宫、抗感染、利尿、镇痛等作用。临床上主要用于治疗冠心病心绞痛、高脂血症、眼底出血等疾病。

牵牛子

牵牛谢药出田野

牵牛子又名草金铃、金铃、黑牵牛、白牵牛。为旋花科植物牵牛、圆叶牵牛的种子。牵牛花的生长很有趣，虽然没有卷须、吸盘等特殊的附属结构，但牵牛花的茎却有沿着其他物体呈螺旋状缠绕的本领，故称为缠绕茎，即缠绕于支持物向上生长的茎。茎幼小时期较为柔软，不能直立。缠绕茎的缠绕方向，有的是左旋，即依逆时针方向旋转，牵牛花的茎由左向右旋转缠绕，所以叫左旋缠绕茎。影响植物形成左旋与右旋的主要因素是光照与地球南北极磁场。

《本草纲目》记其“花朵如鼓子花，但碧色，日出开，日西萎。”牵牛花总是早上才开，下午就萎靡了下来，而且还有一个特点就是会变色。牵牛花的细胞液中含有花青素，这种物质在酸性溶液中呈红色，在碱性溶液中呈蓝色，中性溶液中呈紫色。所以牵牛花的颜色不仅与细胞内所含的色素和金属离子有关，还受到细胞液泡内液体酸碱度的影响。

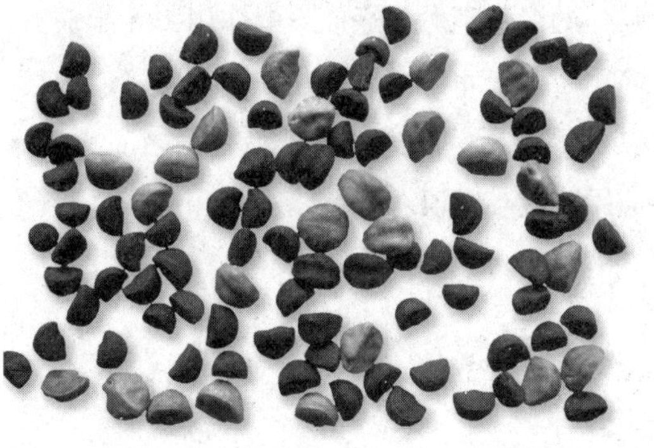

清晨空气中的二氧化碳比较少，细胞液是碱性的，所以这时花也是蓝色的，到了中午，随着空气中二氧化碳的增多，牵牛花吸收的二氧化碳也增加了，这时细胞液偏酸性，牵牛花也就逐渐从蓝色变成紫红色。牵牛花的色泽变化让宋代诗人杨万里产生了极大的兴趣，虽然不知道花青素和细胞液，但浪漫的文人将牵牛花喻为了喜爱打扮的少女，并作《牵牛花·其一》诗云：“素罗笠顶碧罗檐，脱卸蓝裳著茜衫。望见竹篱心独喜，翩然飞上翠琼簪。”著名京剧艺术大师梅兰芳也爱牵牛花，他在自己庭院里种了百余株姹紫嫣红的牵牛花，还栽有特意从日本带来的优良品种。梅兰芳先生在他的《舞台生活四十年》一书中对种植、欣赏、感悟牵牛花有着细致的描写。通过对美丽的牵牛花颜色配合的观察模仿和学习，将感悟所得运用到京剧艺术的化妆与服饰搭配上，升华到演出技艺中，实在是可敬的匠人精神。梅兰芳拜齐白石为师学习绘画也是一段艺术佳话，齐白石先生变法自创大写意红花墨叶画法，洋红蘸胭脂画花，淡墨浓墨交替画叶子，干墨焦墨画藤蔓，寥寥数笔，便让牵牛花的生动形态跃然纸上。齐白石先生笔下的牵牛花突出了其写中带工、用笔老到的特点，生出无限情趣。清代画家邹一桂《小山画谱》记牵牛花：“草本，牵藤附木，叶三初，有尖，花开叶间，有柄如鼓子，花色兰翠，五色相连，不分辨，尖蒂抱筒，花心，三白藏筒内，近心处花色白，清晓开放，日高即殷，遇阴曀则花竟日。”

牵牛子的药用价值很高。陶弘景云：“此药始出田野，人牵牛谢药，故以名之。”李时珍《本草纲目》记：“近人隐其名为黑丑，白者为白丑，盖丑属牛也。”古人认为，牵牛子黑色的作用较强，白色的作用较弱。但近代研究认为二者作用相同，故多混用，很少分开，处方常开“黑白丑”或“二丑”。牵牛子性寒，味苦，有毒，为泻水，下气杀虫之峻剂，功能泻水通便，消痰涤饮，杀虫攻积。多用于水肿胀满，二便不通，痰饮积聚，气逆喘咳，虫积腹痛等。多入于丸、散剂中。金代医学家张子和说：“病水之人，如长川泛溢，非杯杓可取。”《儒门事亲》载“禹功散”记：“黑牵牛四两，茴香一两（炒）为末，每一钱姜汁调下。此方峻猛，不可轻用。”李杲谓：“凡药中用牵牛者，少则动大便，多则下水，此乃泻气之药”，称牵牛子是“久嚼猛烈雄壮”之品，而在其所著的《医学发明》中有“天真丹”，却是用牵牛以“盐炒香黑，去盐”，入佐另九味药，“共为细末，用原浸药酒打面糊为丸，如梧桐子大”，功能“治下焦阳虚”。

牵牛子的功用以李时珍阐述得最为详尽，并附有典型案例。《本草纲目》记载：“牵牛，自宋以后，北人常用取快，及刘守真、张子和出，又倡为通用下药，牵明之目击其事，故著其说极力辟之。牵牛治水气在肺，喘满肿胀，下焦郁遏，腰背胀肿，及大肠风秘气秘，卓有殊功。但病在血分及脾胃虚弱而痞满者，则不可取快一时及常服，暗伤元气也。一宗室夫人，年几六十，平生苦肠结病，旬日一行，甚于生产，服养血润燥药刚泥膈不快，服硝、黄通利药则若罔知，如此三十余年矣，时珍诊其人体肥，膏粱而多忧郁，日吐酸痰碗许乃宽，又多火病，此乃三焦之气壅滞，有升无降，津液皆化为痰饮，不能下滋肠腑，非血燥比也。润剂留滞，硝、黄徒入血分，不能通气，俱为痰阻，故无效也。乃用牵牛末，皂荚膏丸与服，即便通利，自是但觉肠结，一服就顺，亦不妨食，且复精爽。盖牵牛能走气分，通三焦，气顺则痰逐饮消，上下通快矣。外甥柳乔，素多酒色，病下极胀痛，二便不通，不能坐卧，立哭呻吟者七昼夜。医用通利药不效，遣人叩予，予思此乃湿热之邪在精道，壅胀隧路，病在二阴之间，故前阻小便，后阻大便，病不在大肠、膀胱也。乃用楝实、茴香、穿山甲诸药，入牵牛加倍，水煎服，一服而减，三服而平。”

现代药理分析，牵牛子含有含牵牛子苷约3%、裸麦角碱、野麦碱、狼尾草麦角碱、田麦角碱、麦角醇、脂肪油、糖类等，具有强烈的泻水消肿与通便下气作用，并能杀虫，多用于肾炎水肿、肝硬化腹水、便秘、脚气、虫积等病。但因为牵牛子是有毒之品，临床应用时应当谨慎。

芡 实

祛湿益精独善功

芡实别名鸡头果、鸡头米，为睡莲科植物芡的成熟种仁。《方言》中记："芡，鸡头也。北燕谓之葰，青徐淮泗之间谓之芡。南楚江湘之间谓之鸡头，或谓之雁头。"李时珍在《本草纲目》中说："芡可济俭歉，故谓之芡。"因其植株结实时如鸡头状，又称鸡头实。

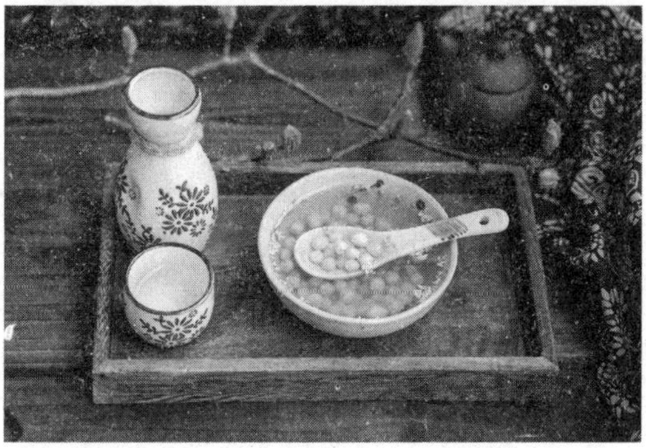

《神农本草经》将芡实列为上品，称其"主湿痹，腰脊膝痛，补中，除暴疾，益精气，强志，令耳目聪明，久服轻身不饥，耐老神仙。"芡实其性平，味甘、涩，能益肾固精，健脾止泻，除湿止带。主治遗精、滑精、脾虚久泻、小便不禁、淋浊、带下等。值得一提的是，祛湿药多伤肾，滋肾药多助湿，而芡实却能独善其功。对此，《本草新编》论述的最为精准："芡实，佐使者也，其功全在补肾祛湿。夫补肾之药，大多润泽者居多，润泽者则未免少湿矣。芡实补中去湿，性又不燥，故能祛邪水而补真水，与诸补阴药同用，尤能助之以添精，不虑多投以增湿也。芡实不特益精，且能涩精补肾。与山药并用，各为末，日日米饭调服。"

芡实亦药亦食，北宋文豪苏东坡对吃芡实颇有研究，并从中受益匪浅。据《东坡杂记》云："人之食芡也，必枚啮而细嚼之，未有多嘬而亟咽者也。舌颊唇齿，终日嗫嚅，而芡无味，腴而不腻，足以致上池之水。故食芡者，能使华液通流，转相挹注。"东坡食芡法其实与古代气功中的"咽津"和养生的"服食杏仁法"有同工之妙。

"芡实糕"最早由浙江嘉善西塘古镇居民制作并流传至今，是经八珍糕演变而来的，不仅美艳香甜，且其制作过程就是一种技艺的展示，极具观赏性。热气腾腾的芡实糕新鲜出炉，带着一股非常独特的香味，做工考究、口感细腻、口味独特。清代诗人查慎行的《食鸡头》吟道："芡盘每忆家乡味，忽有珠玑入我喉。"郑板桥也有《咏鸡头米》诗："最是江南秋八月，鸡头米赛珍珠圆。"

芡实还被用来制成餐饮佐料的"芡粉"，常用于烹饪中的"勾芡"手法，如今也常用红薯、玉米、马铃薯等做芡粉。

青黛

青出于蓝胜于蓝

青黛为爵床科植物马蓝、蓼科植物蓼蓝、十字花科植物菘蓝的叶或茎叶经加工制得的干燥粉末、团块或颗粒。在古代常用于印染布匹、画眉等。其味咸，性寒，有清热解毒，凉血消斑，泻火定惊等功效。主要用于温病热盛，斑疹，吐血、咯血，咽痛口疮，小儿惊痫，疮肿，丹毒，蛇虫咬伤等，为清热凉血、解毒化瘀的良药。有意思的是，板蓝根为十字花科植物菘蓝的干燥根，青黛可由十字花科植物菘蓝的叶加工而成，而二者中青黛味咸而具消痰散肿之长，清肝定惊之功更胜一筹，恰似《荀子·劝学》所言："青，取之于蓝，而青于蓝。"不过板蓝根有利咽之长，善治大头瘟、痄腮、咽喉肿痛。

《本经逢原》："青黛，泻肝胆，散郁火，治温毒发斑及产后热痢下重，《千金》蓝青丸用之，天行寒热头痛，水研服之。与蓝同类，而止血拔毒杀虫之功，似胜于蓝。又治噎膈之疾，取其化虫之力也。"《本草衍义》记述有一则病案："青黛，乃蓝为之。有一妇人患脐下腹上，下连二阴，遍满生湿疮，状如马瓜疮，他处并无，热痒而痛，大小便涩，出黄汁，食亦减，身面微肿，医作恶疮治，用鳗鱼、松脂、黄丹之类。药涂上，疮愈热，痛愈甚。治不对，故如此。问之，此人嗜酒，贪啖，喜鱼蟹发风等物。急令用温水洗，拭去膏药。寻以马齿苋四两，烂研细，入青黛一两，再研匀，涂疮上，即时热减，痛痒皆去。仍服八正散，日三服，分散客热，每涂药，得一时久，药已干燥，又再涂新湿药。凡如此二日，减三分之一，五日减三分之二，自此二十日愈。既愈而问曰：此疮何缘至此？曰：中、下焦蓄风热，毒气若不出，当作肠痈内痔。仍常须禁酒及发风物。然不能禁酒，后果然患内痔。"

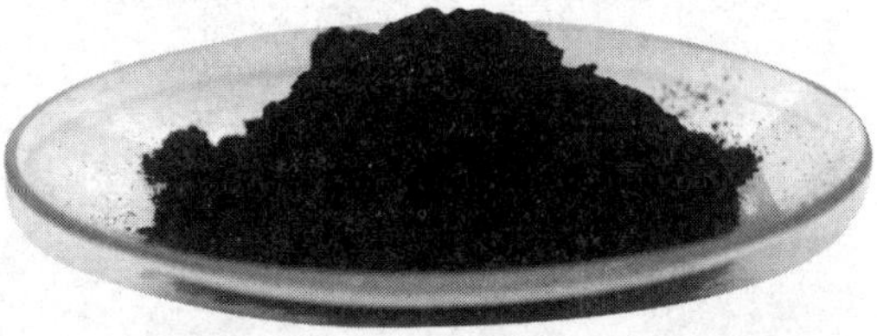

在古代，青黛与粉白作为女子化妆修饰品而并称"粉白黛黑"。著名诗人屈原的《大招》中就有写道："粉白黛黑，施芳泽只。"青黛在画眉的诗赋中常作为妇女眉毛的代称。如陶渊明《闲情赋》："愿在眉而为黛，随瞻视以闲扬。"梁元帝《代旧姬有怨》诗："怨黛舒还敛，啼红拭复垂。"李白《杂曲歌辞·夜坐吟》诗："铅华笑妾颦青蛾。"唐代诗人温庭筠的《赠知音》诗："窗间谢女青蛾敛，门外萧郎白马嘶。"其中的"青蛾"也指用青黛画的眉。白居易《长恨歌》："回眸一笑百媚生，六宫粉黛无颜色。"其中的"粉黛"借指妆容齐全的美人们。

华东地区传统的蓝印花布、云贵高原的民族蜡染工艺所使用的深蓝色染料，是纯天然植物制取的，女作家张爱玲称之为“中国蓝”。以大青叶作原料，放入缸内或桶里用水浸泡两三天，此时叶片腐烂并自动从枝条上脱离。捞出枝条，按叶重以一定比例加入石灰，充分搅拌至溶液呈暗紫色，溶液中含有靛蓝等成分，即是“中国蓝”的染料。液面上浮有蓝灰色的泡沫，捞起晒干，就是靛蓝的粗提物中药青黛了。

青　蒿

诺贝尔奖中医药

青蒿又称草蒿、蒿子草、草青蒿，为菊科植物黄花蒿的干燥地上部分。《小雅·鹿鸣》曰：“呦呦鹿鸣，食野之蒿。”《大戴礼记·明堂》：“周时德泽洽和，蒿茂大以为宫柱，名蒿宫也。”青蒿与茵陈为两种植物，而易混淆。《本草蒙筌》说：“三月茵陈四月蒿，人每诵之，只疑两药一种，因分老嫩而异名也，殊不知叶虽近似，种却不同。草蒿叶背面俱青，且结花实；茵陈叶面青背白，花实全无。况遇寒冬，尤大差异，茵陈茎于不雕，至春复旧干上发叶，因干陈老，故名茵陈；草蒿茎干俱凋，至春再从根下起苗，如草重出，乃名草蒿。发旧干者三月可采，产新苗者，四月才成，是指采从先后为云，非以苗分老嫩为说也。”

青蒿味苦、辛，性寒，入肝、胆二经，以清热见长，著名的《温病条辨》中的青蒿鳖甲汤和《通俗伤寒论》中的蒿芩清胆汤，均以青蒿为君药，为临床常用方剂。

特别要提出的是青蒿治疗疟疾的功效。《本草纲目》云：“青蒿治疟证寒热。”《肘后备急方》记：“青蒿一握，以水二升渍，绞取汁，尽服之”可以“治疟疾寒热”。青蒿素是从复合花序植物黄花蒿茎叶中提取的有过氧基团的倍半萜内酯的一种无色针状晶体，由中国药学家屠呦呦在1971年发现。青蒿素是继乙氨嘧啶、氯喹、伯喹之后最有效的抗疟特效药，尤其是对于脑型疟疾和抗氯喹疟疾，具有速效和低毒的特点，曾被世界卫生组织称作“世界上唯一有效的疟疾治疗药物”。令国人骄傲的是，2015年10月，屠呦呦因发现了青蒿素而获得诺贝尔生理学或医学奖，她成为了首

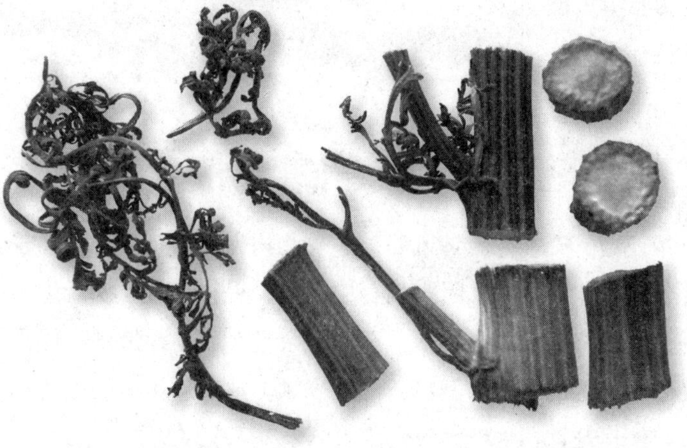

位获科学类诺贝尔奖的中国人。诺贝尔奖是中国医学界迄今为止获得的最高奖项，也是中医药研究成果获得的最高奖项。

青蒿素作为治疗疟疾的无毒副作用的特效药物，已被世界广泛使用。笔者大胆推测，屠呦呦的灵感源于《诗经》："呦呦鹿鸣，食野之蒿。"其父母给屠呦呦起了个文雅的名字，而让她与青蒿结下了不解之缘，让这位"呦呦"真的"食野之蒿"数十年。《诗经》中的一句诗词，与两千多年后的当代女科学家屠呦呦，共同演绎了救世的奇迹。

2015年，获诺贝尔奖的中国女药学家屠呦呦发表感言："青蒿素是传统中医药送给世界人民的礼物，对防治疟疾等传染性疾病、维护世界人民健康非常有意义。青蒿素的发现是集体发掘中药的成功范例，由此获奖是中国科学事业、中医中药走向世界的一个荣誉。"青蒿素的成功彰显了中医药的伟大与神奇。

蚯　蚓

通络平喘称地龙

蚯蚓，入药后称为地龙，为环节动物门钜蚓科动物参环毛蚓、通俗环毛蚓、威廉环毛蚓、栉盲毛蚓的干燥体。《本草图经》云："白颈蚯蚓，生平土，今处处平泽皋壤地中皆有之，白颈是老者耳。三月采，阴干。一云须破去土盐之，日干。方家谓之地龙。"

蚯蚓味咸，性寒，入归肝、脾、膀胱经，易伤脾胃，故脾胃虚寒者慎用。功能清热镇痉，通络，平喘，利尿。用于高热神昏，惊痫抽搐，关节痹痛，肢体麻木，半身不遂，肺热咳喘，水肿尿少等。笔者临证治疗哮喘，常在麻杏汤中加地龙与僵蚕相伍取效。对中风后遗半身不遂的患者也多用补阳还五汤，取地龙的通络功能。正如清代著名医家叶天士的《临证指南医案》云："考仲景于劳伤血痹诸法，其通络方法，每取虫蚁迅速飞走诸灵，俾飞者升，走者降，血无凝着，气升宣通，与攻积除坚，徒入脏腑者有间。"但临床上笔者基本不用地龙治疗高热、高血压。

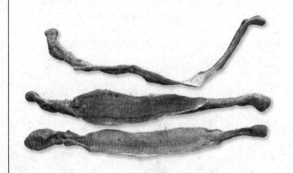

另据《本草图经》说："方家谓之地龙。治脚风药，必须此物为使，然亦有毒。曾有人因脚病药中用此，果得奇效，病既愈，服之不辍，至二十余日，而觉躁愦乱，但欲饮水不已，遂至委顿。凡攻病用毒药已愈，当便罢服也。"

蚯蚓的存在对于我们来说确是一件大幸事，这些不知疲倦，任劳任怨的“地下工作者”，每年在一公顷的土地里可以挖掘出累计长达5000千米的地下长廊，有助于改善土壤环境，让水分容易渗透，利于微生物的生长。

被锄成两截的蚯蚓，拼命打滚、挣扎，但不会死。断面上的肌肉组织立即收缩，一部分肌肉迅速溶解，形成新的细胞团，随着细胞的不断增生，缺少头的一段会长出一个新的头，缺少尾巴的那一段会长出一条新的尾巴。这样一条蚯蚓就变成了两条完整的蚯蚓。明明是低等动物，但其顽强的生命力和神奇的再生能力，令人不禁赞叹、起敬。

全　蝎

生命从来不绝望

全蝎为钳蝎科动物东亚钳蝎的干燥体。蝎子属于昼伏夜出的动物，喜潮怕湿，喜暗惧怕强光刺激。蝎是一种节肢动物，卵胎生。喜群居，好静不好动，常栖于石隙或枯叶下，昼伏夜出，捕食昆虫、蜘蛛等小动物。

古人认为蝎为木中蠹（dù）虫，如刘昼《刘子·防欲》：“故蝎盛则木折，欲炽则身亡。”《国语·晋语一》写：“虽蝎谮（zèn，诬陷、中伤），焉避之？”韦昭注：“蝎，木虫也。谮从中起，如蝎食木，木不能避也。”“蝎谮”指从内部产生的谗言。

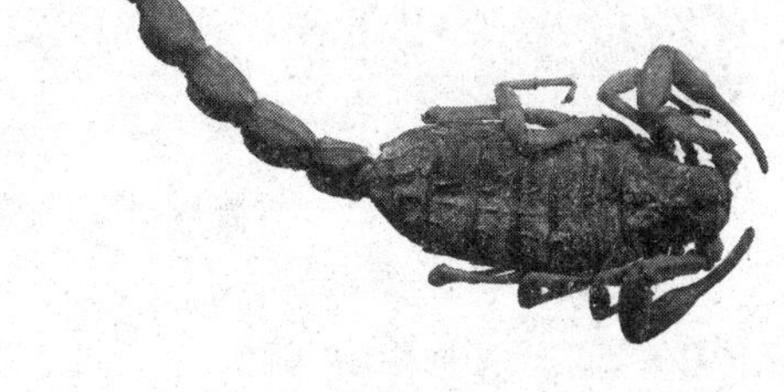

蝎为五种毒虫（蝎、蛇、蜈蚣、壁虎、蟾蜍）之首。习惯用语中有“毒如蛇蝎”“蛇蝎心肠”。蝎子与毒蛇不同，蝎的毒性在尾部，能分泌一种无色透明的毒液，当它蛰到人时，毒液就通过呈钩状的尾刺注入人体，引起中毒反应。

全蝎有祛风止痉、通络、解毒的功效。用于肝风内动，痉挛抽搐，小儿惊风，中风口祸，半身不遂，破伤风，风湿顽痹，偏正头痛，疮疡，瘰疬等。《本草衍义》云：“蝎，大人小儿通用，治小儿惊风，不可阙也。有用全者，有只用梢者，梢力尤功。”近代医家张寿颐说：“观古方多用蝎尾，盖以此虫之力，全在于尾，性情下行，且药肆中此物皆以盐渍，则盐亦润下，正与气血上菀之病情针锋相对。”

《证类本草》云：“蝎常为蜗所食，先以迹规之，不复去。”所以《本草备要》有言：“人被蝎螫者，涂蜗牛即解。”

野生的蝎子在春末至秋初时捕捉，除去

泥沙，置沸水或沸盐水中，煮至全身僵硬，捞出，置通风处，阴干。清明至谷雨前后捕捉者，称为“春蝎”，此时未食泥土，品质较佳；夏季产量较多，称为“伏蝎”，因已食泥土，品质较次。

蝎子除可入药用外，亦是餐桌上的佳肴，如济南特色名菜“清炸清州全蝎”，也叫“银丝全蝎”，色泽金黄，清香酥脆，不见一点可怕的模样。“银丝全蝎”价格虽高，但味道独特。

人　参

古今中外说神草

人参古名人蓡。李时珍说：“人蓡年深，浸渐长成者，根如人形，有神，故谓之人蓡、神草……后世因文字繁，遂以参星之字代之，以简便尔。然承误日久，亦不能变矣。”陶弘景在《本草经集注》中记载：“高丽人作人参赞曰：三桠五叶，背阳向阴，欲来求我，椵树相寻。椵树叶似桐，甚大。荫广则多生阴地，采作甚有法。”清代学士王士祯在他的笔记小说《池北偶谈》中描述采人参的场景：“今辽东采参者，识其苗，不语，急以纬帘（凉帽名）覆其上，然后集人发掘，则得参甚多。否则苗倏不见，发之无所得。”《礼纬·斗威仪》还说：“下有人参，上有紫气。”人参生于钟灵毓秀之地，风物独绝，故有“神草”之称。

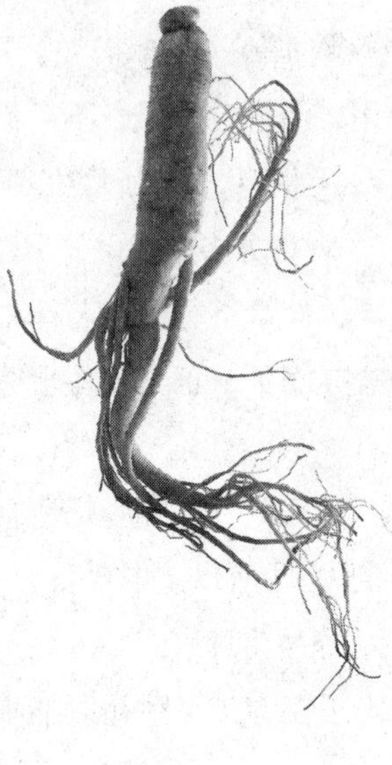

我国是应用人参最早的国家，已有四千多年历史。我国长白山人参驰名中外，陈列在人民大会堂吉林厅的一只百年大山参，神态飘逸，体姿俊美，重达285克，堪称“山参之王”。这支人参为世界瞩目，使中国人参威名大振。

据新华社报道：2009年9月8日，第四届中国吉林“长白山参王”拍卖会在长春举行，现场对10支长白山野山参王和一些长白山园参进行了公开拍卖，其中一支名为“参宝”的野山参拍出了326万元人民币的高价。这支人参在2009年7月出土于长白山侧峰，鲜重312.5克，干重78克，该参身形灵气，锦皮细纹，参龄在百年以上。俗语说“七两为参，八两为宝”，该参重量合老秤为十两，故得名“参宝”。又据2012年9月11日《郑州晚报》刊发新华社图片新闻：“这是9月10

日在长春东博会上拍摄的天价人参。在第八届东博会上，一颗标价1000万元人民币的人参，吸引了众多参观者。这棵野山参干参重量80克左右，是人参中的极品。”2008年9月1日，“中国人参之乡”吉林省白山市抚松县建成开放了世界上第一个“人参博物馆”。

古书载人参最初生长于太行山脉，据《广五行记》记载，隋文帝时，山西上党地方有一户人家，每晚听到其宅后有呼唤之声，却总找不见人。一天，家人在其宅后一里许处发现一棵人参的枝叶有些异常，于是便挖地五尺，得到了一颗根须如人体一样四肢齐全的人参，从此宅后的呼唤之声便消失了。唐代贾岛作《莲峰歌》：“松刺梳空石差齿，烟香风软人参蕊。”同是唐代诗人的韩翃也作《送客之潞府》云：“官柳青青匹马嘶，回风暮雨入铜鞮，佳期别在青山里，应是人参五叶齐。”诗中的铜鞮为今山西沁县，属上党郡。唐宋时以紫团山所产人参最佳，叫“紫团参”。唐宋八大家之一的苏轼就曾写过《紫团参寄王定国》一诗，对紫团参赞赏备至。晚唐诗人段成式作《寄周繇求人参》诗云：“少赋令才犹强作，众医多识不能呼。九茎仙草真难得，五叶灵根许惠无？”被这位诗人提到的周繇则作《以人参遗柯古》诗曰：“人形上品传方志，我得真英自紫团。惭非叔子空持药，更请伯言审细看。”在清以前的本草著作中，并没有党参这味药，而是作为人参的一个品名，即指产于山西上党的人参，称上党人参，简称党参，当时以上党所产人参最佳。《植物名实图考》云：“人参，昔以辽东、新罗所产皆不及上党，今以辽东、吉林为贵，新罗次之。”古时由于人参价格高昂，官吏搜刮甚厉，年复一年，以致上党人参连根株都挖掘殆尽。然而官吏却依然继续逼挖，百姓只好采掘山中另一种植物来顶替，便是今日之党参。正如《本草正义》所云：“古称人参，今有辽参、高丽参、党参之别……但上党之所产，岂古时本与辽参无别，而今所谓潞党参者，别自一种乎？抑古今地气攸殊，古则同于辽参，而今遂成潞党乎？”因此在继承前人用人参的古方时，皆视为今之党参，显然是不妥当的。

中药人参的入药部分为五加科多年生草本植物人参的根，经化学分析含多种人参皂苷、挥发油、人参多糖、低分子酯、氨基酸、人参酸、胆碱、维生素B_1、维生素B_2、烟酸（又称维生素B_3，下同）等。人参的性能因炮制方法不同而有所差异。如生晒参，是鲜参直接晒干，其性平，且因制作过程中消耗的人参皂苷少，补性相对较强，适用于各种情况的进补。红参是经过浸润、清洗、分选蒸制、晾晒、烘干等工序加工而成的人参的熟制品，其性偏温，补气之中带有温润的特点，能振奋阳气，适用于急救休克和阳虚怕冷的人进补。（白）糖参则是以浆气不足、体形欠佳、不适于加工红参的鲜人参为原料加工而成，补性不及前二者，但其性最平和，适用于补脾益肺，食之无助火之虑。此外有不同品种的人参，如高丽参主产于朝鲜，又称别直参，其性质与国产的野人参相似，亦为参之上品，有红参白参两类。西洋参主产于美国、加拿大、法国，又称花旗参，其性偏凉，滋补之力稍逊于野山参和高丽参，但益气滋阴的作用较突出，燥热伤津、咯血、衄血、虚烦、惊悸、骨蒸劳热者服用最为相宜。若平日做保健食用，以人参须最为经济实惠和稳妥。虽然清代名医吴仪洛认为参须补力较差，“要知参条、参须，不过得参之余气，危险之证，断难倚仗”。不过现代医学认为，人参中的有效成分为人参皂苷和人参多糖，人们以皂苷含量的多少作为衡量人参质量优劣的主要标准。以6年生园参为例，实验室研究测定人参花蕾中人参皂苷的含量约为15%，人参叶中约为10%，果肉中约为8.9%，茎中为2.1%，种子中约为0.7%，须根中约为10%，根茎中约为6.4%，不定根中约为4.9%，主根中约为3.4%。所以说参须价格低廉，其功效却不弱于主根，用作食补可以说是物美价廉。值得关注的还有人参花，人参长到四年才能开花，一株人参每年只开一朵花，是人参的精华，在长白山人参产地“人参花蕾”素有“绿色黄金”之称，是非常珍贵的天然补品。人参花中含有丰富的锗元素，其浓度为11189ppm，是灵芝的3倍、大蒜的6倍、芦荟的55倍。锗被医学界誉为“神奇元素”，具有较好的活性，能帮助消除体内自由基，改善机体内环境，维持人体正常新陈代谢，避免细胞老化，令人精力充沛，同时可以增强机体免疫力，防治肿瘤。研究还发现，人参芦并无催吐作用，而同样含有人参皂苷，故用人参时参芦不应丢弃。

人参味甘、微苦性温，入脾、肺、心、肾经，功能大补元气，为补药之首。《神农本草经》云：“补五脏，安精神，定魂魄，止惊悸，除邪气，明目，开心益智，久服轻身延年。”朱丹溪在《养老论》中介绍他用补气健脾之剂奉母使得高寿，有人用与之相似的方药，亦寿达九十余岁而终。在这篇文章中，朱丹溪特别强调了人参延年益寿的作用。《本草纲目》载人参“治男妇一切虚证”。宋代苏颂在《嘉佑图经本草·论人参》中还记载了“欲试二人同走，一含人参一空口，各走三五里许，其不含人参者必大喘，含者气息自如”。

人参在特殊情况下才会单独使用，如独参汤。功能大补元气，救逆固脱。如《本草新编》中所记：“盖人气脱于一时，血失于顷刻，精走于须臾，阳绝于旦夕，他药缓不济事，必须用人参一二两或四五两，作一剂，煎服以救之。”又如《本草经疏》所云：“人参能回阳气于垂绝却虚邪于俄顷。”历代名医用人参活人之案例不胜枚举，请看以下几例。

据《古今医案按·中风》载：“丹溪治浦江郑君，年近六旬，奉养膏粱，仲夏久患滞下，又犯房劳。一夕如厕，忽然昏仆，撒手，遗尿，目上视，汗大出，喉如曳锯，呼吸甚微，其脉大而无伦次部位，可畏之甚，此阴虚而阳暴绝也，急令煎人参膏，且与灸气海穴。艾壮如小指，至十八壮，右手能动；又三壮，唇微动。参膏成，与一盏，至半夜后，尽三盏，眼能动；尽二斤，方能言而索粥。尽五斤而利止，十数斤全安。”该书作者俞震特对此评注曰：“此种病，今常有之。医所用参不过一二钱，至一二两而止，亦并不知有灸法，无效则诿之天命，岂能于数日间用参膏至十余斤者乎？然参膏至十余斤，办之亦难矣。惟能办者，不可不知有此法。”救治过程的大意为，朱丹溪急忙令人大剂量人参浓煎人参膏，并用艾灸灸患者脐下气海穴。人参膏煎成后给患者服了一盏，至半夜又服三盏后，患者眼球方能转动。用掉两斤的人参后，患者才能言语并要粥喝，服五斤后痢疾方止，直至服完十斤人参后才病告痊愈。如此大剂量服用人参，实是不可思议，若非医林高手与富贵之家，患者病愈绝非易事。又如李士材治章氏子吐血、发热、遗精、盗汗、形肉衰削，开方同时嘱辅用人参五斤，三个月之内病即愈。《续名医类案》中同时还有记载，张景岳治省中周公案牍积劳致成羸疾，“乃用归脾汤去木香，及大补元煎之属，一以养阳，一以养阴，出入间用至三百余剂，计服人参二十斤，乃得全愈”。陈实功在《外科正宗·卷之七·附骨疽第二十七》中记：“一男子右腿肿痛两月余……脓已成久……但患者昏沉不醒，命在危笃。予强开（刀）之，出脓盆许，以独参汤连进二服而苏。”

需要注意的是，虽然人参常单味大剂量用于暴脱患者，然而一旦元气恢复，危象解除，又当根据眼下病情开方用药。正如《本草新编》所言：“此时（煎服人参后）未尝不可杂之他药，共相挽回，诚恐牵制其手，反致功效之缓，不能返之于无何有之乡。一至阳回气转，急以他药佐之……可见人参必须有辅佐之品，相济成功，未可专恃一味，期于必胜也。”

医籍中尚有诸多关于人参治疗某些奇疾怪病和疑难杂症及人参特殊用法的记载。试选录如下：

《石山医案》记“一孺人年近五十病，腹痛，初从右手指冷起，渐上至头，则头如冷水浇灌而腹痛大作，痛则遍身大热，热退则痛亦止，或过食或不食皆痛。每常或一年一发，近来二三日一发，远不过六七日……余诊脉皆微弱，似有似无，或一二至一止，或三五至一止，乃阳气大虚也。以独参五钱，陈皮七分，煎服十数帖而愈。”气虚身热为临床常见病症，而气虚腹痛大作实属罕见。汪机持脉论证，重投人参取效，可谓有真知灼识，加陈皮数分为反佐之用尔。

《夏子益奇疾方》记一患者“卧则觉身外有身，一样无别，但不语”。夏子益根据“人卧则魂归于肝”的理论，认为此病是“肝虚邪袭魂不归舍”，为肝虚而外邪侵袭，魂不守舍所致，病名为“离魂”。遂用人参、龙齿、赤茯神各一钱，水一盏，煎半盏，调飞过朱砂一钱，临睡煎服，一夜一剂。三夜后，患者觉身体爽快，离魂症自解。

清代医家徐大椿所著的《洄溪医案》记有用参块吞服治验的病例：“观察毛公裕，年届八旬，素有痰喘病，因劳大发，俯几不能卧者七日，举家惊惶，延余视之。余曰此上实下虚之证。用清肺消痰饮，送下人参小块一钱。二剂而愈。毛翁曰：徐君学问之深，固不必言，但人参切块之法，此则聪明人以此玄奇耳。后岁余，病复作，照前方加人参煎入，而喘逆愈甚。后延余视，述用去年方而病有加……”患者系八十岁老翁毛公裕，毛翁素有痰喘病，因劳累而大发作，连续七天俯于桌面，不能躺卧，全家恐慌无措。徐大椿认为患者是上实下虚，而用清肺化痰之剂，并送服人参小块一钱，两剂痊愈。但事后毛翁对家人说，徐大夫医术固然高明，但让我单独吞服参块的做法，不过是聪明人故弄玄虚，想显得很神奇而已。一年后毛翁原病复发，便擅自用一年前徐大椿开的方子，但将人参与中药共煎了。结果服后病情非但不减，咳嗽憋气反而加剧。家属再把徐大椿请来，徐大椿依然用原方送服参块，两剂病又愈。徐大椿耐心地向毛家讲述了其中的道理。患者病是因下焦元气虚弱而发喘嗽，理当用人参培补，但有痰火在上，方剂中用参补必致痰火更盛。今用清肺消痰煎剂送服参块，汤剂速效，施展药力于上；参块效迟，药过腹中而始才溶化而恰好发挥药力于下。如此上清下补，疾病方能痊愈，所以不可令参与诸药同煎……医者用意精妙，令人拍案叫绝。

自古以来，人参作为百药之王，礼品贡品，为达官贵人强取豪夺，尽情享用。清嘉庆皇帝抄权臣和珅家时抄出的人参竟达600斤。

有人提出人参贵重而常缺，是否可用党参替代？临床实践表明，一般病症可用大剂量党参代人参（有医生认为党参十代人参一为宜），但对于虚脱需急救者，非人参不能奏效。《本草求真》对此早有明论："今人但见参贵而即以此（党参）代参，不亦大相径庭乎？且余尝见虚弱之症，亟当人参峻补，以救垂绝。而医猥用党参替代，以致病卒不起。"

徐大椿谓人参"长于补虚，而短于攻疾"，"今医家之用人参，救人者少，杀人者多"。王孟英认为："用之不当，参术不异砒霜。"人参虽能活人，亦能伤人，非大虚无邪，阳气欲脱者，宜少用，慎用，或忌用。徐大椿在其所著《医学源流论·人参论》中告诫人们说："天下之害人者，杀其身未必破其家，破其家未必杀其身。先破人之家，而后杀其身者，人参也。夫人参用之而当，实能补养元气，拯救危险。然不可谓天下之死人皆能生之也……孰知人参一用，凡病之有邪者即死，其不死者，亦终身不得愈乎……医者误治，杀人可恕；而逞已之意，日日害人破家，其恶甚于盗贼，可不慎哉！"徐大椿提醒道："吾愿天下之人，断不可以人参为起死回生之药，而必服之。"

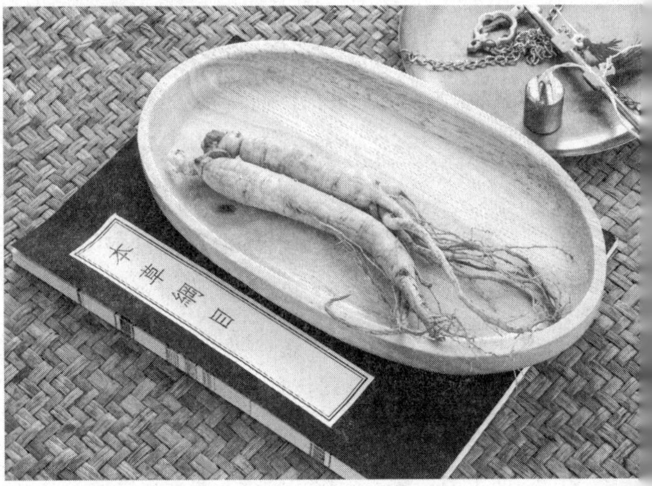

一些广告商把含有人参的制品吹嘘成包治百病的良药，无病强身的灵丹妙药。于是有的身体健康者也盲目地长期服用，以图延年益寿，导致一些人服用后引起一系列副作用。古人有言曰，不死于病，而死于医。清代名医费伯雄曾记录过服用人参导致双目失明的案例。患者郑某体态丰满，素喜进补，一日用上好的人参二两纳入鸭腹后煮熟服用，五日后觉视物模糊，十日后，双目外观正常但不可视物。美国加利福尼亚大学神经病研究所西格尔医生，曾对133名连续服用人参超过一个月以上的对象进行观察，发现大多数人出现过度使用人参的效应，如兴奋状态、咽喉刺激感、失眠、神经衰弱、高血压等中枢神经兴奋的症状，有的还会出现皮疹、水肿及清晨腹泻。西格尔把出现高血压伴有神经兴奋、皮疹、清晨腹泻等症状的14名患者定义为患有“人参滥用综合征”。

不过人参毕竟是补益良品，服用得当还是大有益处的。成人一日常用量为3～9克（质优者量小，质次者量大，视病情而定）。如需长期服用，以每天0.5～2克为宜。人参煎剂忌铁器，忌走气。正确的煎煮方法是将人参切片置瓷（陶）器中，注入适量开水后加盖，再放入锅中隔水蒸煮15～30分钟，候不烫时揭盖服用。药渣也可一并嚼食，以免浪费。服用人参的当天，勿食白萝卜，勿饮茶。如果过量服用人参而出现了较严重的副作用，可以用莱菔子（白萝卜籽）30克煎汤救急。

肉苁蓉

沙漠人参性从容

肉苁蓉又名大芸、肉松蓉、地精、金笋、黑司令，为列当科植物肉苁蓉或苁蓉、迷肉苁蓉等的肉质茎，生长在内蒙古、陕西、甘肃、宁夏、新疆等地的各大沙漠中。肉苁蓉的外形奇特，身披黄色鳞片状“盔甲”，身如圆柱，高15～40厘米。鲜嫩的肉苁蓉，削去鳞状外皮后可见白色甜润的肉质，含有大量的乳汁，可作为食品生食，也是餐桌上的美味佳肴，当地人常把肉苁蓉切成薄片，与土豆和肉一起炒菜或做成汤食用。《本草图经》云：“西人多用作食品啖之，刮去鳞甲，以酒净洗去黑汁，薄切，合山芋、羊肉作羹，极美好，益人，食之胜服补药。”

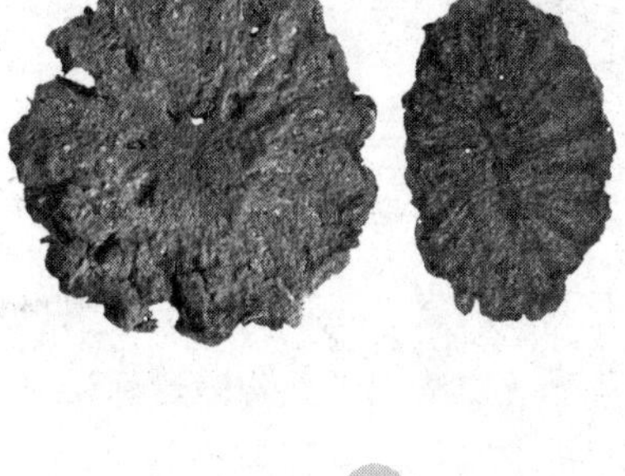

《历代笑话集》中记了一件与苏东坡有关的趣谈，据说是北宋史学家刘贡父请苏轼等文人喝酒：“刘贡父觞客，子瞻有事欲先起，刘调之曰：‘幸早里，且从容。’子瞻曰：‘柰这事，须当归。’各以三果一药为对。”两人均用三个果名和一个药名对答。刘用的是杏、枣、李和苁蓉，苏用的是柰（古书上指一种类似花红的果子）、蔗、柿和当归，在座的宾客无不交口称赞。

作为药用，《本草汇言》称：“肉苁蓉，养命门，滋肾气，补精血之药也。男子丹元虚冷而阳道久沉，妇人冲任失调而阴气不治，此乃平补之剂，温而不热，补而不峻，暖而不燥，滑而不泄，故有从容之名。”《玉楸药解》亦云：“肉苁蓉滋木清风，养血润燥，善滑大肠而下结粪。其性从容不迫，未至滋湿败脾，非诸润药可比。方书称其补精益髓，悦色延年，理男子绝阳不兴，女子绝阴不产，非溢美之词。”

因肉苁蓉产于沙漠之中，又有良好的补

益功能，故有“沙漠人参”之称，是历代补益壮阳类处方中，使用频率最高的补益药物之一。

肉苁蓉通常半埋于沙土中晒干，春、秋均可采收，但以3～5月采者为好，过时则中空。春季采者，通常半埋于沙土中晒干，商品称为甜大芸、淡大芸或淡苁蓉。秋采者，因水分多，不易晒干，须投入盐湖中1～3年后，取出晒干，称为盐大芸、咸大芸或咸苁蓉。《本草正义》认为：“苁蓉为极润之品，市肆皆以盐渍，乃能久藏，古书皆称其微温，而今则为咸味久渍，温性已化除净绝，纵使漂洗极淡，而本性亦将消灭无余，故古人所称补阴兴阳种种功效，俱极薄弱，盖已习与俱化，不复可以本来之质一例论矣。但咸味能下降，滑能通肠，以主大便不爽，颇得捷效，且性本温润，益阴通阳，故通腑而不伤津液，尤其独步耳。自宋以来，皆以苁蓉主遗泄带下，甚且以主血崩溺血，盖以补阴助阳，谓为有收摄固阴之效。要知滑利之品，通导有余，奚能固涩，《本经》除阴中寒热痛，正以补阴通阳，通则不痛耳。乃后人引申其义，误认大补，反欲以通利治滑脱，谬矣。”总之，用于补益宜“甜大芸”，用治老人、虚人便秘宜“咸大芸”。此为学者、医者不可不知也。

肉豆蔻

固肠醒脾万应药

肉豆蔻别名豆蔻、肉果，为肉豆蔻科植物肉豆蔻的成熟种仁。原产于马来西亚、印度尼西亚等地，我国两广、云南等地少量引种。在我国，北宋《开宝本草》始有关于肉豆蔻的记载。唐代中药学家陈藏器说：“肉豆蔻生胡国，胡名迦拘勒。大舶来即有，中国无之。其形圆小，皮紫紧薄，中肉辛辣。”《本草图经》云：“肉豆蔻今惟岭南人家种之。”可见肉豆蔻非我国原产，系宋代移入而种植的。

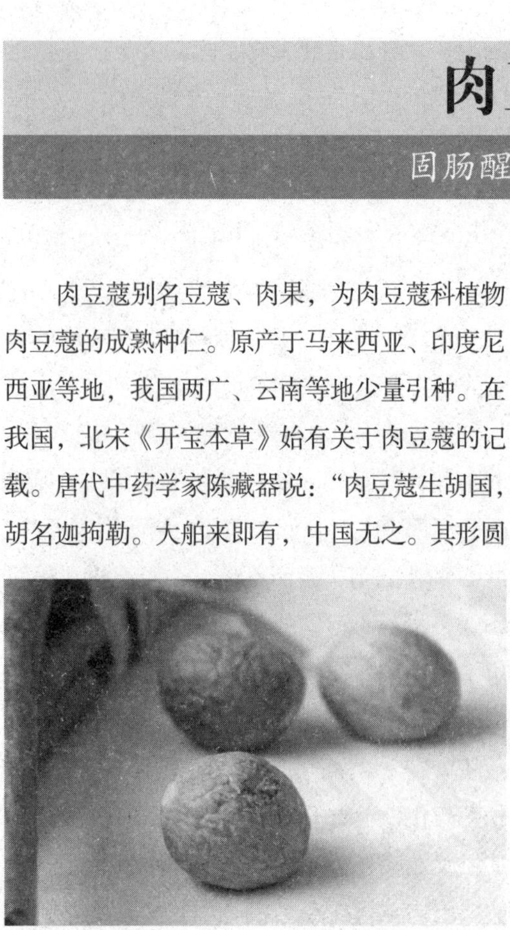

肉豆蔻其性温，味辛，归脾、胃、大肠经，能涩肠止泻，温中下气。主治胃寒胀痛、食少呕吐、虚泻冷利、宿食不消等。《本草正义》云：“肉豆蔻，除寒燥湿，解结行气，专理脾胃，颇与草果相近，则辛温之功效本同，惟涩味较甚，并能固及大肠之滑脱，四神丸中有之。温脾即以温肾，是为中下两焦之药，与草果之专主中焦者微别。大明谓温中下气，开胃，解酒毒。甄权谓治宿食痰饮，止小儿吐逆不下乳，腹痛。李珣谓主心腹虫痛。皆专就寒湿一边着想者。若湿热郁滞而为此诸症，则必不可一例论治。故李珣又谓主脾胃虚冷虚泄。濒湖谓暖脾胃、固大肠。要言不烦，最为精切。惟珣又谓治亦白痢，则湿热者多，虚寒者少，不当泛泛言之矣。香、砂、蔻仁之类，温煦芳香，足以振动阳气，故醒脾健运，最有近功，则所谓消食下气，已胀泄满者，皆其助消化之力，固不可与克削破气作一例观。”这段记录了诸位医家对肉豆蔻治病原理的论述讲得非常精辟。

肉豆蔻别名肉果或豆蔻，其气芳香，内含挥发油、肉豆蔻酸、肉豆蔻醚、丁香酚等，作为著名香料，调理食味，常用于调制食品、糕点、甜食和饮料。少量服用有开胃和促进食欲、消胀止痛作用，大量服用有麻醉作用；对细菌和霉菌有抑制作用；此外对常人有致幻、抗感染作用。临床上用于治疗慢性腹泻、婴儿腹泻等疾病。笔者曾治一久泻患者，用肉豆蔻10克入药煎剂，患者服后恶心、眩晕、昏睡，不过因服用一剂发生不良反应后即立刻停药，因此未产生恶果。《中药大辞典》说：“人服7.5克肉豆蔻粉可引起眩晕乃至谵妄与昏睡，曾有服大量而致死的病例报告。”因此用肉豆蔻用量不宜过大，不可过量，否则引起中毒，亦不用生品。湿热泻痢者忌服。入煎剂要谨慎，入丸散剂要注意剂量，并需严密观察。

三　棱

刀柄化水草力峻

三棱以善破癥瘕积块而著称。《名医类案》中记：“昔人患症瘕死，遗言令开腹取之，得病块干硬如石，文理有五色。人谓异物，窃取削成刀柄，后因以刀刈三棱，柄消成水，乃知此药可疗症瘕也。”如今三棱常与莪术配伍用于治疗肿瘤。

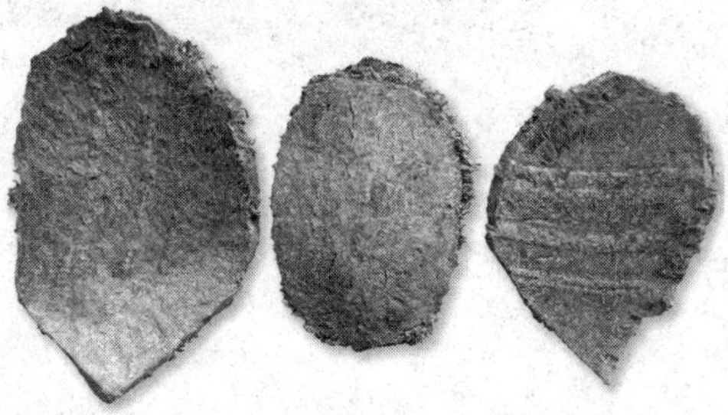

《本草纲目》说：“三棱破气散结，故能治诸病，其功可近于香附而力峻，故难久服。”《本草经疏》云：“盖积聚癥瘕，必由元气不足，不能运化流行致之。欲其消也，必借脾胃气旺，能渐渐消磨开散，以收平复之功，如只一味专用克消，则脾胃之气愈弱，后天之气益亏，将见故者不去，新者复至矣，戒之哉。”近代名医张锡纯主张三棱“若与参、术、芪诸药并用，大能开胃进食，调血和血。”并指出若遇气分虚者，必须加黄芪，或减三棱、莪术，方可久服。即使有血气凝结，饮食积滞，亦当与健脾开胃，补益元气药同用，乃无损也。

三　七

金疮要药田三七

关于三七的命名来源，其说众多。一说：三七本名山漆。因“或云本名山漆，谓其能合金疮，如漆粘物也”，因读音相似而演化为“三七”。二说：药力在三至七年最强，三年之内的不能止血。三说：种植三七需搭荫棚，三成透光，七成蔽荫。四说：平抽三枝，每枝并生五至七叶，“其叶左三右四”。五说：种植三七需三年才可用，收挖时节为七月。第一、二种说法是从药物的功能方面讲，后三种说法是以药物的种植、生长形态、采收季节而论。

据当代的植物学家、药学家研究，追本溯源，三七的名称，应从最早发现并应用三七的民族中去考究。例如，云南新平彝族称三七为“沙此”；滇南苗语称三七为“猜”（chei），生长在山中的“猜”，即为“山猜”。因此，“三七”之名应是少数名族语言对“沙此”或“山猜”等称谓的谐音或音译，是我国民族医药相互融合的体现。

明清以来，三七逐渐进入药材市场，田州府，也就是今天广西的田阳县，成了三七的主要集散地。因此药材商品三七又称为田七，或田三七、田漆。因为三七的形状与人参相似功效也有相近，故又被称为“三七参”“人参三七”“田七人参”等。

三七主产于云南、广西。明朝名臣张居正的继任者，政治家张四维所著的《医门秘旨》（1575 年）记述：“三七草，其本出广西，七叶三枝，故此为名。其根类香白芷，味甘气辛，温性微凉，阳中滋阴，散血凉血，治金疮刀斧伤立效。又治吐血崩漏之疾。边上将官宝之为珍。如有伤处，口嚼吞水渣敷患处即安。血证之奇药也。”《本草纲目》记三七“近时始出，南人军中用为金疮要药，云有奇功。”又说：“金刃箭伤、跌扑杖疮、血出不止者，嚼烂涂，或为末掺之，其血即止。”《本草备要》记有受刑之人“杖时先服一二钱，则血不冲心，杖后敷之，去瘀消肿易愈”之说。三七以善能止血名世，却言其又能破血，令一些人费解，其实并无矛盾。三七所止之血为新出之鲜血，三七所破之血为瘀久之积血。三七能止能破，动静阴阳之性全具一体，用来止血无留瘀之忧，用来破血无伤新之患，为其他理血药所不及。无论新创还是久伤皆可放心使用。

三七“根似人参，茎生七叶，顶一红花”，其补益的作用也很早就被人们重视，民间有“生打熟补”之说。清代医学家赵学敏

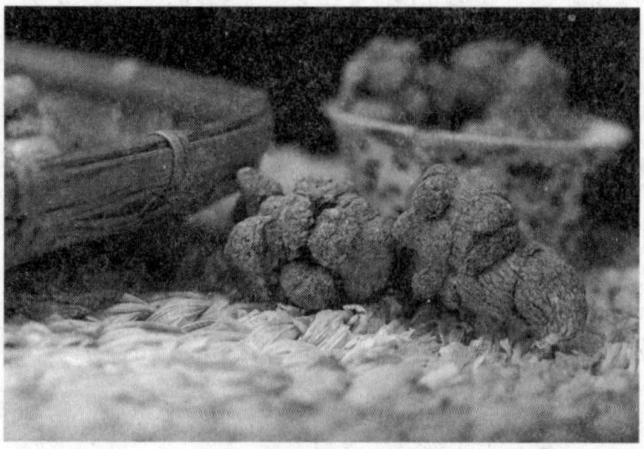

编著的《本草纲目拾遗》中引《百草镜》云："人参三七味微甘，颇似人参，入口生津。"同时还记载"人参补气第一,三七补血第一,味同而功效亦等。"三七和人参均属五加科人参属植物，素有"北人参、南三七"之说。但实际临床上很少有人把三七作为补药应用，只近代名医张锡纯曾将三七用于治疗各种疮疡肿毒，并在他所撰的《医学衷中参西录》中写道："凡疮之毒在于骨者，皆可用三七托之外出也。"

据有关文史资料载：乾隆年间的《开化府志》(1785年）载："开化三七，在市出售，畅销全国。"清代时期的开化府治为现在的云南文山，抗战期间，文山人肖光汉先生曾在昆明市福照街（今五一路）开设"开化三七庄"，将三七推广至全省乃至全国。现在的云南文山壮族苗族自治州，一直是三七的重要产地。

1902年，云南民间医生曲焕章先生以三七为主要原料，成功研制出了"曲焕章百宝丹"，即今日饮誉中外的"云南白药"。近些年来研发的"云南白药创可贴""云南白药膏""云南白药酊"，尤其是"云南白药气雾剂"对创伤急救、创伤康复的疗效显著，被列为国家保密配方。云南白药系列已成为人们跌打损伤的首选药物，与之相关的"田七牙膏""云南白药牙膏"等产品也备受青睐。

现代研究三七的药理作用及化学成分，认为三七含多种皂苷（五加皂苷A、五加皂苷B)、黄酮苷、淀粉、生物碱等，能能缩短出血、凝血时间，并具有造血、降血压、保护心肌、镇痛、抗感染、抗衰老等作用。自20世纪80年代起，更是出现了三七饮料、三七酒、三七蜜精、三七汽锅鸡等产品，如今对三七的开发利用依是方兴未艾。

桑 叶

老而经霜其气全

桑叶别名铁扇子，为桑科植物桑的叶。《孔颖达疏》云："桑之为物，其根众也，众则牢固之义。"桑树一身尽是宝，桑叶、桑枝、桑椹、桑根白皮都可入药。明代文学家解缙赞美桑树作《桑》诗写道："一年两度伐枝柯，万木丛中苦最多。为国为民皆是汝，却教桃李听笙歌。"我国是桑树的原产地，全国大部分地区均产。河南省南阳市新野县城中心的汉桑城，是世界上最小而又最奇特的城。城内上有一株枯枝苍劲、霜皮虬柯的桑树，距今约1800余年，据传乃是三国时关羽亲手种植的，虽主干已枯，然根生幼桑，历数代不衰，仍枝繁叶茂。至明代，当地官府在树外围以砖垣，城围11米，高4米，直径3.5米，面积十多平方米，青砖砌筑，上有土垛，状若城墙，名曰"汉桑城"

桑叶其性寒，味甘、苦，入肝、肺二经，功能疏风清热，清肺润燥，清肝明目。主治风热感冒、温病初起之发热头痛、咽干、咳嗽、干咳少痰、目赤肿痛、眩晕、烦躁易怒

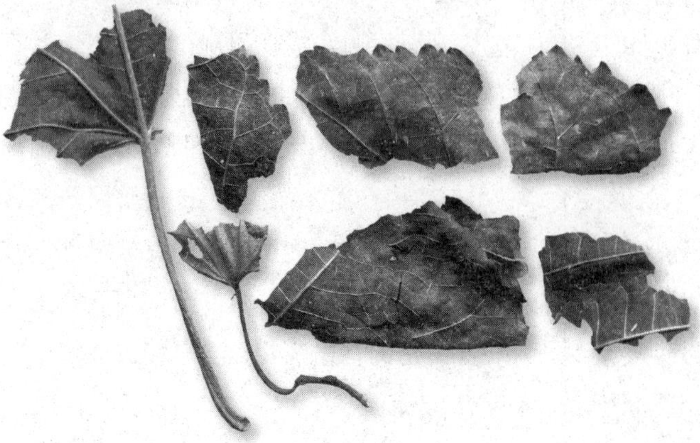

均加用桑叶以图功。傅青主善于用桑叶治疗汗症，他先后拟定的止汗神丹、遏汗丸、止汗定神丹等方，均以桑叶为止汗之主药。当代名医魏龙骧，连遇夜汗者数例，不杂他药，独取桑叶一味治之，多能应手取效。

《本草纲目》称桑叶“乃手、足阳明之药，治劳热咳嗽，明目长发，止消渴”之功，《备急千金要方》记载：“治头发不长，用桑叶、麻叶煮泔水沐之，七次可长数尺。”虽然显为夸大其辞，但仍然有借鉴的价值。笔者在临床中治疗各种脱发、白发、白癜风患者，常于其对症的基本方药中重加桑叶，以获良效。如笔者曾治疗多例斑秃（油风），用神应养真汤（由四物汤加羌活、天麻、菟丝子、木瓜组成）加桑叶、二至等。现代药理实验证明，桑叶含芦丁、槲皮素、甾体及三萜类化合物、生物碱等，对各种致病菌及钩端螺旋体有抑制作用，并具有降血糖、降血脂的作用。临床上还用于治疗肺脓肿、下肢象皮肿、水肿、脑萎缩等疾病。

桑叶具清头明目之功能为医学常识。《本草备要》的作者汪昂曾遇到“一老人年八十四，夜能细书，询之云得一奇方，每年九月二十三日，桑叶洗目一次，永绝昏暗”。而《池北偶谈》记载了一个“洗眼方”，云：“右通政袁密山，广西平乐人，尝传一洗眼方云：宋元丰间，某太守年七十，双目不明，遇仙人传此方。洗一年，目力如童子，录之如左：每岁立冬日，采桑叶一百二十片，悬风处令自干。每月用十片，水一碗，于砂罐

等。桑叶入药，或“以四月桑茂盛时采叶”，或从“十月霜后”采叶。前者称嫩桑叶，后者名冬桑叶或霜桑叶。张寿颐说：“桑叶，以老而经霜者为佳，欲其气之全。故入药用冬桑叶，亦曰霜桑叶。”《本草图经》称：“又十月霜后，三分二分已落时，一分在者，名神仙叶，即采取与前叶同阴干，捣末，丸、散任服，或煎以代茶饮。又采椹曝干，和蜜食之，并令人聪明，安魂镇神。又炙叶令微干，和桑衣煎服，治痢，亦主金创及诸损伤。”《百草镜》曰：“须大雪压过，次日雪晴采下，线穿悬户阴干，其色多青黑色，风吹作铁器声，故名‘铁扇子’，冬至后采良。”

据《名医类案》载：“严州山寺有旦过僧，形体羸瘦，饮食甚少，夜卧，遍身出汗，衾衣皆湿透。如此二十年，无复可疗，惟待毙耳。监寺僧曰：‘吾有药绝验，为汝治之。’三日，宿疾顿愈，神并以方授之，乃桑叶一味，乘露采摘，烘焙干为末，二钱，空腹温米饮调，或值桑落，用干者，但力不及新耳。按《本草》亦载桑叶止汗，其说可证。”桑叶身为辛凉发散却又有止汗之能，着实难得。笔者临床遇出汗的患者，无论自汗、盗汗，

内，煎至八分，去渣温洗。每洗眼日，清净斋戒，忌荤酒。正月初五日，二月初一日，三月初五日，四月初八日，五月初五日，六月初七日，七月初七日，八月初八日，九月三十日（月小则廿九日），十月初十日，十一月初十日，十二月初一日。”

古人对被西方誉为“东方自然神木”的桑，的确情有独钟。如苏轼《新城道中二首其一》诗：“试向桑田问耦耕。”孟浩然《过故人庄》诗：“开轩面场圃，把酒话桑麻。”《小雅 · 小弁》：“维桑与梓，必恭敬止。”桑与梓是古代家宅旁边常栽的树木，这里是说，见到桑与梓，容易引起对父母的怀念，而后用作故乡的代称。柳宗元《闻黄鹂》诗曰：“乡禽何事亦来此，令我生心忆桑梓。”《后汉书·冯异传》：“始虽垂翅回奚，终能奋翼黾池，可谓失之东隅，收之桑榆。”张华《答何劭》诗：“从容养余日，取乐于桑榆。”

山　药

两更名性避帝讳

山药别名山薯、怀山药，为薯蓣科植物薯蓣的根茎，是因其形、味与食用薯类近似而得名。其名由来久远，《山海经·山经·北山经》中称薯蓣（yú），有“景山，南望盐贩之泽，北望少泽。其上多草、薯蓣”的记载。李时珍在《本草纲目·菜部》中引宋代药物学家寇宗奭之言曰：“薯蓣，因唐代宗名预，避讳改为薯药；又因宋英宗讳署，改为山药。尽失当日本名。恐岁久以山药为别物，故详着之。”但有人对此质疑，因为唐代时的诗人韦应物所作《郡斋赠王卿》一诗中有一句“山药寒始华”，唐代诗人韩愈的《送文畅师北游》一诗中也有“僧还相访来，山药煮可掘”的诗句。

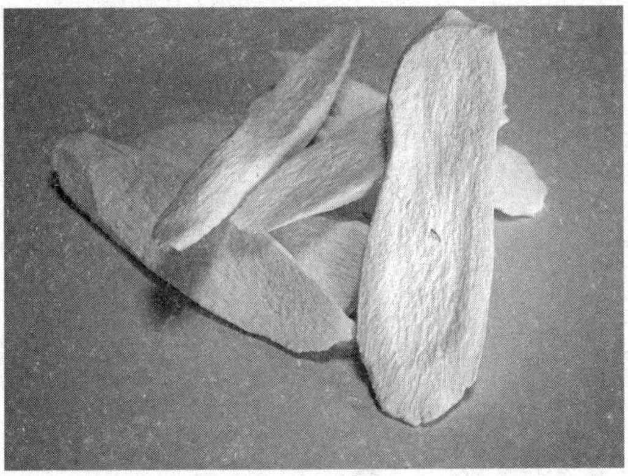

山药在我国各地多有栽培，主要产地则是广西、河北、河南等地，以河南省焦作市特产质佳者为上品，称为“怀山药”，尤以“铁棍山药”为知名品牌。明代植物图谱《救荒本草》说山药“怀、孟间产者，入药最佳。”又说野山药“生辉县太行山山野中。妥藤而生，其藤似葡萄条稍细，藤颇紫色，其叶似家山药叶而大，微尖。根比家山药极细瘦，甚硬，皮色微赤。味微甜，性温平，无毒。”颇似今天的“铁棍山药”。

山药是药食两用的食材，鲜品做饭菜，干品多入药，备受世人宠爱。民国时期许慕羲所著的历史作品《宋代宫闱史》中，在第四十六回写道，名相王旦病危时，“真宗遣中使驰问，每日必三四次。有时亲自临问，御手调药，并煮薯蓣粥赐之。”南宋诗人陆游有诗曰：“高梧策策传寒意，叠鼓冬冬迫睡期。秋夜渐长饥作祟，一杯山药进琼糜。”陆游老当益壮享有86岁高寿，也是得益于他讲究食山药与食粥的养生之道。宋代诗人林洪对饮食颇有研究，在他的《山家清供》中记录了一道以山药为主材料的菜肴：“山药与栗各片截，以羊汁加料煮，名为‘金玉羹’。”元朝诗人王冕的《山药》诗则写道：“山药依阑出，分披受夏凉。叶连黄独瘦，蔓引绿萝长。结实终堪食，开花近得香。烹庖入盘馔，不馈大官羊。”而今山药粥、山药羹、冰糖山药等，已成为人们的家常菜和零食。民国三十二年出版的《食用本草学》称赞山药“可以煮食，或做饭菜，或做点心，都很甘美。”

山药味甘、性平，《神农本草经》列为上品。《神农本草经读》云：“且此物生捣，最多津液而稠黏，又能补肾而填精，精足则强阴。目明、耳聪、不饥，是脾血之旺；轻身是肺气之充；延年是夸其补益之效也。”《本草正义》认为山药“能健脾补虚，滋肾固精，治诸虚百损，疗五劳七伤。”山药营养丰富，其块茎含薯蓣皂苷元、多巴胺、盐酸山药碱、多酚氧化酶、尿囊素、止杈素Ⅱ、糖蛋白，还含包括胱氨酸、γ-氨基丁酸在内的自由氨基酸。另含具降血糖作用的多糖，并含由甘露糖、葡萄糖和半乳糖按摩尔比6.45∶1∶1.26构成的山药多糖，又含钡、铍、铈、钴、铬、铜、镓、镧、锂、锰、铌、镍、磷、锶、钍、钛、钒、钇、镱、锌（锆），以及氧化钠、氧化钾、氧化铝、氧化铁、氧化钙、氧化镁等。

《续名医类案》载有病例说“陈庆长知县名祖永云：顷守官南康，其子年十岁，患噤口痢，水浆不入者数日，惟能进药。同官家有方书，载一治法，试用之，一服而痢稍疏，三服遂索粥饮，顿食半盏许，自是痢止而安。其法用干山药，一半炒黄色，一半生用，研为细末，米汤饮下。”然而根据《景岳全书》，山药毕竟“行为柔弱，但可用为佐使。”“故补脾肺胃必主参、术，补肾水必君茱（山茱萸）、地（地黄），涩带浊须破故（补骨脂）同研，固遗泄仗菟丝（菟丝子）相济。”近代医家张锡纯善用山药，在自己所撰的《医学衷中参西录》中提到说清代名医陈修园认为山药“为寻常服食之物，不能治大病”，而他则认为“非也。若果不治大病，何以《金匮》治劳瘵有薯蓣丸。”并在书中列举了薯蓣粥、一味薯蓣饮的医方，记载了其曾用大剂量山药治疗多例危重患者的病例。

值得留意的是，山药以补肺、脾、肾三脏之阴见长，故常与黄芪、知母、天花粉、葛根等药配伍用于治疗“消渴”（糖尿病）。

中医认为肺主皮毛，皮肤的异常表现一般都与肺有关，所以中医治疗过敏，也从调理肺来入手，补肺即是强卫气，补皮毛。而山药色白，性平，味甘，入肺、脾、肾经，既能补肺虚，又能健脾益肾。

山 楂

食药咸宜山里红

山楂又名山里红、红果，是山楂树的果实。山楂树适应性强，喜凉爽、喜湿润，即耐寒又耐高温。不需人工培育，野生山楂也可食用。山楂在欧洲也是传统用药，但药用部分包括叶、花、果实、种子，与国内多只用果实入药的情况不同。

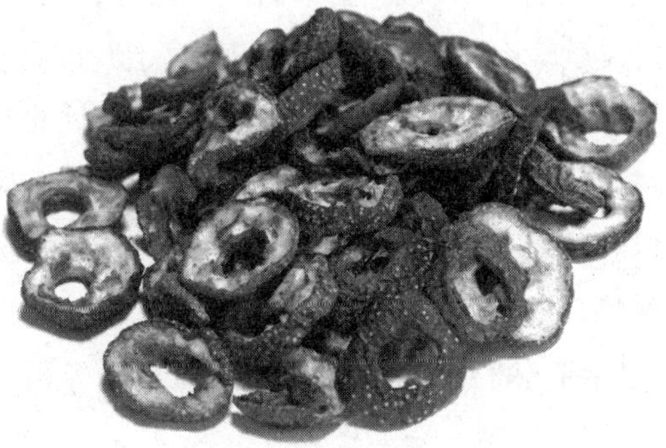

山楂是我国的原产植物，栽培历史已超过三千年，早在《尔雅》中就有记载："杭，檕梅，杋者聊。"其中杭即指山楂树，又名檕梅。山楂作为药物使用首载于梁代陶弘景所编的《本草经集注》中。山楂作为重要的消导药，历来多用于开胃消食、化滞消积，临床上将炒焦后的山楂与焦麦芽，焦神曲合称"焦三仙"。山楂以消肉积见长，神曲专消面积，麦芽以消乳积为主，三者相须为用能消一切积滞。山楂还有消食健胃，行气散瘀等功能。

值得着重了解的是山楂对心血管疾病的防治作用。虽然先贤也有阐述，如清代柴裔、费伯雄所撰的《食鉴本草》中载山楂能"化血块、气块、活血"，李时珍在《本草纲目》中说山楂能"化饮食，消肉积，癥瘕，痰饮，痞满吞酸，滞血痛胀"等，然而对山楂其他部位药用的研究依然有待加深加强。

国外对于山楂叶的研究较深，19 世纪初的一位爱尔兰医生即第一次应用山楂叶治疗心血管疾病。现今无论国外还是国内，山楂叶及其制剂已广泛地应用于心血管疾病的预防和治疗中，且疗效较显著、不良反应发生率较低。

临床研究证实，山楂能显著降低血清胆固醇及甘油三酯，能有效防治动脉粥样硬化。高血脂、高血压及冠心病的患者，可以每日取生山楂 15 ～ 30 克，水煎代茶饮。

但需要注意的是山楂同样有食用禁忌，如孕妇就不宜多食山楂。孕妇出现早孕反应时，酸甜可口的山楂似乎能缓解不适的感觉，但山楂有收缩子宫平滑肌的作用，多食有可能会诱发流产。另外山楂可促进胃酸的分泌，因此不宜空腹食用。山楂中的酸性物质对牙齿具有一定的腐蚀性，食用后要注意及时漱口、刷牙，正处在牙齿更替期的儿童更应格外注意。

山楂亦食亦药亦果，现在超市街头到处都能见到山楂做成的食品，山楂糕、山楂蜜饯、糖水山楂、冰糖葫芦，这情形让人不自禁想起一首竹枝词："露水白时山里红，冰糖晶映市中融。儿童戏食欢猴鼠，也解携归敬老翁。"

麝　香

香气远射开心窍

麝又称麝獐、香獐，麝香为鹿科动物麝的雄兽香腺囊中的分泌物。由于保护野生动物资源的需要，猎麝已受到禁止或限制，所以现代获取麝香使用的是试验成功了的更科学的养麝刮香法。不过无论何种方法获得的麝香，价格都是相当昂贵的。麝的前肢短，后肢长，蹄小耳大，雌雄都无角，雄性有发达獠牙。身褐色，密被中空的硬毛，只有头部和四肢被软毛。耳长直立，上部圆形。眼较大，吻端裸露。尾短。麝虽然有别称为“香獐”，但是与獐并非为同一物种。麝与獐有颇多相似处，致使古今文献记载都有将“麝”误称作“獐”现象，进而造成一些研究的失误。李时珍说：“麝之香气远射，故谓之麝。”唐代诗人温庭筠作有“捣麝成尘香不灭，拗莲作寸丝难绝”的名句。

关于麝香有种种传闻。《香乘》引陶弘景之言：“麝形似麞而小，黑色，常食柏叶，又噉蛇。其香正在阴茎前皮内，别有膜袋裹之。五月得香，往往有蛇皮骨。今人以蛇蜕皮裹香，厔云弥香，是相使也。麝夏月食蛇、虫多，至寒则香满，入春脐内急痛，自以爪剔出，着屎溺中覆之，常在一处不移，曾有遇得乃至一斗五升者，此香绝胜杀取者。”《本草纲目》引杨亿《谈苑》云：“商汝山中多麝，遗粪常在一处不移，人以是获之。其性绝爱其脐，为人逐急，即投岩，举爪剔裂其香，就絷而死，犹拱四足保其脐”，麝被逼急了宁死也不让人猎走它的麝香的这一说法旧时候有，正如《韩非子》言：“膏以香消，麝以脐死。”还有用来形容麝宁为玉碎不为瓦全性格的“投岩麝退香，芬芳尽消散”，唐代张祜有《寄题商洛王隐居》诗曰：“寻麝采生香。”

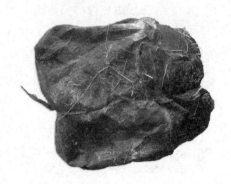

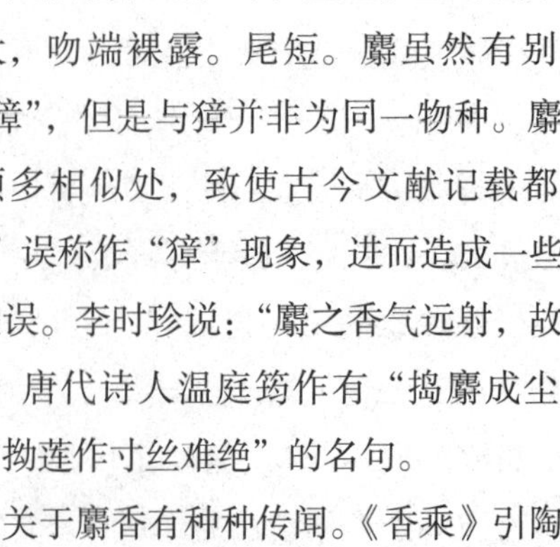

麝香味辛，性温，归心、脾经，功能开窍醒神，活血通经，消肿止痛，催产。为芳香走窜，开关利窍第一要药，功在冰片、牛黄之上，常用于各种神志昏迷，经络气血阻滞，跌打损伤等。既可内服，又可外敷。《本草纲目》引《济生方》曰：“治食瓜果成积作胀者用之，治饮酒成消渴者用之，云果得麝则坏，酒得麝则败，此得用麝之理者也。”麝香芳香走窜，宣散之力迅猛，用之失当则耗伤人体正气，尤其孕妇必须禁用，医者不可不慎也。

麝的生理特异，雄性麝鹿从 2 岁开始分泌麝香，自阴囊分泌的淡黄色、油膏状的分泌液存积于位于麝鹿脐部的香囊，并可由中央小孔排泄于体外。固态时麝香发出恶臭，用水或酒精高度稀释后才散发独特的动物香气。《大同药物学》："麝香，药物香浓，莫过龙脑。尤莫过于麝香。龙脑香虽芬馥，浮而易散，不及麝香之沉着幽远。盖龙脑近嗅香厚，远嗅香薄，置久则香消矣。麝香近嗅不香，远嗅则香，香久不散。"

之前的取麝香方法残忍，且因麝香价高而难得，有人掺入铅块、干血块、干肉块等制成伪品。现代取麝香的方法人道许多，但麝香的价格依旧居高不下，也需要医家与消费者多留心分辨产品真假。

早在唐代末，我国便已经盛行用麝香制化妆品，或作原料调制为墨，还与其他芳香植物配制成香料用来熏衣、刷墙、作添加剂使用。至今麝香仍是世界上贵重的芳香原料，在国际市场上我国一直是麝香及其成品香料的主要输出国。

传闻在摩洛哥的马拉喀什有一座高220英尺的独特香塔，名叫"戈士比雅"。只要靠近这座高塔，就会闻到阵阵沁人。据传在建塔时，用了大约950袋麝香作为香料，混合在水和泥沙之中，用来做塔壁黏合剂，因此几百年来这座香塔才会源源不断的放出袭人的香气。

麝香香气特殊，有苦味，是中枢神经兴奋剂，有引香和定香功能，外用能镇痛、消肿。由于各种麝类动物已经成为濒危物种，我国将各种麝类动物均从国家二级保护动物升为一级保护动物。目前只有极少数急救用药在使用天然麝香，而且需要重点标识。药用人造麝香在业内有两个称呼：人工麝香或人工合成麝香。2010年版药典已将培植牛黄、人工麝香等部分替代品收录进药典。

石菖蒲

水草精英性清灵

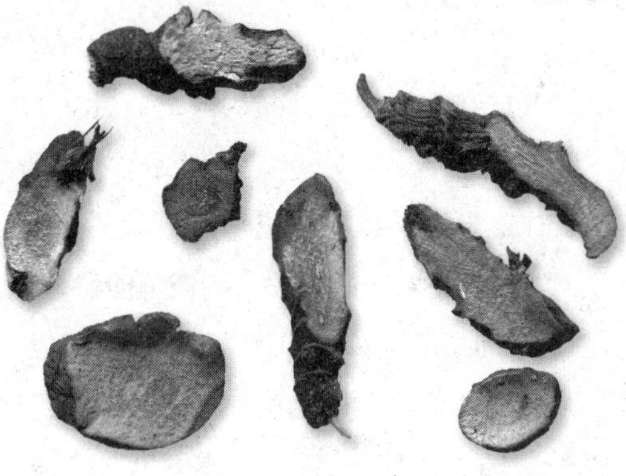

石菖蒲为天南星科植物石菖蒲的干燥根茎。《吕氏春秋·士容论》："冬至后五旬七日，菖始生。菖者百草之先生者也，于是始耕。"李时珍说："菖蒲，乃蒲类之昌盛者，故曰菖蒲。"菖蒲"其根盘屈有节"，古人认为入药以"一寸九节者佳"，故又有九节菖蒲之名。

菖蒲在我国的民间是一种具有防疫驱邪作用的灵草。端午时节，不少地区都有悬艾叶、菖蒲叶于门窗，饮菖蒲酒，以趋避邪疫的习俗，因此有地方把农历的五月称为"蒲月”。而在传统文化中，菖蒲与菊花、兰花、水仙并称“花中四雅”。

石菖蒲在《神农本草经》中被列为上品，并称菖蒲“主风寒湿痹，咳逆上气，开心孔，补五脏，通九窍，明耳目，出声音。”《新修本草》云：“久服轻身，聪耳明目，不忘，不迷惑，延年，益心智，高志不老。”孙思邈《备急千金要方》记载有可“久服耳目聪明，益智不忘”的方法：“取菖蒲一寸九节者，阴干百日，为末。每酒服方寸匕，日三服。”还有对菖蒲的功效记载写得比较神奇的，如《抱朴子》说“韩众服菖蒲十三年，身上生毛，冬袒不寒，日记万言”，又说“商丘子不娶，惟食菖蒲根，不饥不老，不知所终”。这种传说类的记载确多有不实之辞，然而对于菖蒲及其健身延年之功，历代有不少文人雅士以诗词咏赞之。如唐代李白作《嵩山采菖蒲者》云：“我来采菖蒲，服食可延年。”张籍《寄菖蒲》诗曰：“石上生菖蒲，一寸十二节。仙人劝我食，令我头青面如雪。”陆游亦有《若耶溪上》云：“今日溪头慰心处，自寻白石养菖蒲。”金代张建咏《菖蒲》诗曰：“石泉何清冷，中有九节蒲，蒲性本孤洁，不受滓秽污。”还有人云：“菖蒲有山林气，无富贵气。有洁净形，无肮脏形，清气出风尘以外，灵机在水石之间，此为静品，此为寿品，玩者珍惜。”

唐代文学家韩愈在《进学解》最后一段中说：“而訾医师以昌阳引年，欲进其豨苓也。”菖阳即菖蒲，豨苓即猪苓。大概的意思就是，医生用菖蒲延年益寿就行了，却还想用猪苓，根本就没有必要。《本草正义》称石菖蒲其“清芬之气，能助人振刷精神，故使耳目聪明，九窍通利。”《重庆堂随笔》载：“石菖蒲，舒心气、畅心神、怡心情、益心志，妙药也。”《本草汇言》说：“奏功极多，石菖蒲不必问也。”据说明太祖朱元璋常嚼菖蒲饮水而无腹痛之疾。有一种特产菖蒲酒，《本草纲目》言这种“煎汁，或酿或浸”而成的菖蒲酒能治“三十六种风，一十二痹，通血脉，治骨痿，久服耳目聪明。”

临床上石菖蒲主要用作芳香开窍，化浊和中。《本草正义》认为其功力在于“清解药用之，赖以祛痰秽之浊而卫宫城”，《重庆堂随笔》认为“滋养药用之，借以宣心思之结而通神明”，可谓一语道破原理。石菖蒲常与远志配伍，相得益彰。清代陈士铎《石室秘录》中记有一则医案：“口舌生疮，又不可如是治之。乃心火郁热，而舌乃心苗，故先见症。法用黄连二钱，菖蒲一钱，水煎服。一剂而愈，神方也。此方不奇在黄连，而奇在菖蒲。菖蒲引心经之药，黄连虽亦入心经，然未免肝脾亦入，未若菖蒲之单入心也。况不杂之以各经之品，孤军深入，又何疑哉，此所以奏功如响也。倘不知用药神机，轻混之以肝脾之药，虽亦奏功，终不能捷如桴鼓，此治热之又一法也。”临证可以试用，但可能不会那么神奇。用石菖蒲治愈皮肤生疮也算奇闻一则，宋代药物学家寇宗奭曰：“有人遍身生疮，痛而不痒，手足尤甚，粘着衣被，晓夕不得睡。有人教以菖蒲三斗，日干为末，布席上卧之，仍以衣被覆之。既不粘衣，又复得睡，不五、七日，其疮如失。后以治人，应手神验。”

石菖蒲的株形端庄秀丽，叶片碧绿挺拔，盆栽陈设于室内的案头、窗台、书桌等处，自然清新，富有雅韵。宋代诗人苏东坡说："凡草生石上，必须微土以附其根。唯石菖蒲濯去泥土，渍以清水置盆中，可数十年不枯，节叶坚瘦，根须连络，苍然于几案间，久更可喜，其延寿终身之功非他药可比。"苏东坡还写诗赞曰"碧玉碗盛红玛瑙，青盆水养石菖蒲""斑斓碎石养菖蒲，一勺清泉半石盂"。家庭栽培菖蒲，多在室内观赏，以水培为主，只要保持湿润，清水不干涸，能数十年不干枯。用卵石、粗砂将其固定在容器中，还可在其旁边点缀以古雅清奇的观赏石，放在室内阳光充足处，即可正常生长。

石 膏

生用重用有近贤

石膏为含水硫酸钙的矿石，能解肌清热、除烦止渴，为中医常用药之一。各代医药学家对石膏的认识和应用有明显差异。一般说来，古代伤寒学家认为石膏性大寒，用时比较谨慎，量亦轻微；明清温病学家则认为石膏性微寒，常放胆重用。

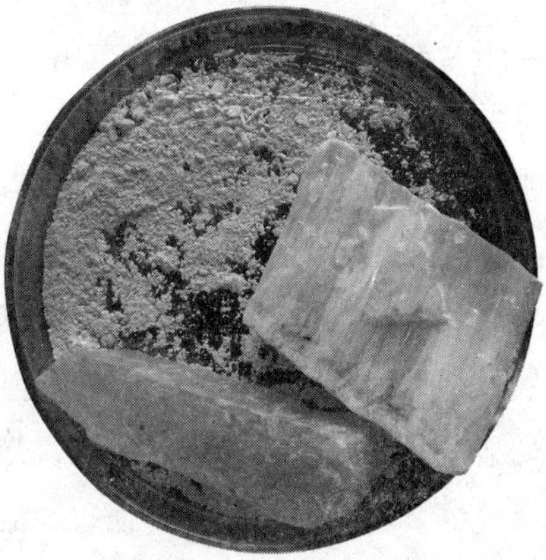

《药证》引《名医别录》言云："石膏性大寒，自后医者怖之，遂至于置而不用焉。"但也有例外，如《本草纲目》引王焘《外台秘要》言："治骨蒸劳热久嗽，用石膏文如束针者一斤，粉甘草一两，细研如面，日以水调三四服，言其无毒有大益，乃养命上药，不可忽其贱而疑其寒。"《名医录》附和王焘之言并云："睦州杨士丞女，病骨蒸内热外寒，众医不瘥，处州吴医用此方，而体遂凉。愚谓此皆少壮肺胃火盛，能食而病者言也。若衰暮及气虚血虚胃弱者，恐非所宜。广济林训导年五十，病痰嗽发热，或令单服石膏药至一斤许，遂不能食，而咳益频，病益甚，遂至不起，此盖用药者之瞀瞀也，石膏何与焉"。

重用石膏实则始于明代，以缪希雍为先。缪氏用石膏，以生用打碎入煎，剂量一般常在30克左右，重者一次量可达100克，甚至有一昼夜连服共达近500克的。如《续名医类案》记缪氏治"于润父夫人，妊九月，患伤寒阳明症，头痛壮热，渴甚，舌上黑苔有刺，势甚危。缪投竹叶石膏汤，索白药子不得，即以井底泥涂脐上，干则易之。一日夜尽石膏十五两五钱。病瘳产一女，母子毋恙。"有人曾对缪氏"滥用"石膏提出非议，但其实缪氏使用石膏也非常细心，并无妄行滥用之情。如他曾论误用石膏医案说："病症固重，服药又差，无汁发热，非阳明症，何得用石膏？此太阳症未经发汗，邪气传里，里虚水涸，不胜邪热，真气已脱，必不可救。”足以证之。

清乾隆年间，瘟疫几度猖獗，据晚清名医王士雄《温热经纬》引徐昆《柳崖外编》云：“乾隆甲子，五六月间，京都大暑，冰至五百文一斤。热死者无算。九门出榇，日至千余。”当时瘟疫流行，医生治用张景岳温补法多死，用吴有性的疏解分消等法亦多无效。当地医生余师愚倡用生石膏重剂，泻诸经表里之火治疗疫病，余氏力排众议，独树一帜，创制“清瘟败毒饮”方，并强调“非石膏不足以取效耳”，服者皆豁然而愈。后来的另一场瘟疫中，余师愚依然用清瘟败毒饮“每每投之，百发百中”，余氏记下他自己“用大剂连投十五帖，今已全安，计用石膏六斤有另，犀角七两有另，黄连六两有另。此前人所未有，后人所未见，故笔之于书，以征奇效”的验案。王士雄也说“纪文达公于癸丑年曾目击师愚之法，活人无算，而谓其石膏有一剂，用至八两，一人服至四斤，因而疑为司天运气所值，未可执为通例。”王士雄精于辨证选药，他在所著《潜斋简效方》中为余师愚用大剂石膏治暑疫作辩护，并嘲讽那些稍涉医书，不懂临床随症变换用药却乱发议论的“缙绅先生”们。《重庆堂随笔》则评论道：“吴又可治疫主大黄，盖所论湿温为病，湿为地气，即仲圣所云浊邪中下之疫，浊邪乃有形之湿秽，故宜下而不宜清。余师愚治疫主石膏，盖所论者暑热为病，暑为天气，即仲圣所云清邪中上之疫，清邪乃无形之燥火，故宜清而不宜下。二公皆卓识，可为治疫两大法门。”

而如今治疗高热等危重患者，多用西药治疗处理或中西药结合，古时如此大量用石膏，可以说是空前绝后。

近代名医张锡纯对石膏认识得更透彻，应用得更广泛，而疗效也更显著。张氏认为石膏乃“清阳明实热之圣药，无论外感内伤，用之皆效”，并且指出《神农本草经》谓其“寒凉之力远逊于黄连、龙胆草、知母、黄柏等药，而其退热之功效则远过于诸药”。因为“盖石膏质重气轻，其质重也可以逐热下行，其气轻也可以逐热。上出，俾胃府之气化升降皆湛然清肃，外感之热自无存留之地矣”。同时他还认为石膏“性凉而能散，有透表解肌之力，为清阳明胃腑实热之圣药”，“与阳明之热化合而为汗以达于表也”，“盖石膏生用以治外感实热，断无伤人之理，且放胆用之，亦断无不退热之理”。张锡纯曾用大剂量生石膏治其妻、女、子、侄和诸多患者而有验，因此大声疾呼：“世之不敢重用石膏者，何妨若愚之试验加多，以尽石膏之能力乎？”张锡纯还力主用生石膏，反对用煅石膏内服。他说：“医者多误认为大寒而煅用之，则宣散之性变为收敛（点豆腐者必煅用，取其能收敛也），以治外感有实热者，竟将其痰火敛住，凝结不散，用至一两即足伤人，是变金丹为鸩毒也。迨至误用煅石膏偾事，流俗之见，不知其咎在煅不在石膏，转谓石膏煅用之其猛烈犹足伤人，而不煅者更可知矣。”

笔者认为，如今由于气候环境的变化，衣食住行的改变，生活节奏的加快，精神心理压力的增大等因素，热性病的发病率呈上升趋势，所以生石膏的使用率可能会相应升高。但用药量的轻重以病情需要为佳，过量或长期使用某一种药物都是不妥当的。更何况，随着防疫知识的普及，抗生素、抗病毒药等的广泛使用，患者尤其是高热危重的患者，单纯依赖生石膏的机会几乎已不存在。因此在临床上，石膏的用量不一定会像上面几位医家所用的那样大。生石膏多内服，煅石膏只外用，为一家常识，自不待言。

笔者而立之年曾遇一壮年男子，暑天关闭门窗，穿棉衣，戴棉帽仍身冷不止。诊见脉弦滑，舌苔黄燥，诊为积热于里，阳邪内结，所谓“热深厥亦深”。遂用生石膏30克加四逆散（柴胡6克，炒白芍12克，炒枳实10克，炙甘草6克），数剂而愈。

石　斛

商家炒作溢美言

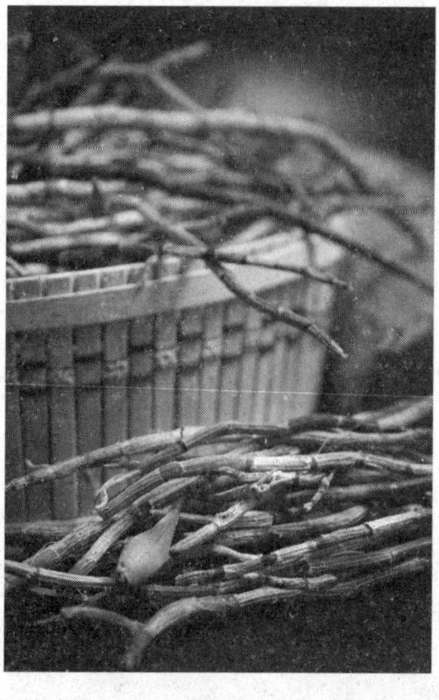

石斛别名金钗石斛，为兰科植物金钗石斛或其多种同属植物的茎。《本草纲目》曰：“石斛丛生石上，其根纠结甚繁。”由于野生的铁皮石斛自然繁殖率极低，资源匮乏，铁皮石斛就被国家列为了重点保护的珍惜濒危药用植物。石斛其性微寒，味甘、淡，功能益胃生津，清热养阴。主治热病伤津、烦渴、胃脘痛、口舌生疮、食少干呕、骨蒸虚热、目暗不明等。《本草思辨录》云：“石斛为肾药、为肺药、为脾药、为肠胃药，诸家论说纷如，而咸未亲切，兼有疏漏。兹节采诸说，补其不足。仍即《本经》《别录》之旨，以疏通而证明之。石斛借水石而生，若石挹水以溉斛，斛因石以吸水。石属金，内应乎肺，气平亦入肺，水则内应乎肾，其为引肾阴以供肺，肺得之而通调下降无惑矣。斛之生不资纤土，而味甘淡则得中土之正，色黄又主五金之贵，合乎胃为戊土而属阳明燥金，与肺皆职司下行，故其为用，每以肺胃相连而着。惟既禀土德，何能于脾无与，肺胃与大肠皆一气直下，又何能于大肠无与。此石斛入肾入肺入胃而兼入脾入大肠之所以然也。石斛得金水之专精，《本经》‘强阴’二字，足赅全量。所谓阴者，非寒亦非温，用于温而温者寒，用于寒而寒者温。”

石斛品种多，但功能相近。以金钗石斛、

霍山石斛（铁皮石斛）、耳环（枫斗）石斛较为名贵。张寿颐曰：“石斛，古人惟以色黄如金，茎壮如钗者为贵。又曰川产最良。然今市肆中之所谓川斛，则细小干枯，最为贱品。金钗斛则躯干较伟，色泽鲜明，能清虚热，而养育肺胃阴液者，以此为佳。但市，中欲其美观，每断为寸许，而以砂土同炒，则空松而尤具壮观。要之一经炒透，便成枯槁，非特无以养阴，且恐不能清热，形犹是而质已非。所以吾吴医家，每用其原枝不炒者，劈开先煎，庶得真味。且此物最耐久煮，一味浓煎，始有效力，若杂入群药中仅煮沸三四十分钟，其味尚未出也。若肺胃火灼，津液已耗，舌质深赤干燥，或焦黑嗜饮者，必须鲜斛清热生津，力量尤伟。必以皮色深绿，质地坚实，生嚼之脂膏粘舌，味厚微甘者为上品，名铁皮鲜斛，价亦较贵。若老人虚人，胃液不足，而不宜太寒者，则霍山石斛为佳。”

石斛确有较好的补益作用，但近些年一些商家哄抬药价，借机敛财，对石斛的功效肆意夸大宣传。商家对石斛的宣扬，即使有属实部分，也明显过分。其刻意炒作石斛功效与炒作冬虫夏草相类耳，褒词多溢亦世之通病。

需要注意的是，石斛的表皮细胞外有一层不透水的角质层，所以需要煮沸直至药汁黏稠时，才能让有效成分溶入水中，而达到治疗的效果。《本草正义》又说：“且此物最耐久煮，一味浓煎，始有效力，若杂入群药中仅煮沸三、四十分钟，其味尚未出也。”临床上若石斛与他药同用，应先煎石斛，后下他药为妥。

石榴

花实繁茂瓣如娟

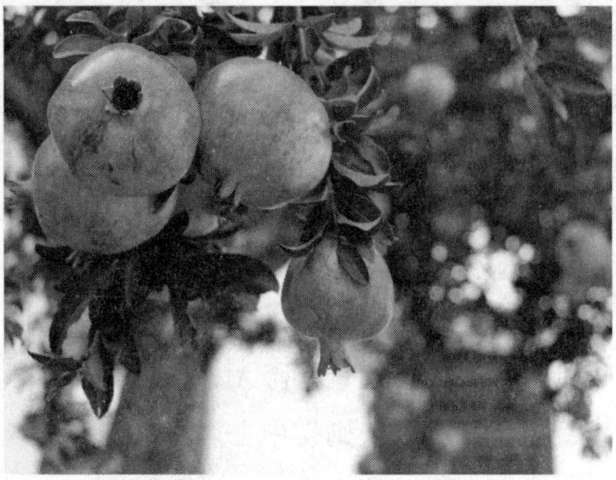

石榴别名安石榴、金樱、丹若，为石榴科植物石榴的果实。李时珍《本草纲目》曰：“榴者，瘤也。丹实（红色的石榴）垂垂如赘瘤也。”并引《博物志》云：“汉张骞出使西域，得涂林安石国榴种以归，故名安石榴”，引《齐民要术》曰：“凡植榴者须安僵石、枯骨于根下，即花实繁茂。则安石之名义或取此也”。苏颂言：“安石榴，本生西域，今处处有之。木不甚高硕，枝柯附干，自地便生作丛。种极易息，折其条盘土中便生也。花有黄、赤二色。实有甘、酢二种，甘者可食，酢者入药。”

《本草纲目》引陶弘景之言：“石榴花赤可爱，故人多植之，尤为外国所重。”喜爱石榴的文人们喜用“榴火”来形容石榴花盛开时的艳景。如曹彦约《谢朱鹤皋招饮》诗曰：“满院竹风吹酒面，两株榴火发诗愁。”石榴花瓣如娟，于是便有石榴花像女人的裙子之说，如梁元帝《乌栖曲》：“芙蓉为带石榴裙。”据说石榴裙的典故也由此而来。唐诗中对此描述颇多，白居易有“移舟木兰棹，行酒石榴裙”，武则天有“不信比来长下泪，开箱验取石榴裙”等。古时染红裙的颜料，也多从石榴花中提取，有诗《长安客话·燕京五月歌》云：“石榴花发街欲焚，蟠枝屈朵皆崩云。千门万户买不尽，剩将女儿染红裙。”

《本草衍义》说：“惟酸石榴皮，合断下药，仍须老木所结，及收之陈久者佳。”石榴味甘、酸、涩，性温。入脾、肺经。功能涩肠，止血，止咳，现代研究石榴果实含糖类、蛋白质、脂肪、维生素C、钙、磷、钾等和生物碱及熊果酸等。石榴多食易伤肺损齿，石榴果皮有毒，服用时必须注意。石榴皮味酸、涩，性温，功能涩肠止泻，止血，驱虫。临床上常用于用于久泻，久痢，便血，脱肛，崩漏，带下，虫积腹痛等。

另将石榴连籽一起嚼碎咽下，可治小儿消化不良，尤其还对夜晚睡觉磨牙者有显效。

使君子

甘香杀虫儿乐服

使君子舀求子、史君子、四君子，为使君子科植物使君子的干燥成熟果实。《证类本草》云：“俗传始因潘州郭使君，疗小儿多是独用此物，后来医家因号为使君子也。”使君子被誉为“小儿诸病要药”，常用来治疗虫疾。《本草纲目》说：“凡杀虫药多是苦辛，惟使君、榧子甘而杀虫，亦异也。”李时珍认为：“凡能杀虫之药，多是苦辛，独君子、榧子，甘而杀虫，每月上旬，虫头向上，中旬头横，下旬向下”，《道藏》亦云：“初一至初五，虫头向上，凡有虫病者，每月上旬，空心食数枚，虫皆死而出也。按地黄、胡麻皆杀虫。忌饮热茶，犯之作泻。”使君子炒熟后甘香可口，小儿乐于服用，无怪乎使君子当年名扬遐迩。如今使用使君子杀虫已不多见，大都服用西药驱虫。

使君子应炒香放凉服食，不宜过量，服药食忌饮热茶，否则可能引起呃逆、眩晕、呕吐等不良反应。

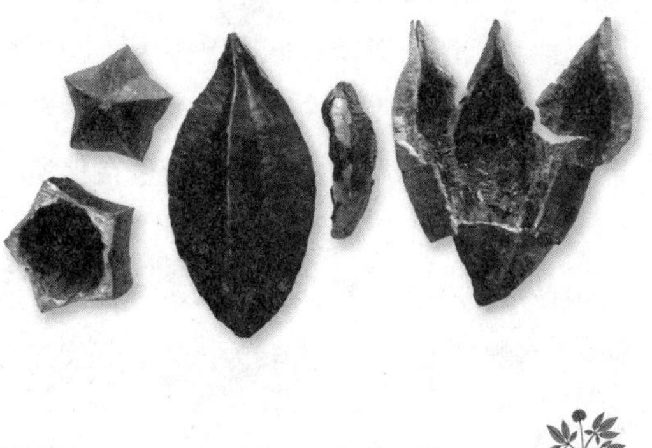

诸本草类医籍还言使君子味甘，性温，能益脾胃，杀虫消积，用于蛔虫病，蛲虫病，虫积腹痛，为小儿疳积之要药。

传统习俗的元宵节灯谜，也有不少用了中药名做字谜的。如“小人勿用”射“使君子”，意为卑劣的小人不能使用，那使用者当然只能是谦谦君子了。再如“赵云怀内小龙眠”，谜底则是“使君子、安息香”两味中药。

水蛭

入腹生子讹传讹

水蛭又名蚂蟥，为水蛭科动物蚂蟥、水蛭、柳叶蚂蟥的干燥全体。水蛭居水中而潜伏，善吮吸人畜血液，故其破瘀之力独优。徐灵胎曰：“凡人身瘀血方阻，尚有生气者易治，阻之久则生气全消而难治。盖血既离经，与正气全不相属，投之轻药，则拒而不纳，药过峻，又转能伤未败之血，故治之极难。水蛭最善食人之血，而性又迟缓善人。迟缓则生血不伤，善人则坚积易破，借其力以消既久之滞，自有利而无害也。”

张仲景为最善用水蛭者，《伤寒论》中的大黄蛰虫丸、鳖甲煎丸、抵当汤、抵当丸等方内皆有水蛭。其中关于“抵当汤”的方名“抵当”二字的解释，一直难以确定。有说“血蓄于下，非大毒峻剂则不能抵当其甚邪，故治蓄血曰抵当汤”，有说“抵，至也。水蛭、虻虫，攻坚而破瘀，桃仁、大黄，润滞而推热。四物者，虽曰比上则为较剧之重剂，然亦至当不易之正治也”，都有一定的道理。近代日本汉学家山田正珍也在他所著的《伤寒论集成》书中对“抵当”作了解释，山田在书中引《尔雅·释虫》曰：“蛭蝚，至掌。”水蛭一名至掌，音转为抵当。其实早在陶弘景的《名医别录》里就有水蛭又名至掌的解释，只是未引起重视罢了。

因有“误吞水蛭入腹，生子为害”的传说，所以古人提倡水蛭必须炙用。如《本经逢原》言：“用水蛭须曝干，用猪油熬黑，令研极细，倘炙不透虽为末，经年得水犹活，人腹尚能复生。凡用须预先熬黑，以少许置水中七天内不活者，方可用之。”而张锡纯则极力驳这种谬论，他主张水蛭“最宜生用，甚忌火炙”，“近世方书多谓水蛭必须炙透方可用，不然则在人腹中，能生殖若干水蛭害人，诚属无稽之谈。”张氏还引举了他亲自治验的病例，以资证明，他说：“曾治一妇人，经血调和，竟不产育。细询之，少腹有癥瘕一块。遂单用水蛭一两，香油炙透，为末，每服五分，日两次，服完无效。后改用生者，如前服法。一两犹未服完，癥瘕尽消，逾年即生男矣。此后屡用生者，治愈多人，亦未有贻害于病愈后者。”据报道，有人曾试用于药物流产，数孕妇单用水蛭粉，每次冲服 30 克，连服数次，只见少许血水，继之又用，胎却无损。记得笔者曾于 1972 年在治疗“再生障碍性贫血”的补养方（归脾汤、八珍汤等加减）中，佐用生水蛭 2 ～ 3 克，生大黄 2 ～ 3 克（皆入药煎），每日一剂，取不破不立，推陈致新而为反佐之意。连续服用一年（365 剂），治愈一男性患儿。后对该孩童追访二十余年，体健无异常并娶妻生子。20 世纪 70 年代以后，笔者已没有再治疗“再障”的机会，上述一例仅供参考。据临床上对用水蛭粉的患者进行检查，未见有腹内水蛭生成的情况发生，显然张锡纯的说法无疑是正确的。

清代吴鞠通说：“以食血之虫，飞者走络中气分，走者走络中血分，可谓无微不入，无坚不破。”古代有“蜞针法”，外治法之一，指用蚂蝗吮脓血以治疮疡之方法，后少有用者。水蛭头部有腺体，吮血时分泌一种毒液，使血液不凝聚，能借此吸吮患处痈疽之脓血，称“蜞针法”。此法最早见于《本草拾遗》：“以水蛭十余枚，令咂病处，取皮皱肉白为效。冬月无蛭，地中掘取，暖水养之令动。先净人皮肤，以竹筒盛蛭合之，须臾咬咂，血满自脱，更用饥者。”南宋《洪氏集验方》中亦有“治痈疽发背，用活水蛭置脓头，令吸尽脓血，其痛立止，水蛭则血满自脱”的记载。宋代《外科精要》洪丞相方用蜞针法第五十五云：“治痈疽初作，先以笔管一个，入蚂蜞一条，以管口对疮头，使蜞吮疮脓血，其毒即散，加疮大须换三四条，若吮正穴，蜞必死矣，累试累效。若血不止，以藕节上泥涂之。”《是斋百一选方》载有：“初作，取水蛭置肿上，令饮血，胀自落，别换，胀蛭以新水养之即活。吴内翰备急方云，其侄祖仁，一日忽觉背疮赤肿如碗大，急用此治之，至晚遂安。”

苏合香

真宗赐酒太尉媚

苏合香为金缕梅科植物苏合香所分泌的树脂。据《梦溪笔谈》记载：“太尉王文正体弱多病，宋真宗怜之，乃面赐药酒一瓶，吩咐太尉空腹饮用，以和气血、辟外邪。太尉从命服用，将酒服完后，第二天精神大好，并向真宗道谢。真宗向文武百官说此酒叫苏合香酒。此酒制法：酒一斗，加苏合香一两，调和用文火煮之。此酒极能调和五脏，除腹中多种疾病，外感风寒一杯可愈。大臣称为奇方。自此百官百姓仿制”。观苏合香味苦、辣，乃辛温之品，归心、脾经。《本草从新》的作者告诫说：“今人滥用苏合丸，不知诸香走散真气，每见服之，轻病致重，重病即死，惟气体壮实者，庶可暂服一、二丸，否则当深戒也。”

洪迈《夷坚志》记载有一“豪侠好义”之人陈俞治巫师的故事：“陈俞，字信仲，临川人，豪侠好义。自京师下第归，过谒伯姊，值其家病疫，闭门待尽，不许人来，人亦无肯至者。俞欲入，姊止之曰：‘吾家不幸，罹此大疫，付之于命，无可奈何，何为甘心召祸？’俞不听，推户径前，见门内所奉神像，香火甚肃，乃巫者所设也。俞为姊言：‘凡疫疠所起，本以蒸郁熏染而得之，安可复加闭塞，不通内外！’即取所携苏合香丸十余枚，煎汤一大锅，先自饮一杯，然后请姊及一家长少各饮之，以余汤遍洒房壁上下，撤去巫具，端坐以俟之。巫入，讶门开而具撤，作色甚怒。俞奋身出，掀髯瞪眼，叱之曰：‘汝何物人，敢至此！此家子弟皆幼，病者满屋，汝以邪术炫惑，使之弥旬弗愈，用意安在？是直欲为盗尔！’顾仆缚之，巫犹哓哓辩析，将致之官，始引伏请罪。俞释其缚，使自状其过，乞从私责，于是鞭之三十，尽焚其器具而逐之。邻里骇慑，争前非诮，俞笑不答，翌日，姊一家脱然，诮者乃服。”还有记述说“麝香苏合香丸”，主治“传尸骨蒸，殗殜肺痿，疰忤鬼气，卒心痛，霍乱吐利，时气鬼魅瘴疟，赤白暴利，瘀血月闭，痃癖丁肿惊痫，鬼杵中人，小儿吐乳，大人狐狸等病。”

《本经逢原》记载判断苏合香何者为佳之法：“色微绿如雉斑者良，微黄者次之，紫赤者又次之。以簪挑起径尺不断如丝渐渐屈起如钩者为上，以少许擦手心香透手背者真。忌经火。”

桃花、桃叶

人面桃花相映红

桃花在人们的心目中是春天的使者，是春天的象征。与梅兰竹菊这些中国传统文人钟爱的花卉植物相比，桃花柔软、明艳、暖心，更接地气。桃花与爱情有关，与青春有关。国人爱桃花的，就喜欢桃花那种“胭脂染身一树红”的艳姿。

我国是桃的故乡。汉武帝时张骞通使西域，桃沿着丝绸之路，伴着驼铃传到波斯（今伊朗）以致欧洲，尔后再几经辗转，桃的栽培通及全世界。有谚云：“桃李不言，下自成蹊”。千百年来，桃以其尚用而不尚虚声的姿态，搏得了世人的交口称誉。诗经里“桃之夭夭，灼灼其华（花）”，“桃之夭夭，有蕡（fén）其实”的诗句，描绘了桃花竞放和结实累累的景象。桃花作为春天的象征，历史上几多文人骚客为之倾倒。“寻得桃园好避秦，桃红又是一年春”，东晋引领一代文人风流的陶渊明爱桃花，其心贴得更近，其情化得更浓。他的心中，“夹岸数百步，中无杂树，芳草鲜美，落英缤纷”的桃花源之所在，才是乱世中可得安稳之地的象征。

文学名著对桃花寄寓深情者众多，如《浪淘沙令·帘外雨潺潺》：“流水落花春去也，天上人间”。元代戏曲家王实甫《西厢记》中有“花落水流红，闲愁万种，无语怨东风。”桃一般早春开花，重葩叠萼，锦绣成堆，令人目眩。可惜花期太短，多则十余日便萼残香断。有爱桃的自然就有不爱桃的，李白有诗《古风·桃花开东园》叹道：“桃花开东园，含笑夸白日。偶蒙东风荣，生此艳阳质。岂无佳人色，但恐花不实。宛转龙火风，零落早相失。”批桃花虽有艳阳之质，佳人之色，却华而不实，只能喧赫一时，转瞬之间就零落相失了。唐代诗人杜甫有诗句："颠狂柳絮随风去，轻薄桃花逐水流。"以柳絮、桃花比喻生活放浪之人。但要说古代名人里与桃花的关系最密切的，当属明代文学家唐寅。唐伯虎年轻享才子之名，后却因受舞弊案牵连，一生不得志。晚年困顿，更加放浪形骸，以卖画所蓄购得桃花坞别墅，取名"桃花庵"，并在四周种桃树数亩，自号"桃花庵主"，还写下了著名的《桃花庵歌》："桃花坞里桃花庵，桃花庵下桃花仙。桃花仙人种桃树，又摘桃花卖酒钱。酒醒只在花前坐，酒醉还来花下眠。半醒半醉日复日，花落花开年复年。但愿老死花酒间，不愿鞠躬车马前……"

桃花（包括桃叶）现已很少作药用，仅桃仁为常用之品，然而桃花、桃叶治病的记载却屡见于前贤名著，如《儒门事亲》，书中记一妇女患"滑泻病"数年，百治不效。有人告诉她说，你的病是伤于饮食，腹内停有积滞。可在桃花落时，用草木枝藤上的棘刺做针，刺取几十片桃花萼，不可用手触及，将花萼和入面粉中做成饼，放火上烤熟后，并饮稀米汤送服。病妇依法服食桃花饼，不过一、二个时辰即"泻下如倾"。而"六、七日，行至数百行，昏困，惟饮凉水而平。观此，则桃花之峻利可征矣。"正如《本草纲目》言："桃花，性走泄下降，利大肠甚快。"

据《肘后备急方》言："服三树桃花尽，面色红润悦泽如桃花。"但本草类书中未言及桃花有养颜作用，其治疗皮肤病的功效也不及桃叶。桃花、桃叶可否用来制作护肤、美容品，尚待有兴趣者研究。

桃子色形俱佳，味美多汁，是中国人

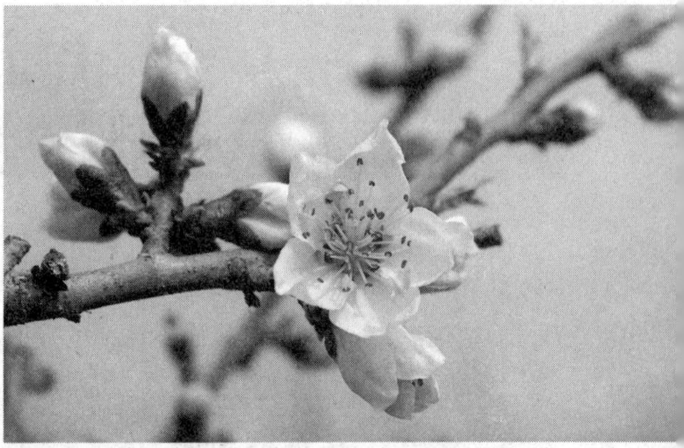

喜爱的传统水果。在古代文献和汉化图像中传承着不少有关桃子的故事和神话传说。如"二桃杀三士""东方朔偷桃"等，特别是《西游记》中描写的"蟠桃会"更是把桃子的神话传播得家喻户晓、妇孺皆知，于是桃子便无可争议地被公推为"增福添寿"的祝寿圣品。到了明清时期，"猴子抱桃""白猿献桃"等题材的文玩艺术品大量流布于当时社会的各个阶层，成为人们待人接物，礼尚往来的礼品，欣赏把玩或励志自勉的文房实用品、艺术品。

时至今日，现代富裕起来的人们对鲜花情有独钟，国人对桃花的偏爱也与日俱增。2013年3月16日上午，《桃花》特种邮票首发仪式在河南省卫辉市举行。，这是中国邮政首次发行大全套邮票，全套共12枚，展现了白碧桃、单粉、品霞、紫叶桃、瑕玉寿星、碧桃、五宝桃、照手红、绿萼垂枝、二色桃、菊花桃和绯桃十二个品种的桃花风采。《桃花》是新中国成立以来首次发行的果木类花卉邮票，在中国花卉邮票枚数排名中位列第三位，是继《牡丹》《菊花》邮票发行之后的又一套大套邮票。《桃花》邮票采用影写版桃花香味油墨印制而成，打开邮票，就能闻到淡淡桃花香。

王不留行

虽有王命不能留

王不留行为石竹科植物麦蓝菜的干燥成熟种子。李时珍曰："此物性走而不住，虽有王命不能留其行，故名。"《本草新编》云："但其性过速，宜暂而不宜久，又不可不知也。"

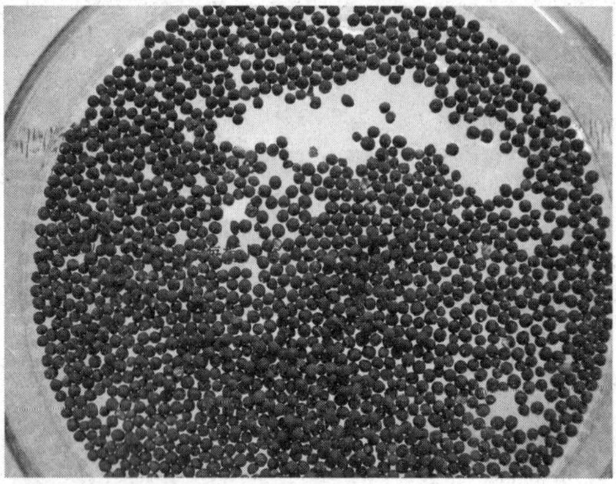

《本草纲目》中此药按处引王执中《资生经》云："一妇人患淋卧久，诸药不效。其夫夜告予。予按既效方治诸淋，用剪金花十余叶煎汤，遂令服之。"讲述了王氏用王不留行煎汤治诸淋的病案。张仲景则用王不留行治疗"金疮"，见于《伤寒论》中所载的王不留行散方。王不留行虽有种种功用，但临床多用于行血通经、下乳，如俗语："穿山甲、王不留，妇人食了乳长流。"

威灵仙

朝服夕效曰灵仙

威灵仙为毛茛科植物威灵仙、棉团铁线莲、东北铁线莲的干燥根和根茎。民间传说江南一座大山上有座古寺，名叫"威灵寺"，寺中有个老和尚治风湿痹病、骨渣子卡喉很出名，他用的是一种能软化骨头的药果，像仙草一样灵验，于是人们便把这种草呼为"威灵仙"。威灵仙也用于治疗妇科难产，《药品化义》说："因其力猛，亦能软骨，以此同芎、归、龟甲、血余，治临产交骨不开，验如影响。"

《本草纲目》记唐贞元中，嵩阳子周君

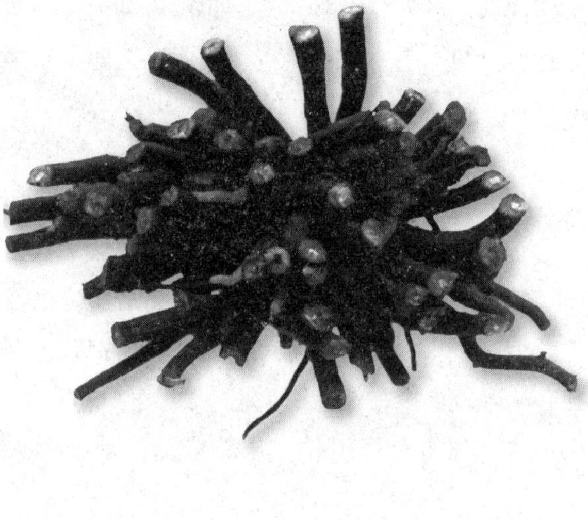

巢作《威灵仙传》云："威灵仙去众风，通十二经脉，朝服暮效。疏宣五脏冷脓宿水变病，微利，不泻人。服此四肢轻健，手足微暖，并得清凉。先时，商州有人病手足不遂、不履地者数十年。良医殚技莫能疗。所亲置之道旁，以求救者。遇一新罗僧见之，告曰：此疾一药可活，但不知此土有否？因为之入山求索，果得，乃威灵仙也。使服之，数日能步履。"《药品化义》说："灵仙，性猛急，盖走而不守，宣通十二经络。"

临床上威灵仙主要用于风湿痹痛，肢体麻木，筋脉拘挛，屈伸不利等，主治由风湿、痰饮积滞所导致的手足不遂、肢体麻木、腰膝疼痛、症瘕积聚等病。

莴苣

上品时蔬利五脏

莴苣别名莴苣菜、生菜、千金菜、莴笋、莴菜，为菊科植物莴苣的茎和叶。莴苣有个典故，据宋代陶穀在其《清异绿》中的记载："呙国使者来汉，隋人求得菜种，酬之甚厚，故因名千金菜"。咼国是阿富汗国古名，带来的种子就是莴苣。因路途遥远，当时的价格十分昂贵。不过也有学者认为，莴苣是我国先民培育的。

莴笋入馔自古是人们喜爱的上品时蔬，在古代典籍中有非常多的记载。如唐代孙思邈在《千金食治》菜蔬部第三有记载："野苣、白苣味苦平、无毒、易筋力。"宋代林洪在其著作《山家清供》卷下说："莴苣去叶、皮，寸切，瀹以沸汤，捣姜、盐、糖、熟油、醋拌，渍之，颇甘脆。"元代忽思慧在《饮膳正要》菜品条著："莴苣味苦，冷，无毒。主利五脏，开胸膈壅气，通血脉。"清代典籍《食宪鸿秘》是清代大学者朱彝尊所撰的一本饮食名著，他在蔬之属中有"盐莴笋"之法。而在清代中期的饮食烹饪专著《调鼎集》中，据说莴苣的制法就有十五种之多。

莴苣不但美味，更是很好的食疗之物，清代医学家王士雄在他所撰的《随息居饮食谱》中讲："莴苣微辛微苦，微寒微毒，通经脉，利二便，析酲，消食，杀虫、蛇毒，可腌为脯，病人忌之。茎叶性同，姜汁能制其毒。"李时珍在《本草纲目》中记载："莴苣利五脏，通筋脉，开胸膈功同白苣，利气，坚筋骨，去口气，白齿牙，明眼目，通乳汁，利小便，杀虫蛇毒。"现代医学认为莴苣含有丰富的营养，内含蛋白质、脂肪、糖类、钙、磷、铁，还含有多种维生素。而其叶的营养价值更高，其中含钙、胡萝卜素、维生素C等。功能利尿，通乳，清热解毒。主治小便不利，尿血，乳汁不通，虫蛇咬伤，肿毒。不过脾胃虚弱者慎服。本品多食使人目糊，停食自复。

另《本草衍义》云："莴苣，今菜中惟此自初生便堪生啖，四方皆有，多食昏人眼，蛇亦畏之。"

乌梅·梅花

骚人咏花医重果

入药的梅花为蔷薇科植物梅的干燥花蕾。乌梅别名梅实、酸梅，为蔷薇科植物梅的近成熟果实。梅原产于我国，我国植梅至少有三千多年的历史。《国风·召南·摽有梅》："摽有梅，其实七兮。"就是关于梅子的最早记载。"梅"，谓梅子在成熟后落下来，比喻女子已到结婚年龄。郑世翼《看新婚》诗："初笄梦桃李，新妆应摽梅。"食用的梅有青梅、白梅和花梅几种，其果实可供食用和药用。

历史上，第一首写梅花的诗是三国时陆凯的《赠范晔诗》："折花逢驿使，寄与陇头人。江南无所有，聊赠一枝春。"从诗中可以看出，那时的人们十分喜爱梅花，诗人竟然专门折下一枝梅请驿使赠送给远方的友人，表达自己的思念之情。唐代诗人齐己也在《早梅》一诗中把梅花和雪花一起写入："万木冻欲折，孤根暖独回。前村深雪里，昨夜一枝开。"宋代诗人卢梅坡在《雪梅·其一》中写道："梅雪争春未肯降，骚人阁笔费评章。梅须逊雪三分白，雪却输梅一段香。"历史上几乎没有关于诗人卢氏的记载，可他喜欢梅花，写了两首关于梅花的诗，就名留史册了。他的《雪梅》诗，尤其是后两句，成为流传千古的绝吟。宋代婉约派词人李清照，对梅花情有独钟，写有多首关于梅花的词。她在《渔家傲·雪里已知春信至》中写道："雪里已知春信至。寒梅点缀琼枝腻。香脸半开娇旖旎。当庭际。玉人浴出新妆洗。"词人以美人新浴喻梅花，把梅花之美写到极致。

古往今来，咏花的诗词歌赋，以梅为题者居多，或咏其风韵独胜，或吟其形神俱清，或赞其标格秀雅，或颂其节操凝重。梅花不畏严寒，独步早春，被誉为"东风第一枝"。乌梅是将在5～6月果实近成熟时的（青梅）采收，低温烘干后，焖至色变黑时而成。早在东汉医圣张仲景的《伤寒论》中就载有治疗伤寒蛔厥的"乌梅丸"方。据现代研究结果证明，乌梅主要含柠檬酸、苹果酸、琥珀酸、糖类、谷甾醇等，对多种致病性细菌及真菌有抑制作用，可抑制蛔虫的活动。此外尚有一定的抗过敏作用。临床上还用于治疗细菌性痢疾、钩虫病、胆道蛔虫症、胆石症、牛皮癣、痔疮等疾病。乌梅丸方被视为治疗胆道蛔虫症的主方。笔者曾于1973年春，以此原方改作汤剂，重用乌梅30克，余药不过3～5克，治一身体健壮但有吐蛔史的20岁纪姓少女的"蛔厥"。服乌梅汤两剂后未见效果，少女不堪病痛折磨，要求转入外科病房立刻进行手术。当要进手术室前，忽觉上腹疼痛移至下腹部，急忙入厕所解大便，即下蛔虫五十余条，其中一条死蛔前半身呈黑色，后半身色白，想来是钻入胆管的那条蛔虫，患者痛止病愈。其父纪某千恩万谢，并请求把其女所服的中药处方抄一张带走，少女后随父携方出院，免去了一刀之苦。

乌梅其性平，味酸、涩，功能敛肺止咳，涩肠止泻，安蛔，生津止渴。常用于治疗肺虚久咳、虚热烦渴、久泻、久利、蛔厥腹痛、呕吐、便血、尿血、血崩等。《本草纲目》引《医说》记有："曾鲁公痢血百余日，国医不能疗。陈应之用盐水梅肉一枚研烂，合腊茶，入醋服之，一啜而安。大丞梁庄肃公亦痢血，应之用乌梅、胡黄连、灶下土等分为末，茶调服，亦效。盖血得酸则敛，得寒则止，得苦则涩故也。"乌梅色黑，笔者认为还应加上一句"血得黑则停"。乌梅疗恶疮之说，则出于《神农本草经》，其法载于《刘涓子鬼遗方》云："用乌梅肉烧存其性研傅（敷）恶肉上，一夜立尽。"《续名医类案》引《本草纲目》记载："方云起臂生一疽，脓溃百日方愈，中有恶肉突起，如蚕豆大，月余不消，医治不效。因阅本草，得刘涓子鬼遗方，用乌梅肉烧存性，研敷。试之，一日夜去其大半，再上，一日而平。乃知世有奇方如此，遂留心搜刻诸方，始基于此方也。"

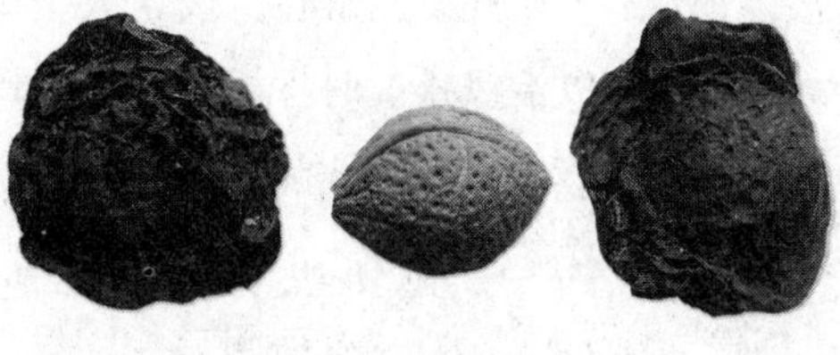

《名医类案》载有吕沧州治愈"病无睡"一例，取乌梅酸收之性。文中写道："吕沧洲治一人，病无睡，睡则心悸神慑，如处孤垒而四面受敌，达旦，目眵眵无所见，耳聩聩无所闻，虽坚卧密室，睫未尝交也。诸医罔效。吕切其脉，左关之阳浮而虚，察其色，少阳之支，外溢于目眦（足厥阴、手少阳、手太阳三经之支，结目外眦）。即告之曰：此得之胆虚而风，诸公独治其心，而不祛其胆之风，非法也。因投禁方乌梅汤、抱胆丸，日再服。遂熟睡，比寤，病如失。"

《续名医类案》载道："产后喜笑不休，一老妪云：乃产后被侍者挟落腰子使然。用乌梅肉二个，煎汤服立效，嘉兴钱邻哉曾目睹之。"

清代医生刘鸿恩著有《医门八法》，流传甚广。刘氏擅长敛肝护肝，应用乌梅得心应手，自号为"知梅学究"。他认为"乌梅最能补肝，且能敛肝，功效甚大，凡肝经病证，用之皆效"。刘氏喜用乌梅，善用乌梅，而被尊称为"乌梅先生"。

乌梅其生津开胃解暑的功用尤为突出，早已是众所周知并被广泛应用。每到夏季，各地的甜食店、冷饮部都会推出的"酸梅汤"和中药房的"梅苏丸"，均以乌梅、白糖为主要原料，消暑止渴，颇受欢迎。《冷庐医话》称"乌梅砂糖汤"：能使"两目神明顿爽，两足精力涌出，饥即暂饱，渴亦生津，此可验也"。

乌梢蛇

蛇堕酒膺愈大风

乌梢蛇别名乌蛇、乌风蛇、青蛇、黑乌梢，为游蛇科动物乌梢蛇除去内脏的干燥体，其性平，味甘、咸。乌梢蛇是一味常用而紧俏的舒筋活络药，始载于《开宝本草》。《证类本草》言："背有三棱，色黑如漆。性善，不噬物。江东有黑梢蛇，能缠物至死，亦如其类。生商洛山。"此蛇不伤人，乌而光，头圆尾尖，眼有赤光，至枯死而眼不陷如活。《本草纲目》言其："功与白花蛇（即蕲蛇）同而性善无毒"。凡蛇者性皆善行，走窜不定，善蜕变。乌鞘蛇与白花蛇皆用于治风症顽痹，皮肤不仁，风瘙瘾疹，疥癣热毒，眉须脱落等。但白花蛇性猛有毒而难觅，乌蛇性缓而易得，故《本草述》说："但方书之用乌者，于他证或与白花蛇合用，且用乌蛇反多于白者，岂以其性善之故，于他证更有攸利欤？"

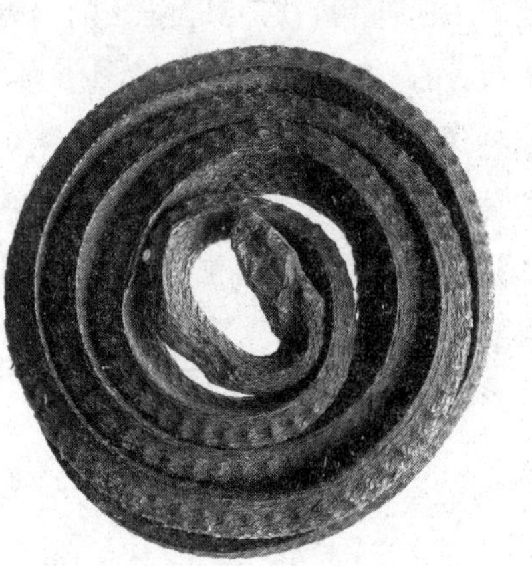

唐代笔记小说集《朝野佥载》载一故事："商州有人患大风，家人恶之，山中起一茅屋。有乌蛇堕酒罂，病患不知，饮酒渐瘥。罂底见有蛇骨，始知其由。"酒器中堕虫，饮酒病愈的故事屡见于本草，多为传言。然而云乌蛇能治愈"大风"，确并非杜撰。《本草纲目》中就记有两种服用吃了乌梢蛇的鸡的肉来治疗"大风"病的方法。其一曰："用乌蛇三条蒸熟。取肉焙干，研末，加蒸饼做成丸子，如米粒大。以此喂乌鸡，待食尽即杀鸡烹熟。取鸡肉焙干，研为末。每服一钱，酒送下。或加蒸饼用丸服亦可。吃过三、五只乌鸡，即愈。"其二曰："捕大乌蛇一条，打死，待烂后，加水二碗浸泡七天，去掉坡、骨，倒入糙米一升浸泡一天。取米晒干，喂白鸡一只（令鸡先饿一日）。等到羽毛脱落，即杀鸡煮吃，适量饮酒，鸡吃尽后，再用热水一盆，洗浴大半天，其病自愈。"另《杭州府志》记载："吴恕，字如心，钱塘人。少贫，货乌蛇丸以治风疾。时採风使适有患此疾者，召恕与谈，惊服其论议，遂委治之，疾果愈，其名遂震。"

《证类本草》认为："有蕲州乌蛇，只重三分至一两者，妙也。头尾全、眼不合、如活者，头上有逆毛，二寸一路，可长半分以来，头尾相对，使之入药。"《本草衍义》曰："尾细长，能穿小铜钱一百文者佳。有身长一丈余者。蛇类中此蛇入药最多。尝于顺安军塘泺堤上，见一乌蛇长一丈余，有鼠野狼啮蛇头，曳之而去，是亦相畏伏尔。市者多伪，以他蛇熏黑色货之，不可不察也。乌蛇脊高，世谓之剑脊乌梢。”有道是：药者，医之本也。不知药者，何以言医？

乌贼骨

腹含墨囊骨轻白

乌贼骨，又名海螵蛸，为乌贼科动物无针乌贼、或金乌贼 SepiaesculentaHoyle 的干燥内壳。《本草图经》云：“乌贼鱼，今近海州郡皆有之。形若革囊，口在腹下，八足聚生口傍，只一骨，厚三、四分，似小舟，轻虚而白；又有两须如劳，可以自缆，故别名缆鱼。其肉食之益人。”苏颂据《南越志》称：“其性嗜乌，每自浮水上，飞乌见之，以为死而啄之，乃卷取入水而食之，因名乌贼，言为乌之贼害也。”若果如其言，乌贼可为智鱼也。CCTV10 台的科学节目曾经报道过：“从脑量和身体的比例上来讲，在哺乳动物里，人类是脑量最大的。在无脊椎动物中，又是哪种动物的脑量最大呢？答案就是乌贼。这种外表怪异的海洋生物在世界上最聪明动物排行榜上，位居前五位，而它的聪明之处就体现在伪装上。乌贼可以让自己的全身幻化出五颜六色的光芒，从而迷惑猎物，进行捕食。科学家也通过实验，展示了乌贼令人惊叹的超强学习能力。”不过也有人认为乌贼是愚痴，《古今笑史》说：“海中乌鲗鱼，有八足，能集足攒口，缩口藏腹。腹含墨，值渔艇至，即喷墨以自蔽。渔视水墨，辄投网获之。”即所谓额“欲盖弥彰”。

苏颂说乌贼：“近海州郡皆有之。形若革囊，口在腹下，八足聚生于口旁。其背上只有一骨，浓三、四分，状如小舟，形轻虚而白。又有两须如带，甚长。腹中血及胆正如墨，可以书字。”宋代文人对乌贼多有贬损，宋代周密《癸辛杂识续集·乌贼得名》直言道：“世号墨鱼为乌贼，何为独得贼名？盖其腹中之墨可写伪契券，宛然如新，过半年则淡然如无字。狡黠者以为骗诈之谋，故谥曰‘贼’云。”

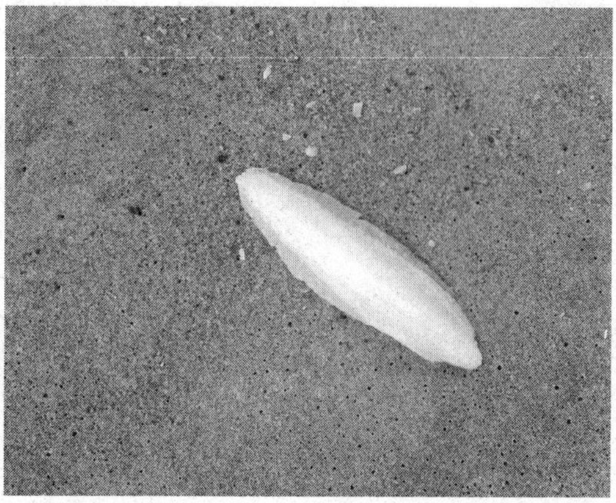

乌贼，《素问》以“乌鲗”为释名。乌贼骨药用始自《黄帝内经·素问》中的“四乌鲗骨一芦茹丸方”，该方用“乌鲗骨四份，芦茹一份。以雀卵为丸，如小豆大。每服 5 丸，空腹时用鲍鱼汁送服。”主治血枯。胸胁支满，不思饮食，病至则先闻腥臊臭，鼻流清涕，先唾血，四肢清冷，头晕目眩，二便出血，月事渐少以至经闭。《医学衷中参西录》曰：“乌骨即海螵蛸，芦茹即茜草。详阅诸家本草，载此二药之主治，皆谓其能治崩带，是与《内经》用二药之义相合也。”张锡纯每以此二药辅以龙骨、牡蛎等，治疗血崩、白带，每获效验。乌贼骨药用名海螵蛸，李时珍解释说是因其外形像桑树上的螵蛸（螳螂的卵块），而生于海而得名。其收敛止血，涩精止带，制酸止痛，收湿敛疮的功效为医界认可，在治疗胃病吞酸、吐血、便血、崩漏带下等的方剂中十分常见。与乌贼骨配伍为主药的浙贝母著名验方乌贝散即是有名的止血剂，能制酸止痛，收敛止血，主要治疗肝胃不和所致的胃脘疼痛、泛吐酸水、嘈杂似饥；胃及十二指肠溃疡等。笔者临床上常用黄芪建中汤合乌贝散治疗胃、十二指肠溃疡，均取得良好效果，治愈病史达数月、数年甚至十几年的治疗消化性溃疡患者多人。

吴茱萸

茱萸辟邪多名诗

吴茱萸别名吴萸，为芸香科植物吴茱萸的近成熟果实。在我国古代，佩戴或配挂装有以吴茱萸为主要成分之一的药物香囊来辟秽消灾的风俗很盛行。东汉繁钦在其《定情诗》中云：“何以致叩叩，香囊系肘后。”苏鹗所写的《同昌公主》载“咸通九年，同昌公主出降”，而“公主乘七宝步辇，四角缀五色锦香囊。囊中贮辟邪香瑞麟香金凤香，此皆异国献者”。这种佩戴香药的风俗在民间一直流传下来，有些地区，每到端午节，不少少女、儿童和老人常在胸前挂一种桃形小袋，袋中盛满香料，香气四溢、沁人心脾。其中的香料多以苍术、白芷、丁香、冰片等为主，并无吴茱萸。笔者孩童时期（1950年前后），在古城开封就曾佩戴过有老人制作的香袋子，近些年每端午节各地街头游动有卖制作精巧、五颜六色香囊的小贩，也算是古朴遗风吧！

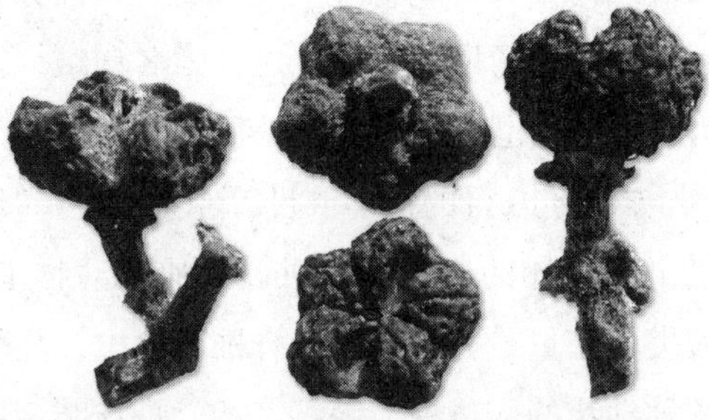

据说这还与纪念爱国诗人屈原有关。

据现代药理研究，吴茱萸含挥发油（吴茱萸烯、罗勒烯、吴茱萸内酯等）、生物碱（吴茱萸碱、吴茱萸次碱、吴茱萸因碱等）、吴茱萸酸等，可缓解肠痉挛、抗胃溃疡，具有降血压、抗凝、保护心肌作用。临床上主要治疗呃逆、高血压病、小儿支气管肺炎、牛皮癣等疾病。

重阳节有三大习俗，饮菊花酒、登高、插吴茱萸，正如汉代《西京杂记》记载：“九月九日，佩茱萸、食蓬饵，饮菊花酒，云令人长寿。”宋代名臣韩琦有诗云：“谁言秋色不如春，及到重阳景自新。随分笙歌行乐处，菊花萸子更宜人。”吴自牧在《梦梁录》里说：“今世人以菊花、茱萸，浮于酒饮之。盖茱萸名‘辟邪翁’，菊花为‘延寿客’，故假此两物服之，以消阳九之厄。”

古人登高，除了避灾远祸养生康体之外，如寄托秋思，也是重阳登高的一个目的。唐代诗人王维十七岁时一人漂泊在外，也就是在这一年的重阳节时他写下了脍炙人口的不朽诗篇《九月九日忆山东兄弟》：“独在异乡为异客，每逢佳节倍思亲。遥知兄弟登高处，遍插茱萸少一人。”这首重阳曲，充满着思乡之情与兄弟手足之情，成为千古绝唱。

关于茱萸，在本草中有吴茱萸与山茱萸之分，前面说的是哪一种？不妨作一个大概分析。山茱萸性温微酸，其功能为补肝肾，涩精气，固虚脱，治疗腰膝酸痛、眩晕、耳鸣、阳痿遗精、小便频繁、虚汗不止等。吴茱萸味辛苦性热，能温中止痛，理气燥湿，治疗呕逆吞酸、腹痛吐泻、口疮齿痛、湿疹溃疡等。其枝叶能治霍乱、除泻痢、杀害虫。观二药的性味与作用，从“辟恶气”“气烈”的要求来看，显然应该用的是吴茱萸。然而若从王维在云台山茱萸峰上看到的“遍插茱萸”则应该指的是山茱萸。因为在豫北沿太行山一带盛产山茱萸，而吴茱萸的主要产区在南方。笔者认为，九月九日的茱萸囊中装的是吴茱萸，而王维的诗是见此茱萸思彼茱萸，借名即兴发挥之作。

《续名医类案》载有明代名医龚廷贤治疗鼠涎中毒病案说：“龚子才治一男子，倏然低头，往暗处藏身，不言，问亦不答，食俱背人窃啖，人见之则食不下。诸人以为中邪，用三牲祭之，其物经宿。乃妻食之，病亦如是，诸医莫知。必中鼠涎有大毒也。以吴茱萸塞入猫口，猫涎自出；将茱萸令夫妇服之，悉愈。”用猫涎所浸吴茱萸以解鼠涎之毒，总嫌牵强。不知是确有其事，还是魏之琇杜撰？

吴茱萸的临床应用相当广泛，不仅内服用来治疗多种胃肠病，还常用于外治法。《本草纲目》说：“咽喉口舌生疮者，以茱萸末醋调贴两足心，移夜便愈。其性虽热，而能引热下行，盖亦从治之义；而谓茱萸之性上行不下者，似不然也。”此法亦适用于治疗高血压病，贴“足心”即涌泉穴部位。用吴茱萸末敷贴肚脐可治疗消化不良。吴茱萸制成软膏，涂抹局部皮肤可治疗湿疹、神经性皮炎、黄水疮等皮肤病，都有良好的效果。

蜈　蚣

昼伏夜出发奇案

入药蜈蚣为蜈蚣科动物少棘巨蜈蚣的干燥体。《淮南子》云：“腾蛇游雾而殆于蛆。其性能制蛇，忽见大蛇，便缘而啖其脑。”蜈蚣性能制蛇，见大蛇便缘上噉（啖）其脑，所以蜈蚣能解蛇毒。《本草纲目》言："盖行而疾者，惟风与蛇。蜈蚣能制蛇，故亦能截风，盖厥阴经药也。故所主诸症，多属厥阴"，盖张锡纯亦曰："味微辛，性微温。走窜之力最速，内而脏腑，外而经络，凡气血凝聚之处皆能开之。性有微毒，而转善解毒，凡一切疮疡诸毒皆能消之。其性尤善搜风，内治肝风萌动、癫痫眩晕、抽掣瘛、小儿脐风；外治经络中风、口眼歪斜、手足麻木。"

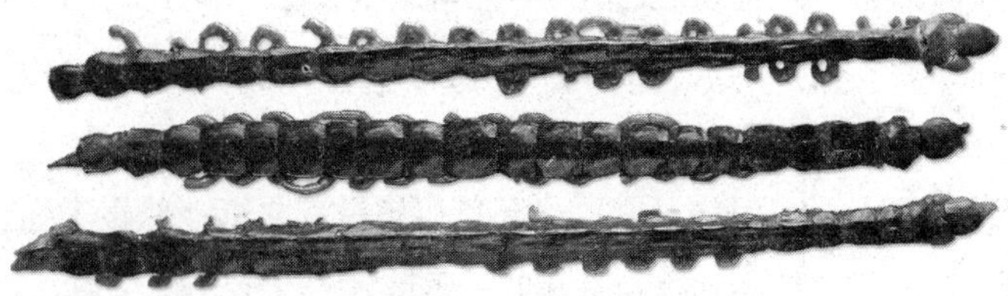

至于使用蜈蚣治疗癫、痫、痉等病的机理，张锡纯解释为"蜈蚣之为物，节节有脑，乃物类之至异者，是以性能入脑，善理脑髓神经，使不失其所司，而痫痉之病自愈。诸家本草，多谓用时宜去头足，夫去头即去其脑矣，更何恃上入脑部以理脑髓神经乎？且其头足黄而且凉，饶有金色，原其光华外观之处，即其所恃以治病有效之处。"张氏所云蜈蚣善理脑髓神经以治疗痫、痉的理论，尚待现代医学证实。张氏还以验案说明蜈蚣为治疗噎膈的"急需品"，他在《医学衷中参西录》中写道："有病噎膈者，服药无效，偶思饮酒，饮尽一壶而病愈。后视壶中有大蜈蚣一条，恍悟其病愈之由，不在酒实在酒中有蜈蚣也。盖噎膈之证，多因血瘀上脘，为有形之阻隔（西人名胃癌，谓其处凸起如山石之有岩也），蜈蚣善于开瘀，是以能愈。观于此，则治噎膈者，蜈蚣当为急需之品矣。为其事甚奇，故附记于此。"

蜈蚣与蝎子、蟾蜍、毒蛇、壁虎共称"五毒"。而据清代吕种玉《言鲭·谷雨五毒》："古者青齐风俗，於谷雨日画五毒符，图蝎子、蜈蚣、蛇虺、蜂、蜮之状，各画一针刺，宣布家户贴之，以禳虫毒。"五毒中的蛇虺，就是和蝮蛇相似的毒蛇。

据《冷庐医话》载："明张冲虚，吴县人，善医，有道人以竹筒就灶吹火，误吸蜈蚣入腹，痛不可忍，张碎鸡子数枚，令啜其白，良久痛少定，索生油与咽，遂大吐，鸡子与蜈蚣缠束而下。盖二物气类相制，入腹则合为一也。"据对饲养蜈蚣有经验者介绍，蜈蚣嗅到鸡腥味，便被吸引过来，而鸡喜食蜈蚣由此而言，上述三个案例颇有些道理，原非随意杜撰。

据相关资料后介绍蜈蚣："此虫栖息于腐木、石隙中，昼伏夜出，行动敏捷。我国南北各地均有分布。捕食小动物，但也螫人。"

有人认为蜈蚣性猛悍，能令血液化燥，故蜈蚣乃不得已而用之，中病即止，不宜连续服用。然而笔者曾治疗一腰部创伤后下肢活动受限患者，予活血化瘀、强健筋骨方药，每剂中加用蜈蚣两条同煎，持续服用汤药百余剂而能弃杖行走，未见有中毒症状或其他不适。笔者还常于补肾壮阳药酒中加入蜈蚣两三条以治疗阳痿早泄。

五加皮

一把五加胜金玉

五加皮别名南五加皮，为五加科植物细柱五加、无梗五加、刺五加的根皮。因五加皮有南北之分，一般习惯认为南五加效果较优，有补益肝肾之功而为正品。古代养生家认为五加皮是长生之药，《神农本草经》将其列为上品，其异名为“豺漆”，梁代名著《名医别录》又称它“豺节”。后研究考据“豺漆”“豺节”之名的意义，认为药用五加应是以茎上有“豺毛”样密生针状刺为鉴别特征，从而肯定了五加皮之正品应是刺五加的根皮。《本草纲目·木部·五加》言：“此药以五叶交加者良，故名五加，又名五花。”

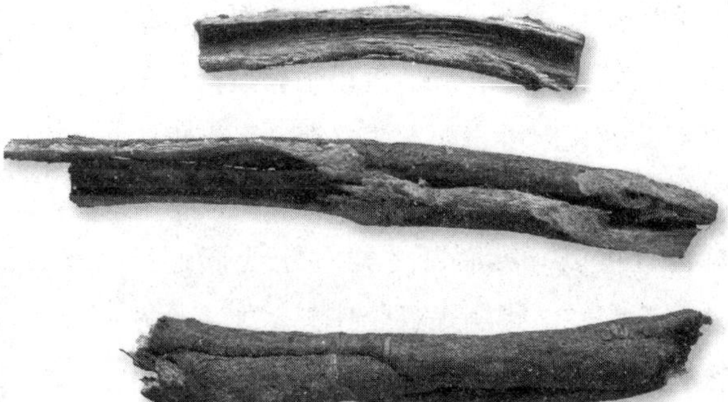

从临床来看，五加皮常用于做药酒治风湿，在中药汤剂中的使用最有名的要数方剂“五皮饮”。《本草思辨录》云：“五加皮宜下焦风湿之缓证，若风湿搏于肌表，则非其所司。古方多浸酒，酿酒及酒调末服之，以行药势。”《名医别录》说五加皮能“补中益精，坚筋骨，强意志，久服轻身耐老。”《本草纲目》录有“神仙煮酒法”：“用五加皮、地榆（刮去粗皮）各一斤，袋盛，入无灰好酒二斗中，大坛封固，安大锅内，文武火煮之。坛上安米一合，米熟为度，取出火毒，以渣晒干为丸。每旦服五十丸，药酒送下，临卧再服，取祛风湿，壮筋骨，壮筋骨，顺气化痰，添精补髓，久服延年益老。”

现代研究结果证明，五加皮含有细柱五加皮含挥发油、鞣质、棕榈酸、亚麻酸、维生素A；无梗五加皮含芝麻素、葡萄糖苷、胡萝卜素甾醇、多糖等；刺五加含多种糖苷、胡萝卜素、甾醇、果胶等，具有抗感染、镇痛、镇静、抗应激、降血糖、抗肿瘤、抗溃疡等作用。临床上主要用于治疗风湿性关节炎、骨折、跌打损伤等疾病。

如今刺五加的一些制品应用已较普遍，如片、粉、酒、针、胶囊、糖浆、浸膏、冲剂等，深受百姓欢迎。

五灵脂

五灵行气如凝脂

五灵脂又名药本、寒号虫粪、灵脂等，分为灵脂米、灵脂块（血灵脂、糖灵脂）两种。灵脂米即复齿鼯鼠的干燥粪便，灵脂块是其粪便与尿液的混合物夹以少量砂石干燥凝结而成。民间传说寒号鸟千里寻食即使飞到天涯海角，也要回窝拉屎。盛夏时节，它的羽毛丰满漂亮。但随着天气渐渐转凉，漂亮的羽毛不断脱落。到了数九寒天，羽毛竟然掉个精光，变成了一个光溜溜的肉球，只好躲在阴暗冰冷的岩洞里，日夜号叫。天越冷，叫的越厉害，因此得了个“寒号”的名字。古人形象而风趣地讽它：“夏月毛采五色，自鸣若曰：凤凰不如我。至冬毛落如鸟雏，忍寒而号曰：得过且过。”

但其实寒号鸟并非鸟类，而是一种啮齿类动物，是鼯鼠科哺乳动物复齿鼯鼠，虽然眼睛大而圆，但白天视力很弱。其窝巢常垒筑于悬崖绝壁的石隙中，内衬松软干草，“卧室”与“卫生间”分开。喜食甘蔗、芭蕉的液汁，食物稍污染即不愿再食。后来人们通过饲养寒号鸟，发现这种能飞的动物身上长的并非羽毛，而是和兔毛差不多的毛皮，十分柔软蓬松。它的前后肢间有膜，张开时像一个小滑翔机，而且飞不远。因此，有关寒号鸟“千里寻食”的传说，是不确切的。

《中药大辞典》按形状把五灵脂分为“灵脂块”和“灵脂米”，并言灵脂块又称“糖灵脂”，灵脂米又称“散灵脂”。《本草纲目》载：“寒号虫，其屎名五灵脂者，谓状如凝脂而受五行之灵气也。”五灵脂是许多中成药的重要成分，以活血化瘀见长。出自《太平惠民和剂局方》的著名方剂“失笑散”，主治产后心腹痛，为祛瘀止痛之妙药，临床较为常用。方中五灵脂与蒲黄二者相须为用，共奏通利血脉、推陈致新、祛瘀止痛之功。原方治妇人产后心腹痛欲死，妇人服药后病痛即止，于是患者不禁开怀失笑，故名。后世则推广而用之，正如《本草纲目》所云：“失笑散，不独治妇人心痛腹痛，凡男女老幼，一切心腹、胁肋、少腹痛，疝气并治。胎前产后，血气作痛，及血崩经溢，百药不效者，俱能奏功，屡用屡验，真近世神方也。”《医宗金鉴》说：“是方用灵脂之甘温走肝，生用则行血；蒲黄甘平入肝，生用则破血；佐酒煎以行其力，庶可直抉厥阴之滞，而有推陈致新之功。甘不伤脾，辛能散瘀，不觉诸症悉除，直可以一笑而置之矣。”五灵脂还可以外用治疗蛇、蝎、蜈蚣咬伤等。如《验方家秘》记有一则“血溃”案：“一人眼内白眦俱黑，见物依旧，毛发直如铁条，不语如醉，名曰血溃。用五灵脂末二钱酒调下愈。”“血溃”一病用五灵脂治疗的案例也被收录在《世医得效方·卷十》：“眼白人浑黑，见物依旧，毛发直如铁条，虽能饮食，不语如醉，名曰血溃。用五灵脂为末，二钱，酒调下。”

五味子

五味具备酸为主

五味子别名五梅子，为木兰科植物五味子或华中五味子的成熟种子。唐代成本的《新修本草》谓五味子“皮肉甘、酸，核中辛、苦，都有咸味，此则五味具也。”《抱朴子》言：“五味者，五行之精，其子有五味。”

唐代医药学家孙思邈云：“五月常服五味子，以补五脏气，遇夏月季夏之间，困乏无力，无气以动，与黄芪、人参、麦门冬，少加黄柏煎汤服，使人精神顿加，两足筋力涌出。”《千金要方》还载有“治阳不起”的方子，是取“菟丝子、蛇床子、五味子各等分。上三味，末之，蜜丸如梧子。饮服三十丸，日三”。明代王肯堂所撰的《证治准绳》中著名的“五子衍宗丸”是治疗男子不孕症的代表方之一，书中收录的另一首治“治脾胃虚弱，大便不实，饮食不思，或泄泻腹痛等证”的“四神丸”方中，也有五味子的身影。明末清初的著名医家傅青主善用五味子酸收之性，巧妙配伍，治疗水泻之证。而今有医生的经验之谈，用玉屏风散和当归六黄汤治疗自汗、盗汗时加入五味子，取效更快，可供临床参考。

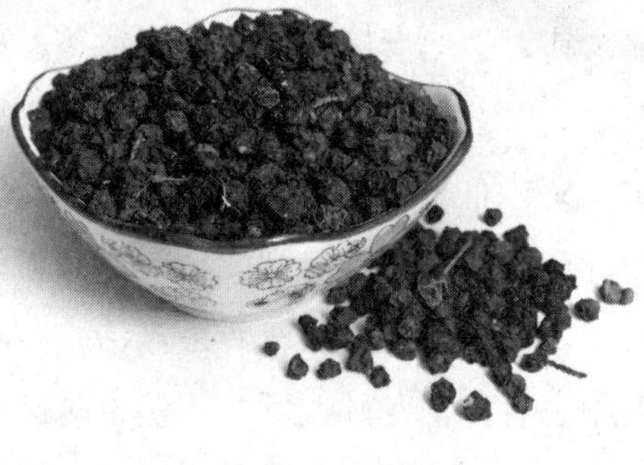

五味子以治喘嗽为其所长。《本草纲目》记五味子是“入补药熟用，入嗽药生用。”并引《普济方》中的治痰嗽并喘方：“五味子、白矾等分。为末。每服三钱，以生猪肺炙熟，蘸末细嚼，白汤下。汉阳库兵黄六病此，百药不效。于岳阳遇一道人传此，两服，病遂不发。”五味子虽然五味具备，但以酸为主，乃敛气生津之药。若用其治疗外感咳嗽，收敛肺气的五味子可反佐细辛、干姜，以防其发散太过而伤气耗津。清代医家邹润安说《伤寒论》中，“凡遇咳者，总加五味子、细辛、干姜，义甚深奥……干姜温脾肺，是治咳之来路，来路清则咳之源绝矣；五味子使肺气下归于肾，是治咳之去路，去路清则气肃降矣。”二者一动一静，一散一收，既与肺司开合之机宜相合，又可相辅相成。干姜得五味，辛散但不致太过而耗气；五味子得干姜，酸敛但不致壅塞而留痰。配伍之法，妙不可言，故有人云：“用五味必用干姜，用干姜必用五味。”

先贤还多主张无论内伤、外感咳嗽，应用五味子时分量宜轻。《本草汇言》的作者，明代医药学家倪朱谟记述了他的亲身体会：“余因奔走山中，忽吐血碗许，血止后，即加咳嗽竟至下午发热，六脉空数，金华（地名）

叶正华（人名），教服沙参生脉散，人、沙二参，麦冬已用二钱余，五味子少加七粒，即觉酸辛戟咽，不但咳热有加，而血亦复吐，随即减去五味子，服之月余，血咳俱止，热亦不发。观五味子，治虚损有咳嗽者，虽无外邪，亦宜少用，酸能引痰，辛能引咳也。”以上可为滥用、多用五味子之诫语。

豨莶草

风家至宝已沉沦

豨莶草为菊科植物豨莶、腺梗豨莶、毛梗豨莶的干燥地上部分。《名医类案》引其他医籍记有医案：“江陵府节度使进豨莶丸方：臣有弟訮，年三十，中风，床枕五年，百药不瘥，有道人钟针者，目睹此患，可饵豨莶丸必愈。其药多生沃壤，五月间收，洗去土，摘其叶及枝头，九蒸九曝，不必太燥，但取蒸黑为度，杵为末，炼蜜丸梧桐子大，空心温酒米饮下二三十丸，所患忽加，不得忧，至四十服，必复如故，五十服当丁壮。奉宣付医院详录。又知益州张诜进表云：臣换龙观，掘得一碑，内说修养气术，并药二件，依方差人采觅，其草颇有异，金棱银线，素根紫荄，对节而生，蜀号火枕，茎叶颇同苍耳，谁知至贱之中，乃有殊常之效，臣自吃至百服，眼目精明，即至千服，须发乌黑，筋力轻健，效验多端。”

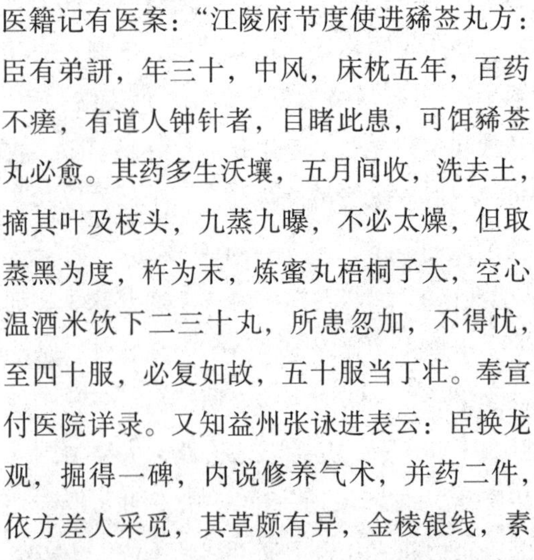

后人认为豨莶草系苦寒之品，且生时气臭味涩，常令服者作呕，因此除偶用于治疗风湿痹痛，且多与他药同用外，少见单独或长期使用者。如今豨莶草既无显赫的地位，更不为养生家青睐。然而各家本草著作及现代中药教材有的还照例编有豨莶草这味药，其理安在？《本草新编》说得明白：“豨莶入肾。然散人真气，最不宜服。不宜用而入之兹编者何也？盖肾经之药，药品中最少，肾犯风邪湿气，又最难治，姑存之以治肾中风湿之病。中风之症，必问其腰间素有水湿之癖否？有水湿之癖，又必问其肾囊之干湿若何。肾中有风，其人必然腰痛而重，肾中有湿，其人必然囊破而痒。即用豨莶，亦必与人参、白术大剂共用。至于湿痹腰脚酸疼之症，又必加入苡仁、茯苓、黄芪、芡实同施，始万全也。夫豨莶未尝无功，余虑人误认补味而常用之耳。风入肾者最难治，存豨莶而不删去者，正备妙用耳。不然，防己可祛肾内之风湿，存防己何必复取豨莶？正以豨莶

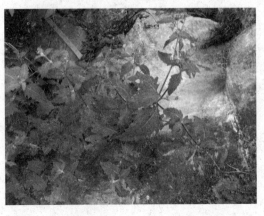

功用胜于防己，其耗散精血亦逊于防己，所以存防己而仍存豨莶。盖防己治肾内之风湿，止可一用以出奇，不可再用以贻害，若豨莶则不妨一用而至于再用，但不可久用耳。”豨莶治肾病风湿确比防己等要略胜一等。笔者认为，古豨莶方丸方，炮制严格，用蜜酒九蒸九晒，并炼蜜为丸，臭涩气味全除，有助于服食。可以久用。对于中风者，颇为合适，可惜终被遗弃。20世纪60～70年代尚有每盒售价一两角钱的6克 ×10粒蜜丸的“豨莶丸”和“豨桐丸”上市，包装粗简，疗效尚好，但不被着重，今已绝迹。笔者认为恢复出产古豨莶丸，改进制作工艺注意观察其治病保健功能是很有意义的。有可能是既较经济又受欢迎的珍品。

细　辛

狱中杀囚无伤验

细辛为马兜铃科植物北细辛、汉城细辛或华细辛的干燥根和根茎。《本草图经》云：“其根细而味极辛，故名之曰细辛。”

俗语有：“细辛者，细心也。”意为使用细辛时医生要细心谨慎，尤其要注意分量。昔者有“细辛不过钱（3克）”“细辛不过五（分）”之说。张璐曰：“细辛，辛之极者，用不过五分。”顾松园云：“以其性最燥烈，不过五分而止。”《本草经疏》曰：“细辛其性升燥发散，即入风药，亦不可过五分，以其气味俱厚而性过烈耳。”《本草新编》亦说：“细辛止可少用，而不可多用，亦止可共用，而不能独用。多用则气耗而痛增，独用则气尽而命丧。”更因不少医药书中载有“细辛多则气闷塞不通者死，虽死无伤”。所以古代一些监狱中，常用过量细辛杀死囚犯而无从查验。所谓“不过钱”之说未必合适，但笔者认为确有一定道理，毕竟临床上用细辛量为1～3克。散剂每次服0.5～1克。其实细辛通常用来治疗风寒束表，肺气失宣之咳喘，用量宜轻，量大效果反而不佳。吴鞠通的“治上焦如羽（非轻不举）”用于此处亦颇恰当。《本草正义》认为“细辛，芳香最烈，故善开结气，宣泄郁滞，而能上达巅顶，通利耳目，旁达百骸，无微不至，内之宣络脉而疏通百节，外之行孔窍而直透肌肤”。目前临床上主要用细辛作为散寒祛风、止咳止痛以及肾经之引经药使用。

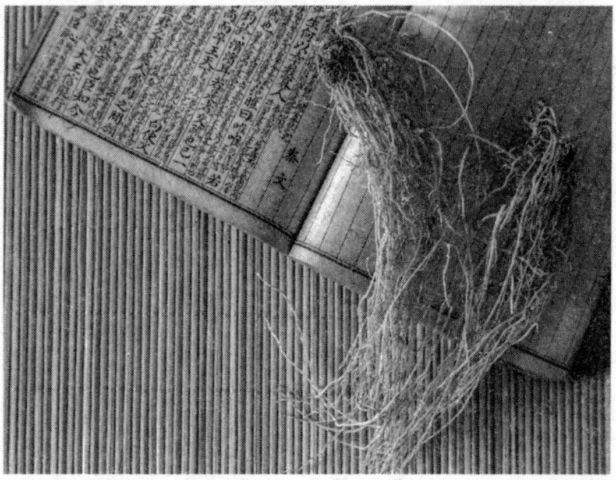

细辛用于止痛（如各类痹症等）时，剂量可稍大。有部分现代医家认为，人的衰老常常是从腿部开始的，所以明代陈实功的“千里健步散”是取“细辛、防风、白芷、草乌上等分为末，掺在鞋底内，如底干则以水微湿过掺药，著脚行走，自不费力，再不作肿”，并言：“治远行两脚肿痛，若用之，轻便可行千里，甚妙”。

不过现代有人说细辛含有有马兜铃酸，会对肾脏造成不可逆损伤。但含有马兜铃酸的中药就一定不能用吗？其实“细辛不过钱，过钱命相连”的说法，也就是使用剂量不能超过“一钱”即约3.73克，这其实就是安全剂量范围，表示在这个使用范围内，细辛不易引起肾病毒性。另外细辛中主要的毒性成分主要是马兜铃酸A与黄樟醚，黄樟醚是挥发性成分，可将细辛药材取出先煎30分钟，以此减毒。

夏枯草

禀纯阳而得阴枯

夏枯草为唇形科植物夏枯草的干燥果穗。《本草纲目》与《本草正义》均记载：“此草夏至后即枯，盖禀纯阳之气，得阴气则枯，故有是名。”苏颂曰：“冬至后生，叶似旋复。三月、四月开花，作穗紫白色，似丹参花，结子亦作穗。五月便枯，四月采之。”清植物学家吴其濬作《夏枯草赋》言：“不与众卉俱生，不与众卉俱死，有特立之概。枯于暑而能祛暑，得严重之气。乃为赋曰：茗黄箨零，乃蕃滋兮。苦雾悲泉，甘以怡兮。冻荄温萼，贯四时兮。与麦为秋，避恢台兮。百英炜煌，独沉寂兮。”

《本草纲目》引《卫生易简方》载：“夏枯草治目疼，用砂糖水浸一夜用，取其能解内热，缓肝火也。楼全善云，夏枯草治目珠疼至夜则甚者，神效，或用苦寒药点之反甚者，亦神效。盖目珠连目本，肝系也，属厥阴之经。夜甚及点苦寒药反甚者，夜与寒亦阴故也。夏枯禀纯阳之气，补厥阴血脉，故治此如神，以阳治阴也。”并记载说治疗“一男至夜目珠疼，连眉棱骨，及半边头肿痛，用黄连膏点之反甚，诸药不效。灸厥阴、少阳，疼随止，半日又作，月余。以夏草二两，香附二两，甘草四钱，为末，每服钱半，清

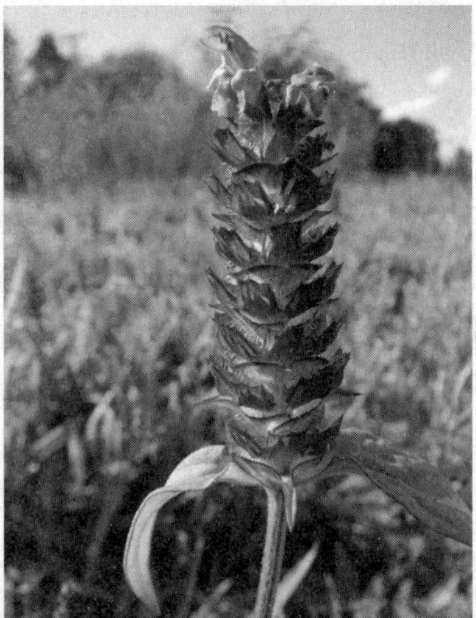

茶调服。下咽则疼减半，至四、五服良愈矣。”临床重用夏枯草治疗因肝阳上亢引起的头目疼痛眩晕效果良好，能改善高血压并发的诸多症状。

“夏枯草大治瘰疬散结气。有补养厥阴血脉之功，而不言及。观其退寒热，虚者可使，若实者以行散之药佐之。外以艾灸，亦渐取效。”朱丹溪云：“夏枯草有补养厥阴血脉之功，其草三四月开花，遇夏至阴生则枯，盖禀纯阳之气也，故治厥阴目疼如神者，以阳治阴也。”《本草纲目》论述说：“瘰疬（不论已溃未溃，或日久成漏）。用夏枯草六两，加水两杯，煎至七成，吃完饭过一段时间以后温服。体虚者，可用夏枯草煎汁熬膏服，并以膏涂患处。兼服十全大补汤加香附、贝母、远志更好。”笔者偶用夏枯草治疗其他肿块，有时能获意想不到的良好疗效。

夏枯草也用于治疗失眠，每与半夏配伍或单用。《重庆堂随笔》中记有：“夏枯草，微辛而甘，故散结之中，兼有和阳养阴之功，失血后不寐者服之即寐，其性可见矣。陈久者其味尤甘，入药为胜。”

夏枯草长期以来被南方人用来制凉茶或者煲汤，许多凉茶饮料中均有夏枯草。

仙　茅

明皇禁方益阳道

中药仙茅是石蒜科植物仙茅的根茎。仙茅是唐代后期从印度传入我国的外来药。而早在汉族医学专著《海药本草》中已有记述，说仙茅“自武城来，蜀中诸州皆有。叶似茅，故名曰仙茅。味辛，平，宣而复补，无大毒，有小热，有小毒。主丈夫七伤，明耳目，益筋力，填骨髓，益阳不倦。”

《开宝本草》称其“主心腹冷气不能食，腰脚风冷挛痹不能行，丈夫虚劳，老人失溺，无子，男子益阳道。久服通神强记，助筋骨，益肌肤，长精神，明目。”《本草纲目》说：“仙茅性热，补三焦、命门之药也。”又据《图经本草》记载：“五代唐筠州刺史王颜著《续传信方》，因国书编录西域婆罗门僧服仙茅方，当时盛行，云主五劳七伤，明目，

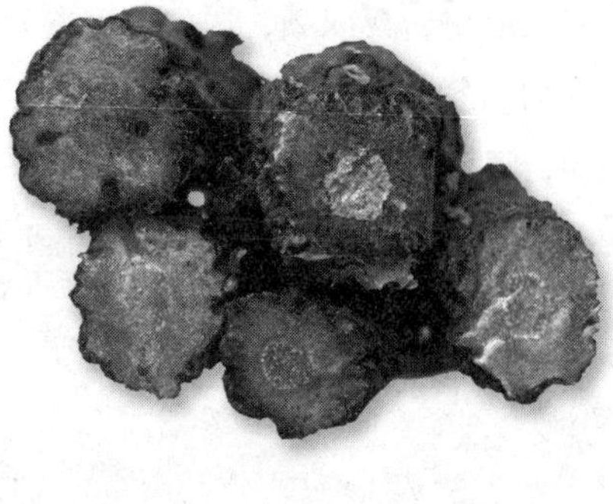

益筋力，宣而复补。云十手乳石，不及一斤仙茅，表其功力也。本西域道人所传。开元元年婆罗门僧进此药，明皇服之有效，当时禁方不传。天宝之乱，方中流散，上都僧不空三藏始得此方，传于司徒李勉，尚书路嗣恭，给事齐杭，仆射张建封服之，皆得力。”还说：“呼为婆罗门参，言其功补如人参。”

唐宋时期，服食长生丹之风在上层社会流行，也出现了不少中毒情况，仙茅的出现，使服石之风有所缓和。推崇仙茅以唐后期为甚，宋代继之。如《本草纲目》引范成《大虞衡志》载道："广西英州多仙茅，其羊食之，举体悉化为筋，不复有血肉，食之补人，名乳羊。"传神之笔，极言仙茅壮筋骨的功效。对于仙茅的壮阳功能，《本草新编》有一番深刻的见解，值得一读。书中记载认为仙茅"其能助阳也，然而全然不能兴阳"，"以仙茅之性，与附子、肉桂迥异。仙茅虽温，而无发扬之气，长于闭精，而短于动火。闭精，则精不易泄，止溺，则气不外走，无子者自然有子，非因其兴阳善战，而始能种玉也。子辨明其故，使世之欲闭其精者，用之以固守其精。而元阳衰惫，痿弱而不举者，不可惑于助阳之说，错用仙茅，归咎于药之不灵也。"临床上用仙茅治疗各种遗泄病症，须与其他助阳药区别开来。笔者每于治疗小儿遗尿、成人遗精、夜尿频、尿失禁时在对症方药中佐用仙茅，获得良效。仙茅常与仙灵脾相配用，温肾壮阳、祛除寒湿，可用于肾阳不足，命门火衰所致的畏寒肢冷、精寒阳痿、腰膝冷痛等。近些年有人用于治疗围绝经期综合征等，据说能改善症状，但笔者并不看好。围绝经期诸症以肝肾阴虚为本，痰、瘀、气、火为标，围绝经期女性常见肝肾阴虚之候，阴虚可致内热，用"二仙汤"与症不符。仙茅常与金樱子相伍，用于肾亏火衰，下元虚寒之阳痿，精冷，滑泄无度等，用仙茅可补命门、兴阳道以治病之本，取金樱子固滑脱、敛肾精以治病之标。

仙茅味辛，性温，有毒，食之过量，可能中毒。明代常有服仙茅而暴死者，故张弼有梅岭仙茅诗曰："使君昨日才持去，今日人来乞墓铭。"有人认为"皆不知服食仙茅之理，惟藉药纵恣以速其死者，于仙茅何尤？"中仙茅毒者可"中仙茅毒者，含大黄一片即解，不须多用大黄也。"《本草纲目》引张杲《医说》云："一人中仙茅毒，舌胀出口，渐大与肩齐。因以小刀剺之，随破随合，剺至百数，始有血一点出，曰可救矣。煮大黄，朴消与服，以药掺之，应时消缩。此皆火盛性淫之人过服之害也。皆不知服食之理，惟藉药纵恣以速其死者，于仙茅何尤？"

香 附

气病总司女科帅

香附别名莎草根、香附米，为莎草科植物莎草的根茎。

《本草纲目》引萨谦斋《瑞竹堂经验方》记："凡人中年精耗神衰，盖由心血少，火不下降；肾气惫，水不上升，致心肾隔绝，营卫不和。上则多惊；中则塞痞；饮食不下；下则虚冷遗精。愚医徒知峻补下田，非惟不能生水滋阴，而反见衰悴。但服此方半

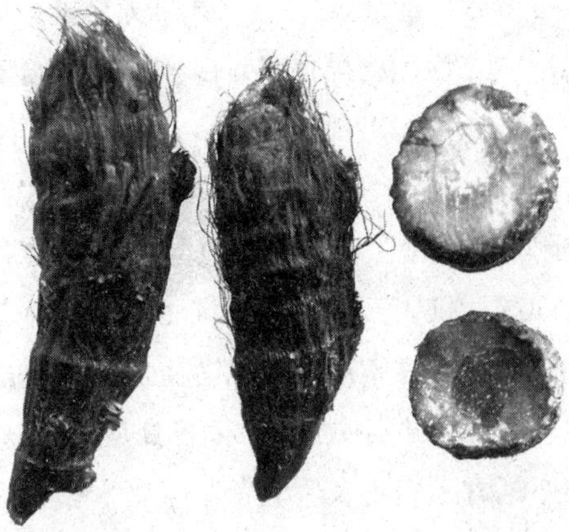

年，屏去一切暖药，绝嗜欲，然后习秘固溯流之术，其效不可殚述。俞通奉年五十一，遇铁瓮城申先生授此，服之老犹如少，年至八十五乃终也。因普示群生，同登寿域。香附子一斤，新水浸一宿，石上擦去毛，炒黄，茯神去皮木，四两，为末。炼蜜丸弹子大。每服一丸，侵早细嚼，以降气汤下。降气汤用香附子如上法半两，茯神二两，炙甘草一两半，为末。点沸汤服前药。”关于“香附延寿”之说，朱震亨认为：“香附，《本草》不言补而方家言于老人有益，意有存焉，盖于行中有补理。”笔者以为，气血不活乃健康大忌，百病由生。香附固无补性，却为行气活血的良品，故该药能保健增寿。尤其对于静多动少，气血流通欠畅的老人尤益。

李时珍赞香附“乃气病之总司，女科之主帅也。”并在《本草纲目》一书中引：“飞霞子韩懋云，香附能推陈致新，故诸书皆云益气，而俗有耗气之说、宜于女人不宜于男子者非矣。盖妇人以血用事，气行则无疾；老人精枯血闭，惟气是资；小儿气日充则形乃日固，大凡病则气滞而馁，故香附于气分为主药，世所罕知。辅以参、芪，佐以甘草，治虚怯甚速也。懋游方外时，悬壶轻济，治百病黄鹤丹，治妇人青囊丸，随宜用引，辄有小效，人索不已，用者当思法外意可也。黄鹤丹方用香附一斤，黄连半斤，洗晒为末，水糊丸梧子大。假如外感，葱、姜汤下，内伤米饮下，气病香汤下，血病酒下，痰病姜汤下，火病白汤下，余可类推。青囊丸，方用香附略炒一斤，乌药略炮五两三钱，为末，水醋煮面糊为丸。随证用引，如头痛茶下，痰气姜汤下，血病酒下为妙。”香附具有疏肝解郁，调经止痛。主治肝郁气滞之胁痛、疝气腹痛、月经不调、痛经、乳房胀痛、脘腹痞满胀痛、噫气吞酸、纳呆等。王璆《是斋百一选方》记有用香附治愈“心痛欲死”的病例，《本草类编》有治愈“心脾病”的记载，《本草从新》有治愈“乳痈”和“胸部肌肉生核”的医案，另据《续名医类案》引王肯堂言载：“徐朝奉传其内人有血崩症，服诸药不效。用香附炒为末，每服二钱，米饮调下，服后遂痊。”但笔者认为用香附治血崩大为不妥。《本草述》说得好：“香附，主治诸证，当审为血中之气病，乃中肯窾（kuǎn，中空），不漫同于诸治气之味也。”

另《本草正义》认为：“惟此物虽含温和流动作用，而物质既坚，则虽善走而亦能守，不燥不散，皆其特异之性，故可频用而无流弊”，此说当与王好古“多用亦能走气”互参。

香附因炮制不同，用途各异，分别有姜制、醋制、酒制、炼蜜制法等，更有生用、熟用、炒炭用之别。香附生用上胸膈，外达皮肤；熟则下走肝肾；炒黑则止血；酒浸炒则行经络；醋浸妙则消积聚；姜汁炒则化痰饮；热水炒则入血分而润燥。著名的妇科用药四制香附丸，七制香附丸，其中香附就是经过数次炮制而入药的。

笔者于2002年8月初诊治一“江湖”牙医靳某，年龄28岁，曾被西医诊为“忧郁症”“焦虑症”“神经官能症”。病起于数年前右拇指前节内缘被玻璃扎伤，疑有碎玻璃留滞其中，先后经外科五次手术，终未见有玻璃。患者由拇指不适延至周身痛苦，整日心绪不宁，精神恍惚，烦燥，寝食不安，胸闷难忍，无所事事。曾四处求医，服遍镇静安神、清脑宁心、滋补壮阳等药花掉万余元，病情依然。性起时，急欲用刀断其右拇指。笔者诊后，直言劝患者：“你虽为男子，却缺乏阳刚之性，胸襟狭窄，以致气郁血结于胸中扰乱心主，出现全身诸多症状，今须按妇女施治。”患者赞同笔者意见。遂开药“七制香附丸”一盒（6克×20包），每服6克，一日两次，仅服五六日，病霍然痊愈，患者不再服药。不仅胸闷消失，诸症也随之一扫而光，右拇指亦不复痛苦，面目真是焕然一新，此亦笔者始料不及。笔者原拟先令患者胸闷得解，然后再徐徐图之，今却毕其功于一役，而且如此轻而易举，一元多钱治愈数年沉疴，真乃用药之妙！对香附之功，确当刮目相看。

辛　夷

辛夷花高开最先

药用辛夷是木兰科植物望春花、玉兰、武当玉兰的干燥花蕾，又名玉兰。屈原的《离骚》中有“朝饮木兰之坠露兮，夕餐秋菊之落英”，《楚辞·九叹》中有“结桂树之旖旎兮，纫荃蕙与辛夷”的名句。中华民族的文化里，香草美人是君子与贤良诚臣的象征，屈原自然就会喜欢上辛夷。

辛夷和茶花，在木本花卉里堪称军相，直如牡丹与芍药。前者连接冬和春，后者接引春与夏。辛夷冬来也休眠，但入腊月气动，玉兰的花蕾就暗暗地膨胀鼓满，迎春即破壳开花，如鸡出壳。韩愈《感春五首》诗中有云：“辛夷高花最先开，青天露坐始此回。”

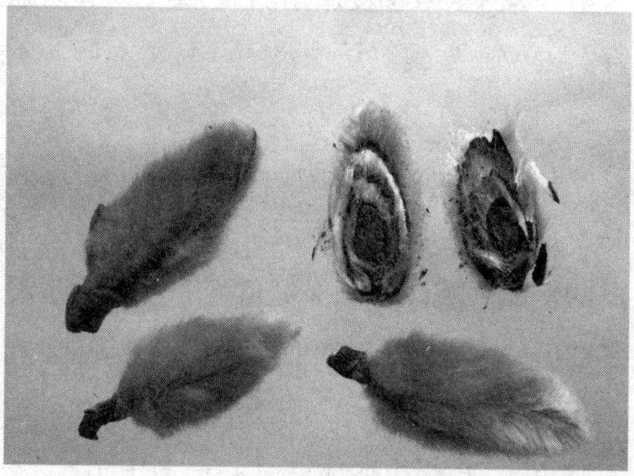

《新修本草》：“辛夷，是树花，未开时收之，正月、二月好采。其树大连抱，高数仞，叶大于柿叶，所在皆有。实臭，不任药也。”李时珍《本草纲目》说“辛夷花，初出枝头，苞长半寸，而尖锐俨如笔头，重重有青黄茸毛顺铺，长半分许，及开则似莲花而小如盏，紫苞红焰，作莲及兰花香。”诗人张新有感而发：“谁信花中原有笔，毫端方欲吐春霞。”

我国古代名画《簪花仕女图》上就有辛夷花的美丽身影。唐代大诗人王维、宋代文史学家司马光都曾在其诗中赞咏辛夷花，清代康熙皇帝有《咏玉兰》：“试比群芳真皎洁，冰心一片晓风开”的诗句。

及开则似莲花而小如盏，紫苞红焰，作莲及兰花香，亦有白色者，人又呼为玉兰，今多以“辛夷”为木兰的别称。清代医药学家赵学敏认为，这与历代大多本草“入药当用紫色者”的传统习惯有关。如今在上海，无论公园还是绿地，随处都可见到栽培的白玉兰。作为上海市的市花，上海人对玉兰花情有独钟。

在长沙马王堆一号汉墓中出土的十余种植物性香料中，就有作为香料随葬的辛夷。《国风·邶风·静女》曰：“自牧归荑。”李时珍说：“夷者荑也，其苞初生如荑而味辛也。”故名“辛夷”。

辛夷祛风通窍，《本草纲目》曰：“肺开窍于鼻，而阳明胃脉环鼻而上行，脑为元神之府，鼻为命门之窍；人之中气不足，清阳不升，则头为之倾，九窍为之不利。辛夷之辛温走气而入肺，其体轻浮，能助胃中清阳上行通于天，所以能温中，治头面目鼻九窍之病。”李时珍对药性的精辟论述，值得称道。《本草新编》则云：“辛夷，通窍而上走于脑舍，（治）鼻塞鼻渊之症，无他用，存之以备用可耳。”临床上辛夷确为治疗鼻病的首选，所谓“一招鲜吃遍天”。

杏、杏仁

一枝红杏出墙来

杏子为杏实，为蔷薇科植物杏、山杏的果实。甘、酸，温。入肺、心经。能润肺定喘，生津止渴。杏仁别名杏核仁，为蔷薇科植物杏或山杏的干燥成熟种子，分为苦杏仁、甜杏仁，其中甜杏仁为栽培品种。杏跟医学结下了不解之缘，其历史可谓久远。据葛洪的《神仙传》记载，三国时期有位名医叫董奉，字君异，隐居在江西庐山。他医术高明，医德高尚，给人治病从不收医药费，只让治好的病人在他的住处周围种上几棵杏树。这位被誉为仙人圣手的董奉救人越多，周围种植的杏树就越多。经过数年，所种的杏树竟有十万余株。这一大片杏林郁郁葱葱，被称为“董仙杏林”。杏子成熟后，董奉就又用杏子换来稻谷，救济贫苦百姓。从此人们就常把医学界的好人好事称之为“杏林佳话”，或用“杏林春暖”来赞扬医德高尚，妙手回春的名医。于是乎“杏林”变成了祖国医学的代名词。杏花则被誉为“中医之花”。

杏以其橙黄的颜色，酸甜的美味，沁人

心脾的清香，博得世人的青睐。自古以来，多少文人墨客赞颂杏和杏花。在历代有关杏的诗作中最为流行的名句，要属南宋叶绍翁的那首《游园不值》：“应怜屐齿印苍苔，小扣柴扉久不开。春色满园关不住，一枝红杏出墙来。”叶氏的本意是写叩访友人不遇，敲了很久没人应门，只好没好气地返回，回头望去，看到了友人园中种的杏花兀自出墙闹春。“出墙”红杏给人以哲理的启示因为：一切美好事物，都具有顽强的生命力，是禁锢不住的。然而后来“红杏出墙”却被代指为外遇的隐喻词，倒是诗人始料未及的。

有关杏花的诗句佳作甚多。如王安石《北陂杏花》的“花影妖娆各占春”，苏轼《蝶恋花·春景》的“花褪残红青杏小”，志南《绝句·古木阴中系短篷》的“沾衣欲湿杏花雨，吹面不寒杨柳风。”杨万里《杏花》的“道白非真白，言红不若红。请君红白外，别眼看天工。”元好问《杏花杂诗》的“杏花墙外一枝横”以及虞集《风入松·寄柯敬仲》的“报道先生归也，杏花春雨江南”等。

杏属植物蔷薇科落叶乔木，原产于我国，远在三千多年以前我国就有种植。现主产于东北、华北等地，以山东产质佳。而在亚洲中部，日本和朝鲜，亚美尼亚和古波斯国的地域也发现有此植物。大约成书于春秋战国至秦汉时期的《管子》一书中记有“五沃之土，其木多杏”。我国的杏树，通过古代丝绸之路传往西方国家。杏树树龄长，可活百年以上。其花有红有白，胭脂万点，花繁姿娇，可种于庭前、道旁、水边，也可群植、片植于山坡、水畔。同时还是沙漠及荒山造木树种，也是春季主要的观赏树种。

杏仁作为药用，甜杏仁：性微温，微苦，有小毒；苦杏仁：性温，味苦，有毒。功能祛痰平喘，润肺止咳，润肠通便。甜杏仁主治肺虚咳喘、肠燥便秘等；苦杏仁主治外感咳嗽、痰多、气喘、肠燥便秘等。古人还认为杏仁尚有消食行滞之功，如《滇南本草》就说杏仁能“消面粉积”。杏仁含苦杏仁苷、脂肪油、蛋白质及各种游离氨基酸、苦杏仁苷酶等能抑制咳嗽中枢而起到镇咳平喘作用；对蛔虫、钩虫及伤寒、副伤寒杆菌有抑制作用，且有润滑通便作用。此外，本品水解后所含产物氢氰酸可引起中毒，延髓等生命中枢抑制麻痹，造成呼吸麻痹而死亡。临床上还用于治疗慢性气管炎、慢性咽炎、某些癌症、上消化道溃疡、足癣等疾病。苦杏仁有毒，用量不宜过大，婴儿慎用，阴虚咳嗽及大便溏泻者忌服；甜杏仁使用前必须用开水浸烫处理，去毒，然后食用。

对服食杏仁以延年益寿，古代许多医籍中均有记载，但方法略有不同。如《本草纲目》引《直指方》云：“凡凡人以水浸杏仁五枚，五更端坐，逐粒细嚼至尽，和津吞下。久则能润五脏，去尘滓，驱风明目，治肝肾风虚，瞳人带青，眼翳风痒之病。”另引苏颂之言则说：“古方用杏仁修治如法，自朝蒸至午，便以慢火微烘，至七日乃收之。每旦空腹啖之，久久不止，驻颜延年，云是夏姬之法。”服食杏仁法，是一种服食药物与吞纳津液相结合的养生法。杏仁味苦，长时间在口腔中咀嚼可以使唾液和胃液分泌增加，这对消化食物和吸收营养是大有益处的。李时珍说：“杏仁性热降气，亦并久服之药，此特其咀嚼吞纳津液，以消积秽则可耳。古有服杏丹法，云是左慈之方。唐慎微收入本草，云久服寿至千万。其说妄诞可鄙。”杏仁虽然有一定毒性，但此方法用量很少，不会引起中毒。为了减少其毒，慎重起见还是采用杨士瀛《仁斋直指方》的方法，即服用清水浸泡后的杏仁比较简便易行，一般人均可使用。

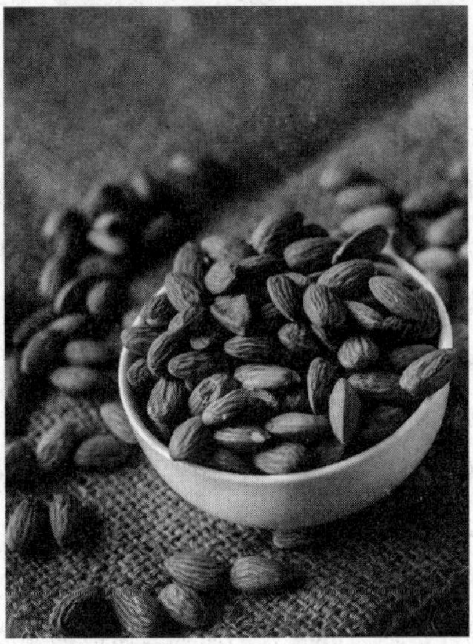

杏仁、核桃仁虽均可用来治疗便秘，但有气血阴阳之别。李东垣对此有段精妙的论述，他说：“杏仁散结润燥，除肺中风热咳嗽。杏仁下喘，治气也；桃仁疗狂，治血也。俱治大便秘，当分气、血。昼则便难，行阳气也；夜则便难，行阴血也。故虚人便闭，不可过泄。脉浮者属气，用杏仁、陈皮；脉沉者属血，用桃仁、陈皮。手阳明与手太阴为表里，贲门主往来，魄门主收闭，为气之通道，故并用陈皮佐之。”

《礼记》中所记载供食用的1000种果实中有包括杏。杏仁也是人们喜爱的食品。《齐民要术》一书中提到“杏可以为油”和“杏子仁可以为粥”。如今用杏仁干果可以制成奶油杏仁、椒盐杏仁、杏仁茶、杏仁酪、杏仁糖、杏仁糕点及杏干、杏脯、杏酱等多种食品，广受全国人民的喜爱。

血竭

跌打创伤麒麟竭

血竭为棕榈科植物麒麟竭果实渗出的树脂经加工制成。血竭要与“龙血竭”区分开来。《中国药典》记载的血竭为“棕榈科植物麒麟竭果实渗出的树脂经加工制成”，而不是百合科剑叶龙血树的树脂。中国药典规定血竭的主要有效成分为血竭素，且规定血竭中血竭素的含量不得低于1%。其特征性成分血竭素、血竭红素等成分在龙血竭中均不包含。龙血竭中所含的主要有效成分为龙血素A、龙血素B，虽然名字相近，但化学结构迥异，是完全不同的化学物质。

而且血竭来源于麒麟竭成熟果实中分泌的红色树脂，采收不会破坏原植物。龙血竭就不一样，龙血树的树脂由于不能分泌滴出，所以其工艺为采取剑叶龙血树的含脂木材，用95%乙醇提取，提取液经浓缩、干燥才得龙血竭，采收提取的方式必须要破坏原植物。剑叶龙血树是我国珍稀濒危的国家二级保护

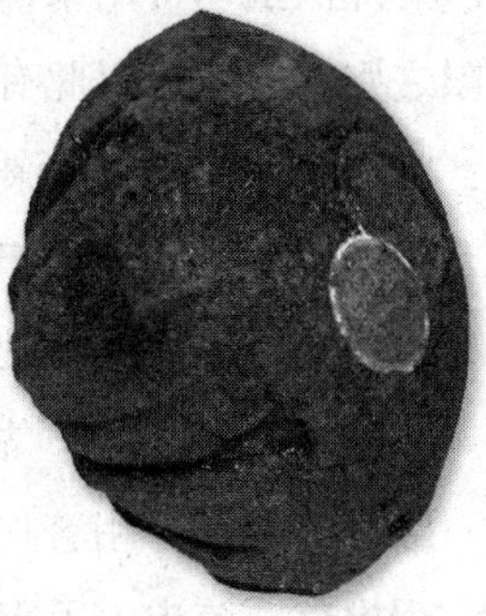

植物，龙血竭也是来之不易的名贵中药。

血竭活血定痛，化瘀止血，敛疮生肌。主要用于跌打损伤，心腹瘀痛，外伤出血，疮疡不敛。

在中国，血竭的药用，始见于《新修本草》。苏颂谓："今出南蕃诸国及广州。木高数丈，婆娑可爱；叶似樱桃而有三角；其脂液从木中流出，滴下如胶饴状，久而坚凝，乃成竭，赤作血色，故亦谓之血竭。"李时珍谓："骐驎亦马名也。此物如干血，故谓之血竭。"

血竭既可外用又可内服。《良方集腋》中著名的"七厘散"，即以血竭为君，配合乳香、朱砂、冰片、当归、红花、没药、麝香、儿茶等为治疗跌打创伤要药。据《续名医类案》引《元史》载："张禧，身中十八矢，一矢贯腹，闷绝。世祖即取血竭，遣人往疗之。"

由于"血竭产海外"，国内产量小，价格偏贵而多有造假者，购买使用时须仔细分辨。《增订伪药条辨》云；"血竭色要鲜红有光，质体要松，试之以透指甲者为真，以火烧之，有赤汁涌出，入纸无迹晕，久而灰不变本色者为骐驎竭，最佳。色紫黑，质坚，外竹箬包裹者为鞭竭，略次，伪者以松香火漆做成，入火滴纸有迹晕，宜辨之。"

血竭还可作为防腐剂使用，古人曾用血竭保存尸体，亦有人用血竭来做成油漆原料。

延胡索

心痛欲死觅延胡

延胡索别名延胡、玄胡索、元胡索、元胡，为罂粟科植物延胡索的干燥块茎。王好古说延胡索"本名玄胡索，避宋真宗讳，改玄为延也。"所以亦称元胡索，主产河北、山东、江苏、浙江等地。

延胡索是活血散瘀，理气止痛之名品。《本草纲目》说："延胡索能行血中气滞，气中血滞，故专治一身上下诸痛，用之中的，妙不可言。"前人应用延胡索治疗各种痛症，每获效验。《方勺泊宅编》云："一人病遍体作痛，殆不可忍。都下医或云中风，或去中湿，或云香港脚，药悉不效。周离亨言：是气血凝滞所致。用玄胡索、当归、桂心等分，为末，温酒服三四钱，随量频进，以止为度，遂痛止。盖玄胡索能活血化气，第一品药也。"又据《本草纲目》载："荆穆王妃胡氏，因食荞麦面着怒，病胃脘当心痛，不可忍。医用吐下行气化滞诸药，皆入口即吐，不能奏功，大便三日不通。因思《雷公炮炙论》云：心痛欲死，速觅延胡。乃以延胡索末三钱，温酒调下，即纳饮食，少顷大便行三五次，积滞俱下，胃脘心痛豁然遂止。”由此看来，延胡索主要是通过活血调气来达到止痛的目的。除此之外，延胡索尚有镇静、催眠与安定作用。笔者临床常用延胡索治疗脘腹疼痛，同时为治疗痛经之必用之药。

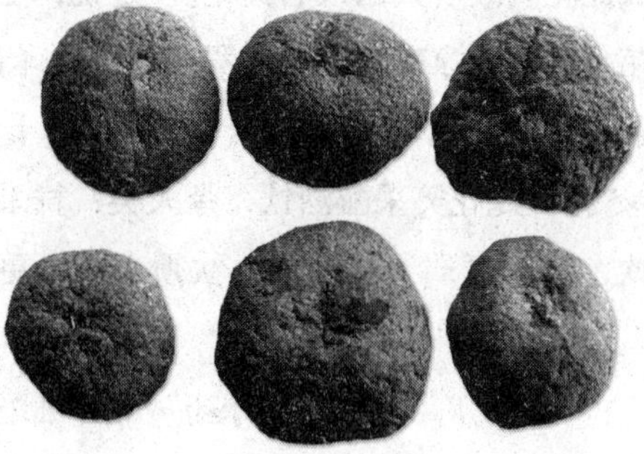

临床应用延胡索随炮制方法不同而主治有异。《本草汇言》说：“玄胡索凡用之行血，酒制则行；用之上血，醋制则止；用之破血，非生用不可；用之调血，非炒用不神。随病制宜，应用无穷者也。”而今中成药元胡止痛片即以醋制延胡索合白芷增强其理气、止痛、活血祛瘀之功能，为行气活血止痛剂，多用于由气滞血瘀所致的多种疼痛，如胃痛、胁痛、头痛以及痛经等。

洋金花

曼陀罗花蒙汗药

洋金花别名闹洋花、凤茄花、风茄花、曼陀罗花，为茄科植物白曼陀罗、毛曼陀罗的干燥花。在《扁鹊心书》中名为山茄花，《御药院方》中名为曼陀罗花，而《癸辛杂识》称其为押不芦。

洋金花味辛，性温，有毒，有平喘止咳，麻醉止痛，解痉止搐的功用，为古代“麻沸散”“蒙汗药”“迷魂药”等的主要成分。

据《列子·汤问》记载扁鹊：“遂饮二人毒酒，迷死三日，剖胷（xiōng，同胸）探心，易而置之。投以神药，既悟如初。”相传名医华佗早在公元200余年，就曾用“麻沸散”（据日本外科学家华冈青州考证，麻沸散是由曼陀罗花、生草乌、全当归、香白芷、川芎、炒南星组成）作为麻醉剂为患者施行刮骨、剖腹手术。《后汉书·华佗传》这样夸赞华佗的医术：“若疾发结于内，针药所不能及者，乃令先以酒服麻沸散，既醉无所觉，因刳破腹背，抽割积聚。若在肠胃，则断截湔洗，除去疾秽，既可缝合，傅以神膏，

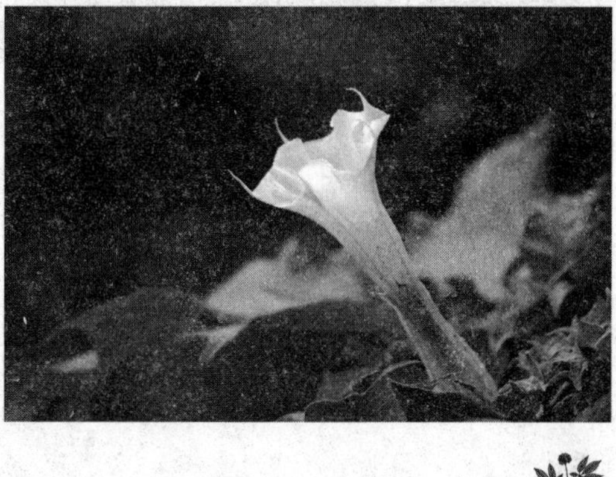

四五日创愈，一月间皆平复。”

在我国的许多古典文学作品之中，更有生动但也更为夸张的描述，《三国演义》里神医华佗为关羽治疗左臂有毒的箭伤，“羽尝为流矢所中，贯其左臂，后创虽愈，每至阴雨，骨常疼痛。医曰：‘矢镞有毒，毒入于骨，当破臂作创，刮骨去毒，然后此患乃除耳。’羽便伸臂令医劈之。时羽适请诸将饮食相对，臂血流离，盈于盘器，而羽割炙引酒，言笑自若。”手术完毕后，关羽恭维华佗说：“先生真神医也！”而华佗则恭维关羽说：“将军真天神也！”实际上，是华佗使用了麻醉剂，使关羽的手臂失去知觉，因而不知疼痛。动他人的手臂，或有有胆识之士有胆量答应，但动人脑袋就是另一回事了。所以后来华佗替曹操治头痛病，说要曹操先吃了麻沸散，然后他要用利斧劈开曹操的脑袋来治疗“头风”时，曹操并不肯相信华佗的说法，并以谋逆罪将其杀害了。

《水浒传》中多次出现过“蒙汗药”的身影。“蒙”是“蒙昧”，即“昏迷”之意；“汗”即指“汉”，“蒙汗药”就是指能使汉子昏迷的药物。明代医家梅元实的《药性会元》里记载：“曼陀罗花与川乌、草乌合末，即蒙汗药。”

《本草钢目》里讲，“法华经言佛说法时，天雨曼陀罗花，又道家北斗有陀罗星使者，手执此花。故后人因以名其花。”是说，曼陀罗花与佛家道家有关。曼陀罗是梵语的译音，意思是“悦意花”。李时珍《本草纲目》记载说：“相传此花笑采酿酒饮，令人笑；舞采酿酒饮，令人舞；予尝试之，饮须半酣，更令一人或笑或舞引之，乃验也。”

古代的“麻沸散”“蒙汗药”的详细配方到底是什么？目前尚无确切定论。有关专家对中药麻醉的研究取得一些进展，多以洋金花为主，配伍生草乌、川芎、当归、防己等。

误服洋金花中毒，《生草药性备要》云：“若食后迷闷，用黄糖可解，甘草亦可。”现代医学对曼陀罗中毒的急救，与阿托品或东莨菪碱中毒相同。曼陀罗中毒症状有时并不完全类似阿托品中毒，可以不发热，皮肤不红，无红斑疹等，是因东莨菪碱拮抗作用所致。

益母草

女皇留颜泽面法

益母草别名益母，为唇形科植物益母草的地上部分，我国大部分地区均产。陆机《诗疏》曰：“蓷，似萑。方茎，白花，花生节间。”其中的“蓷”，古书上指茺蔚（chōng wèi），即益母草也。《本草纲目》说：“此草及子皆充盛密蔚，故名茺蔚。其功宜于妇人及明目益精，故有益母、益明之称。”

《本草汇言》云：“益母草，行血养血，行血而不伤新血，养血而不滞瘀血，诚为血家之圣药也。妇人临产之时，气有不顺，而迫血妄行，或逆于上，或崩于下，或横生不顺，或子死腹中，或胞衣不落，或恶露攻心，血胀血晕，或沥浆难生，蹊涩不下，或呕逆恶心，烦乱眩晕，是皆临产危急之症，惟益母草统能治之。又疮肿科以之消诸毒，解疔肿痈疽，以功能行血而解毒也。”临床上笔者除常用益母草治疗月经不调外，也多用其治疗颜面痤疮。常与忍冬藤、蒲公英、桑白皮、黄芩、白芷、天花粉、土贝母配伍，对于有痘痕、瘢疤者，则加用当归、牡丹皮、玄参、赤芍、大青叶、白及等，并嘱以必要的禁忌，服药后四周左右多能取得良好效果，而逐渐向愈，不复发。益母草以其功效而得名，为妇科良药，但在临床使用时亦须辨证施治。正如《本草正》言：“益母草，性滑而利，善调女人胎产诸证，故有益母之号。然不得以其益母之名，谓妇人所必用也。盖用其滑利之性则可，求其补益之功则未也。”

值得提出的是历代诸家本草医籍少有提及益母草有美容养颜作用的。不过据《新唐书·后妃传上·则天武皇后》言：“太后虽春

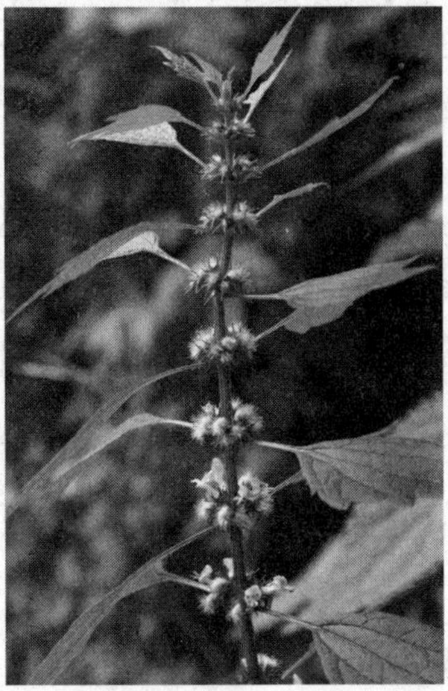

秋高，善自涂泽，虽左右不悟其衰。”说得是女皇武则天尽管年事已高，但容颜不衰，就算是在她身边的近侍也不觉得她衰老。《外台秘要》中提到有“近效则天大圣皇后炼益母草留颜方”说：“用此草每朝将以洗手面如用澡豆法，面上及老人皮肤兼皱等，并展落浮皮，皮落着手上如白垢，再洗再有效，淳用此药已后欲和澡豆洗亦得，以意斟酌用之，初将此药洗面觉面皮手滑润，颜色光泽，经十日许，特异于女面，经月余生血色，红鲜光泽异于寻常，如经年久用之朝暮不绝年四五十妇人，如十五女子，俗名郁臭，此方仙人秘之，千金不传，即用药亦一无不效，世人亦有闻说此草者为之皆不得真法，令录真法如后，可勿传之，五月五日收取益母草，曝令干，烧作灰，取草时勿令根上有土，有土即无效，烧之时，预以水洒一所地，或泥一炉烧益母草，良久烬，无取斗罗筛此灰，干以水熟搅和溲之令极熟团之，如鸡子大作丸，于日里曝令极干讫，取黄土泥泥作小炉子，于地四边，各开一小孔子，生刚炭上下俱着熟，切不得猛火，若药熔变为瓷巴黄，用之无验，火微即药白色细腻，一复时出之于白瓷器中，以玉捶研绢筛又研三日不绝，收取药以干器中盛，深藏旋旋取洗手面，令白如玉，女项颈上黑，但用此药揩洗，并如玉色，秘之不可传，如无玉捶以鹿角捶亦得，神验。”

现代实验研究表明，益母草中含生物碱（益母草碱、水苏碱、益母草宁等）、苯甲酸、亚麻酸、油酸、芦丁等，具有强心、保护心脏、降血压、抗凝的作用。对子宫有兴奋作用，可抗早孕。临床上主要用于治疗急性肾

小球肾炎、冠心病心肌缺血、妇科出血性疾病等。但关于美容养颜方面的功效，希望能借鉴当年帝王所用的驻颜珍品来研究开发，为今人的皮肤健美作出新贡献。

益智仁

摄涎缩尿不益智

益智仁又名益智子，为姜科植物益智的成熟果实。李时珍说："脾主智，此物能益脾胃故也，与龙眼名益智义同。"当年苏轼被贬至"蛮荒之地"琼州，按苏轼记云："海南产益智，花实皆长穗，而分为三节。观其上中下节，以候早中晚禾之丰凶。大丰则皆实，大凶皆不实，罕有三节并熟者。其为药只治水，而无益于智，其得此名，岂以其知岁耶？"古时有人通过对益智三节的生长状况的观察，以予测当年早中晚稻的收成情况，所以益智又名"岁知"。据称此种测算方法"屡试不爽"，但农业收成的好坏，有许多复杂的因素，以"岁知"预测的方法，终近穿凿。

洪迈《夷坚志》记一则病案云："秀川进士陆迎，忽得吐血不止，气蹶惊颤，狂躁直视，至深夜欲投户而出。如是两夕，遍用方药弗瘳。夜梦观音授一方，命但服一料，永除病根。梦觉记之，如方治药，其病果愈。其方用益智仁一两，生朱砂二钱，青橘皮五钱，麝香一钱，碾为细末，每服一钱，空心灯心汤下。"此方确有安神宁心，镇静理气，开窍醒脑之功，用于进士的狂躁症确是药症相符，故能一药而愈。至于菩萨传授之说，无非是故弄玄虚。此方药对于狂躁型精神病或精神分裂症患者想必必有效。《续名医类案》引《普济方》载有："一人腹胀经久忽泻数升，昼夜不止服药罔效。乃为气脱。用益智仁煎浓汤服之立效。"

通过临床观察益智仁确"无益无智"，而以其性温，味辛，温涩之性用于暖肾温脾，缩尿固精，是他药无法替代的。《妇人良方》中著名方剂"缩泉丸"即益智仁温补肾阳，收敛精气为主药，配用乌药温肾散寒，山药补肾固精，三者相辅相助，肾虚得补，寒气得散，共奏补肾缩尿之功，为治肾虚所致的小便频数、夜间遗尿等症所首选或基本方。笔者曾单用益智仁一味研末吞服之法，治疗一10岁女童多涎、多尿、少眠，效果颇佳。

薏苡仁

薏苡明珠谤偶然

薏苡仁别名薏米、苡仁、薏仁，为禾本科植物薏苡的成熟种子。《史记·夏本纪》里说：“禹父鲧，妻修己，见流星贯昴，梦接意感，又吞神珠薏苡，胸坼而生禹。”王充《论衡·卷三·奇怪篇》说：“禹母吞薏苡而生禹。”为什么要说吞的是薏苡仁呢？因为薏苡仁擅于利水，而大禹做的最出名的一件事就“大禹治水”了。

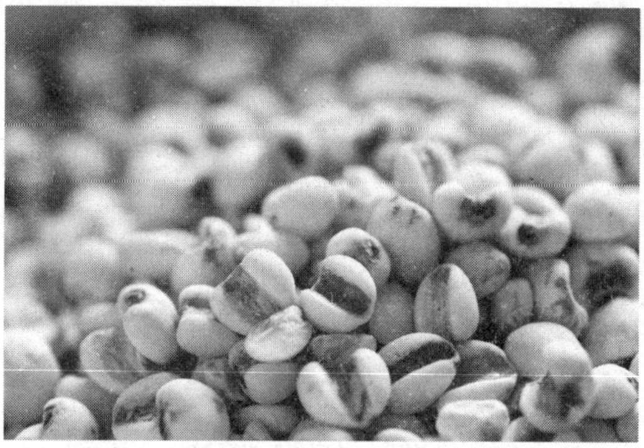

据《本草纲目》引张师正《倦游录》云：“辛稼轩忽患疝疾，重坠，大如杯，一道人教以薏珠用东壁黄上炒过，水煮为膏服，数服即消。程沙随病此，稼轩授之，亦效。《本草》薏苡乃上品养心药，故有此功。”临床上薏苡仁主要功能为健脾渗湿，利水消肿，清热除痹。主治脾虚泄泻、水肿、小便不利、脚气、湿痹、肺痈、肠痈等。

薏苡仁含有含糖类、维生素 B_1、氨基酸等，具有降血糖、解热、镇静、镇痛及抑制癌细胞生长的作用。临床上还用于治疗消化道癌症、扁平疣等疾病。

《神农本草经》云薏苡仁“主筋急，拘挛不可屈伸，风湿痹，下气。久服轻身益气”。薏苡仁还可以治疣。《青囊琐探》中有治疣方云：“用薏苡仁二钱，甘草一钱，水一盏半，煎一盏温服，四五日，疣脱如扫。”用薏苡仁还可以去掉扁平疣脱落后的色素沉淀，同时美白润肤。

薏苡仁为笔者常用之药，治疗下肢痉挛疼痛、屈伸不利的患者，用薏苡仁与木瓜相伍；对颜面、背、胸部痤疮并扁平疣等皮肤疾患，则与金银花、板蓝根、玄参、天花粉、土贝母、益母草、桑白皮、黄芩、当归、牡丹皮等配合使用；对欲减肥轻身者则与赤小豆、泽泻同用。如今薏苡仁在治疗皮肤疾患、养颜美容及瘦身、强体的卓越功效已越来越引起人们的重视和关注。

薏苡仁性味偏寒，津液不足、大便秘结者及孕妇慎服。

淫羊藿

补肾主治肾阳虚

淫羊藿别名仙灵脾、放杖草、弃杖草、千两金等，为小檗科植物淫羊藿、箭叶淫羊藿或柔毛淫羊藿的全草。据南朝梁时医药学家陶弘景云："服此使人好为阴阳。西川北部有淫羊，一日百遍合，盖食藿所致，故名淫羊藿。"

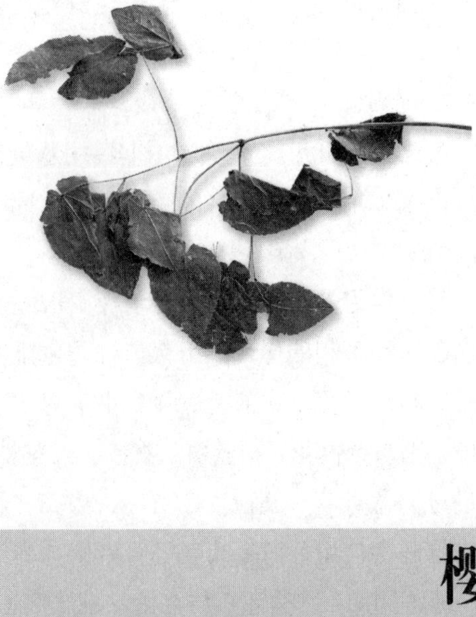

目前临床上主要作为补肾壮阳、祛风胜湿药使用。如《日华子本草》称其能："治一切冷风劳气，补腰膝，强心力，丈夫绝阳不起，女子绝阴无子，筋骨挛急，四肢不任，老人昏耄，中年健忘。"

据研究，淫羊藿含挥发油、脂肪油、鞣质、淫羊藿苷、植物甾醇等。能促进内分泌系统的分泌功能，具有催淫、强壮、镇咳、祛痰平喘作用。临床上主要用于治疗阳痿、神经衰弱、慢性气管炎、糖尿病等疾病。

唐代柳宗元患足痿，服用淫羊藿好了，写了一首《种仙灵毗》诗曰："痿者不忘起，穷者宁复言。神哉辅吾足，幸及儿女奔"，而毗与脾音相近，于是又有仙灵毗的称呼至今。李时珍曰："柳子厚文作仙灵毗，入脐曰毗，此物补下，于理尤通。"

樱　桃

朱颜先熟帝王珍

樱桃别称含桃、朱桃、樱珠、山珠樱、朱果，为蔷薇科植物樱桃的果实，以其早熟和朱颜而荣于百果。封建帝王大都视樱桃为祥贵之物，如据《东观汉记》载："汉明帝夜宴群臣于华昭园，诏大官进樱桃，以赤瑕瑛为盘，赐群臣，而去其叶。月下视盘与樱桃共一色。众臣皆笑云：'是空盘！'时帝使坐于庭中，欲以承露，诏使举烛，复照众坐，乃知槃中不空也。皆拜谢为乐。"李世民一生偏爱樱桃，并写过一首《赋得樱桃》赞美诗曰："华林满芳景，洛阳遍阳春。朱颜含远日，翠色影长津。乔柯啭娇鸟，低枝映美人。

昔作园中实，今来席上珍。”宋代也有朝廷给大臣赏赐樱桃的宫廷礼节，这种礼节甚至还延续到了清代。据王士禛《池北偶谈》记载：“上优礼儒臣，癸丑赐宴瀛台，翰林官皆与。戊午，士祯同陈、叶二学士内直。时四五月间，日颁赐樱桃苹果及樱桃浆、奶酪茶、六安茶等物。”正如《本草图经》所云：“樱桃，洛中、南都者最胜。其实熟时深红色者，谓之朱樱，正黄明者，谓之蜡樱，极大者有若弹丸，核细而肉厚，尤难得也。”俗言道“樱桃好吃树难栽”，这大概是樱桃珍贵的又一缘由吧！

樱桃性味甘温，《滇南本草》谓其“治一切虚症，能大补元气，滋润皮肤；浸酒服之，治左瘫右痪，四肢不仁，风湿腰腿疼痛”。樱桃含有丰富的营养，据现代研究结果证明，含铁量居水果之首，比苹果和梨高 20 ～ 30 倍；维生素 A 又比苹果、葡萄高 4 ～ 5 倍，还含有蛋白质、糖类、磷、胡萝卜素及维生素 C 等。

然而樱桃属温热之品，《日用本草》称“其性属火，能发虚热喘嗽之疾”，小儿本草书中有“不可多食”之戒，《续名医类案》载有两则张子和遇到的过食樱桃致病的医案。其一曰：“舞水一富家，有二子，长者年十三，幼者年十一，好顿食紫樱一二斤，每岁须食半月。后一二年，幼者发肺痈，长者发肺痿，相继而死。张常叹曰：人之死，生命耶，天耶。古人有诗，爽口味多终作疾，真格言也。天生百果所以养人，非害人也。然而富贵之家，失教纵欲，遂至于是。”其二曰：“张子和治一富家女子，十余岁，好食紫樱，每食即二三斤，岁岁如此，至十余年。一日，潮热如劳，诊其两手尺脉，皆洪大而有力，谓之曰：他日必作恶疮肿毒，热气上攻，乃阳盛阴脱之症。其家大怒，不肯服解毒之药。不二三年，患一背疽如盘，痛不可忍。其女忽思张曾有是言，再三悔过请张。张以排针绕疽晕，刺数百针，去血一斗，如此三次，渐渐痛减肿消，微出脓而敛。将作痂时，使服十剂内托散乃痊。痊后终身忌口，然目亦昏，终身无子。”王维还有《敕赐百官樱桃（时为文部郎）》诗云：“饱食不须愁内热，大官还有蔗浆寒。”其实，人们只是把樱桃作为鲜果品尝而已，大量服食者并不多见。

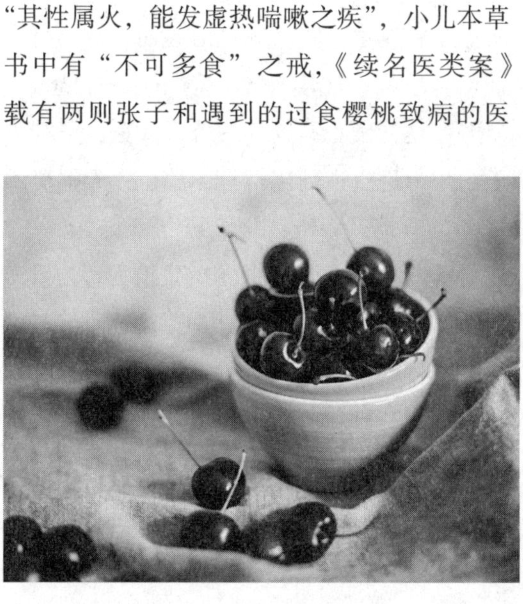

樱桃核过去亦偶作药用。记得在 1950 年前后，笔者舅家在开封市东大街所开的“老同仁堂”药店，购来樱桃让店里伙计分吃，但要把核留下作药用。笔者时值童年，也曾碰巧分得过樱桃解馋，当时并不关心留核何用，如今方知樱桃核具有发汗、透疹、解毒的功效。

《本草纲目》还载录了林洪《山家清供》中的一段文字说：“樱桃经雨则虫自内生，人莫之见，用水浸良久，则虫皆出，乃可食也。试之果然。”此说可供食樱桃参考。

历代文人也爱写樱桃。南宋蒋捷《一剪

梅·舟过吴江》诗："流光容易把人抛，红了樱桃，绿了芭蕉。"卢延让在《谢杨尚书惠樱桃》一诗中有两句可以做樱桃口感的说明："万颗真珠轻触破，一团甘露软含消。"关于卖樱桃，多愁善感的清代文人纳兰性德有一首《菩萨蛮》写道："深巷卖樱桃，雨余红更娇。"

樱桃还是丹青墨客的爱物，常以樱桃入画。齐白石就画过樱桃，用浓墨画长柄浅口竹篮，篮内朱红点点，每一点上还有细细的黑线，是樱桃的小梗子，篮外散漫地滚落三四颗，五六颗，生动得很。还有齐白石画在青花描边的白瓷托盘里的樱桃，宣纸上一颗颗红果身上仿佛都弥漫起薄雾，娇嫩欲滴得快滴出水来，其间独有一份寂寞的风情，让人销魂。齐白石的樱桃看似俗物，但气度不凡。吴昌硕的樱桃显得浑浊，美感上稍弱。丰子恺的樱桃信笔草草，好在有活泼泼一段生活衬着。张大千的樱桃疏朗清洁，并赋诗文，如1979年所作的一副樱桃画上的款识就写有："恰似妆台倚点唇，筠笼乍启口生津。荔支三百轻相比，解得文园病渴身。"

有一首歌《幸福不会从天降》这样唱到："樱桃好吃树难栽，不下苦功花不开。"

玉　屑

黄金有价玉无价

玉屑，顾名思义为矿物软玉的碎粒。《本草汇言》说："白玉润心肺，助声音，止烦渴，定虚喘，安神明，滋养五脏六腑，清纯之气之药也。宜与金、银、人参、竹叶、麦门冬同煎服，有益。"又按《玉经》所述，玉有青、黄、赤、白、黑、碧六种之色，凡入药唯取生玉纯白无瑕者佳。如他色者，性劣而燥，不可用也。

《续名医类案》载有："王莽遗孔休玉，休不受。莽曰：君面有疵，美玉可以灭瘢。休由不受。莽曰：君嫌其价重乎？遂槌碎进休，休方受之。"

古人总是把玉与美好的事物连在一起。《国风·秦风·小戎》："言念君子，温如其玉。"唐代儒学家孔颖达将玉的美德归纳为：仁、知、义、礼、信。他在《礼记·聘义》中说："夫昔者君子以德于玉，温润而泽，仁也；缜密以栗，智也；廉而不刿，义也；垂之如坠，礼也；叩之其声清越而长，其终则诎然，乐也；瑕不掩瑜，瑜不掩瑕，忠也；孚尹旁达，信也；气如白虹，天也；精神见于山川，地也；珪璋特达，德也；天下莫不贵者，道也；诗云：言念君子，温如其玉。故君子贵之也。"古人将玉的贞洁无瑕与君子的美德相比，"君子比德与玉"，进而将玉器比为美好的事物与人格的象征。中国玉文化数百年来一脉传承，流传至今，其中最根本的精神内容，蕴含着儒、道哲学及中国古典美学的理念。

原蚕沙

化浊归清晚者佳

原蚕沙为蚕蛾科昆虫家蚕蛾幼虫的干燥粪便。被人们称颂为无私地奉献自身、具有崇高情操的家蚕，不仅其僵死的干燥全虫为常用药材，其粪便也供药用，名叫“原蚕沙”。原蚕沙，亦名蚕沙、晚蚕沙。《本草纲目》云：“蚕性燥，燥能胜风祛湿，故蚕沙主疗风湿之病，有人病风痹用此熨法得效。”寇宗奭有蚕沙熨法：“蚕屎饲牛，可以代谷。用三升醇酒，拌蚕砂五斗，甑蒸，于暖室中，铺油单上。令患风冷气痹及近感瘫风人，就以患处一边卧沙上，浓盖取汗。若虚人须防大热昏闷，令露头面。若未全愈，间日再作。”酒蒸蚕沙熨疗风痹不失为良法，可惜长期遭受冷落，无人问津，相信有一日其具体做法经有识之士改进后还会再次大显身手。

《本草纲目》引苏颂言：“蚕砂、蚕蛾，皆用晚出者良。”晚出的蚕沙较好，尤以秋蚕之粪便为佳，名为晚蚕沙。原蚕沙味甘、辛，性温。先贤多用其祛除风湿，而清代温病大家吴鞠通却用晚蚕沙治疗湿痹、湿温，王士雄则以其为治疗霍乱之主药。他们盛赞晚蚕沙宣清导浊之功，可以算得上是一大发现。如吴鞠通云：“晚蚕沙化浊中清气，大凡肉体未有死而不腐者，蚕则僵而不腐，得清气之纯粹者也，故其煤炭粪不臭不变色，得蚕之纯清，虽走浊道而清气独全，既能下走少腹之浊部，又能化浊湿而使之归清，以已之正，正人之不正也，用晚者，本年再生之蚕，取其生化最速也。”吴鞠通的这段论述十分精彩。他创制的“宣痹汤”和王士雄的“蚕矢汤”都是颇负盛名的宣化湿浊的代表方剂，为人们所器重。

偶有用蚕沙治疗皮肤毒者，如《本草备要》中记云：“有人食乌梢蛇，浑身变黑，渐生鳞甲，见者惊缩。郑奠一令日服晚蚕沙五钱，尽一二斗，久之乃退）。晚蚕矢也，淘净晒干。”还有用蚕沙治疗创伤出血的，《续名医类案》引《吹剑续医续录记》说：“昔有人肩胛中疮，血如涌出，医用原蚕沙，为细末敷之，血立止。”

远　志

姜伯约虚怀远志

远志别名苦远志、远志肉，为远志科植物远志的根。我国古代习俗，亲人离别赠芍药，相思寄红豆，相招寄当归，拒返则回之以远志。当归与远志均为常用中草药，人们

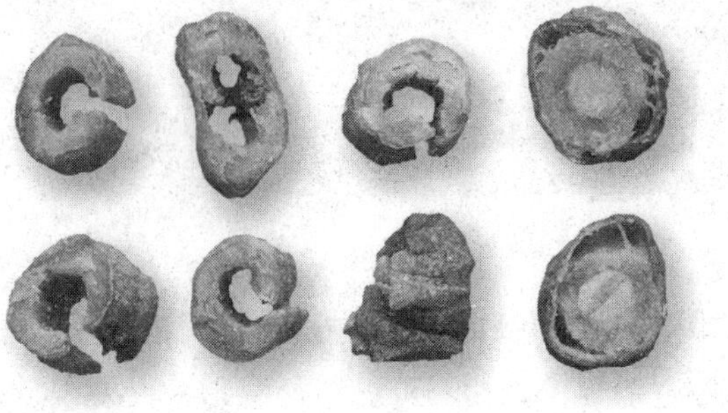

谐其音而用其意，作为传递信息，交流感情的一种媒介，也实为一种趣事。

四川剑阁县姜维祠的楹联为：“雄关高阁壮英风，捧出热血，披开大胆；剩水残山余落日，虚怀远志，空寄当归。”下联中嵌有中药远志和当归，说的是当年司马昭派钟会、邓艾进攻蜀，蜀主刘婵荒淫昏庸开城投降。坚守剑阁的姜维只得假降钟会，并伺机利用钟、邓及司马三者之间的矛盾策反钟会以重振蜀汉。但姜母听说儿子不思以身殉国，率兵投敌时气得大骂“逆子无德”，并写了一封信斥责姜维不忠不孝不义。姜维看到母亲亲谕后，心中忐忑，想照实话说明但又怕泄密坏了大事，枉费自己一番心思。最后他想到给母亲寄去两包药材，一包“远志”一包“当归”，以寄寓暗示自己胸怀远志，定必重兴社稷，当归蜀汉的抱负，而被传为佳话。

远志其性温，味苦、辛，能安神益智，祛痰，消痈肿。主治心神不宁、失眠多梦、心悸怔忡、健忘、癫痫惊狂、咳嗽痰多、痈疽疮毒、乳房肿痛、喉痹等。远志味辛，下能润达肾气，助精强志，所以取名远志。远志向被医家奉为健身聪明之良品。如《神农本草经》即称其能“补不足，除邪气，利九窍，益智慧，耳目聪明不忘，强智倍力，久服轻身不老”。《药性论》说远志能“治心神健忘，安魂魄，令人不迷，坚壮阳道，主梦邪”。据葛洪《抱朴子》记载：“陵阳（地名）子仲服远志二十年，有子三十七人，开书所视，记而不忘，此轻身不老之一征也。”远志之力，由此可见。

陈言《三因方》中载：“治痈疽，发背，疖毒，恶候侵大，不问寒热虚实，远志（汤洗去泥，捶去心）为末，酒一盏，调末三钱，澄清后饮之，以渣敷病处。”对此，近代名医张山雷赞赏颇多，谓：“《三因方》治一切痈疽，最合温通行血之义。而今之疡科，亦皆不知，辜负好方，大是可惜。颐恒用于寒凝气滞，痰湿入络，发为痈疽等症，其效颇捷。”

另据《冷庐医话》载：“缪仲淳治王官寿遗精，闻妇人声即泄，瘠甚欲死，医者告术穷，缪之门人以远志为君，连须、石莲子为臣，龙齿、茯神、沙苑蒺藜、牡蛎为佐使，丸服稍止，然终不断，缪加鳔胶一味，不终剂即愈。”

服用远志以少为宜，临床一般不超过6克。张锡纯对此有亲身体验，他说：“愚初次细嚼远志尝之，觉其味酸而实兼有矾味，西人谓其含有林檎酸，而林檎酸中固无矾也。后乃因用此药，若末服至二钱可作呕吐，乃知其中确含有矾味，因悟矾能利痰，其所以能利痰者，亦以其含有矾味也。”其实应用远志皆取其苦健、辛润，量大反不及量少灵验，有人开处方时用远志可达15～30克，实不可取也。

《得配本草》曰：“（远志）米泔水浸，槌碎，去心用。”《雷公炮炙论》曰：“凡使远志，先须去心，若不去心，服之令人闷。去心了，用熟甘草汤浸一宿，漉出，曝干用之。”

蚤 休

解毒护心草河东

中药蚤休为百合科植物七叶一枝花、金线重楼及其数种同属植物的根茎。谚云："七叶一枝花，深山是我家，痈疽如遇者，一似手拈拿。"《本草正义》说："知此草专治痈疡，古今无不推重。然此类寒凉诸品，惟阳发红肿大痛者为宜，而坚块顽木之阴症大忌，非谓凡是外科，无不统治也。"蚤休祛毒、解毒的作用大于蒲公英、地丁、金银花等品，对毒热较重的病症，可用本品解毒护心。前人认为体内有毒的患者服此药后，易导致呕吐，但吐后毒即可内消。前人的这种经验，提示我们是否可将其制成为一定浓度的溶液，作抢救急性食物中毒患者的洗胃剂，既有利于患者呕吐，又有解毒护心之功，值得研究。蚤休还有止咳平喘的效用，也用于治疗慢性支气管炎。

泽 泻

消水轻身主头旋

泽泻别名水泽、泽芝，为泽泻科植物泽泻的干燥根茎。李时珍说："去水曰泻，如泽水之泻也。"因本品善渗泄水道，故取名泽泻。

《神农本草经》将泽泻列为上品，且云："养五脏，益气力，肥健。久服耳目聪明，不饥，延年轻身，面生光，能行水上。"《典术》亦说："泽泻久服，令人身轻，日行五百里，走水上。一名泽芝。"李杲则附和泽泻养阴之说。尽管不少名家名著肯定了泽泻的补养作用，然而还是有人对此持反对意见并提出异议。如《名医别录》引扁鹊之言云："多服病人眼"。《本草正义》说："总之，渗泄滑泻之药，必无补养之理，《本经》养五脏，益气力云云，已属溢美太过，而甄权（唐代名医）竟谓可治肾虚精自出，大明且谓补女人血海，令人有子，洁古（金代名医张元素）亦谓入肾经，去旧水，养新水。皆非药理之真。"笔者认为，泽泻善泻，利水道，清湿热乃其所长，古人称其能不虚弱与医理不合。张仲景"八味肾气丸"用泽泻，原为小便不利而设，后世六味地黄丸用泽泻，以其能泻肾使补不偏胜，则地黄补不腻滞，补肾效果更佳。其实泽泻原无补养之功，不应慑于名家之言，人云亦云，以

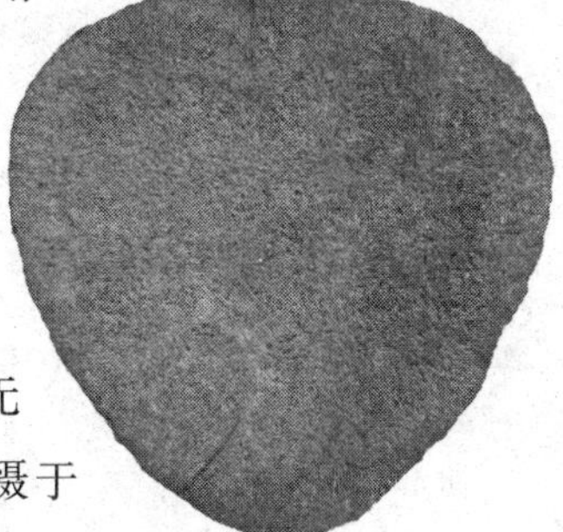

讹传讹。

张仲景为最善用泽泻者，其所著《金匮要略》有泽泻汤，方用泽泻五两，白术二两，治“饮停心下，头目眩晕，胸中痞满，咳逆水肿”。在临床上对于因水湿痰饮中阻，清阳不升引起的眩晕患者，笔者常用苓桂术甘汤重加泽泻而获得良效。

据现代药理研究，泽泻含三萜类化合物（泽泻醇、乙酸泽泻醇、表泽泻醇等）、挥发油、脂肪酸、树脂、蛋白质等，具有利尿、降血压、降血糖、抗脂肪肝及抗菌作用。临床上主要用于治疗高脂血症、内耳眩晕、复发性丹毒等疾病。

关于肥胖的形成，中医认为主要是由于痰饮内停所致，西医认为是由于脂肪在体内堆积过多所引起。泽泻功能行痰利水，所以具有“降脂”从而减肥的作用，同时可治疗肥胖症并发症如糖尿病、高血压、高脂血症等。泽泻是一味预防和治疗肥胖症及多种老年性疾病的比较理想的药物。

枳椇子

枳椇解酒胜葛根

枳椇子别名树蜜、鸡爪果，为鼠李科植物北枳椇带有肉质果实的种子。枳椇子常用于治疗醉酒。前人经验说：枳椇子解酒毒，葛根解酒毒，而发散不如枳椇。元代《本草衍义补遗》中记有：“一男子年三十余，因饮酒发热，又兼房劳虚乏。乃服补气血之药，加葛根以解酒毒。微汗出，人反懈怠，热如故。此乃气血虚，不禁葛根之散也。必须鸡距子解其毒，遂煎药中加而服之，乃愈。”丹溪考虑患者可能是气血虚弱，不宜用葛根发散的缘故，于是仍用补气血药改加枳椇子而病告痊愈。

《是斋百一选方》中记有一则“治消渴方”病案，说的是：“眉山揭颖臣长七尺，健饮啖，倜傥人也。忽得消渴疾，日饮水数斗，食倍常而数溺，消渴药服之逾年，疾日甚，自度必死，治棺衾，嘱其子于人。蜀有良医张肱隐之子，不记其名，为遂愈疾。今诊颖臣脾脉极热，而肾不衰，当由果实与酒过度，热在脾，所以饮食过人，而多饮水，饮屋内酿酒不熟，以木为屋，屋下亦不可酿，故以此二物为药，以去生果酒之毒也。”《苏沈良方》中有类似记载并云：“屋外有此木，屋中酿酒不熟，以其木为屋，其下亦不可酿酒，故以此二物为药，以去酒果之毒也。”《食疗本草》还记有：“昔有南人，修舍用此木，误落一片入酒瓮中，酒化为水也。”枳椇子除用解酒救外，临床上别无他用。

枳实、枳壳

瘦胎生降费评章

枳实别名川枳实，为芸香科植物酸橙及其栽培变种或甜橙的幼果。枳壳别名酸橙枳壳，为芸香科植物酸橙及其栽培变种代代花的近成熟果实。《梦溪笔谈》云："六朝以前医方，唯有枳实，无枳壳，故本草亦只有枳实。后人用枳之小嫩者为枳实，大者为枳壳，主疗各有所宜，遂别出枳壳一条，以附枳实之后。"枳实其性凉，味苦、酸，形小皮厚中实而气全，其性急，善于下达，破气消积，化痰消痞。主治胸腹胀满、胸痹痞满、食积、便秘或下利、产后腹痛、脏器下垂等；枳壳为已成熟者，形大气薄中虚而气散，其性缓，专于治高。理气开胸，行滞消积。主治胸痞、胁胀、食积、呕逆、下利后重、脱肛、子宫脱垂等。气在胸中用枳壳，气在胸下用枳实；气滞者用枳壳，气坚者用枳实。但枳实不独治下，枳壳不独治高，二物分之固可，不分亦无妨。

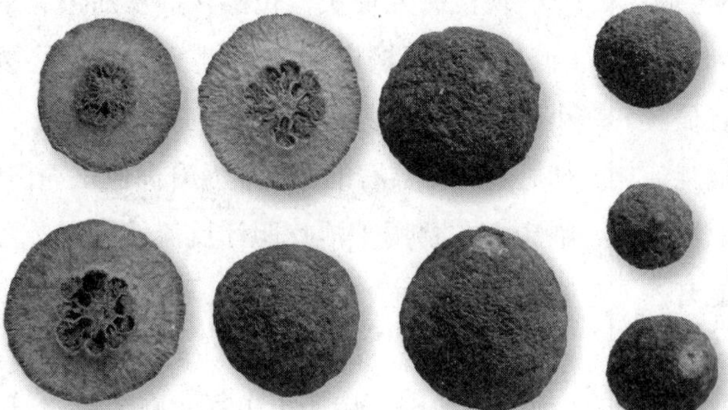

据《本草纲目》引《杜壬方》云："湖阳公主苦难产，有方士进瘦胎饮方。用枳壳四两，甘草二两，为末。每服一钱，白汤点服。自五月后一日一服，至临月，不惟易产，仍无胎中恶病也。张洁古《活法机要》改以枳术丸日服。令胎瘦易生，谓之束胎丸。而寇宗奭《衍义》言，胎壮则子有力易生，令服枳壳药反致无力，兼子亦气弱难养，所谓缩胎易产者，大不然也。以理思之，寇氏之说似觉为优。或胎前气盛壅滞者宜用之，所谓八九月胎，必用枳壳、苏梗以顺气，胎前无滞，则产后无虚也。若气禀弱者，即大非所宜矣。"自《杜壬方》载用瘦胎饮治难产以来，常有人对此提出批评，如《本草经疏》说："今世多用以治妇人胎气不安，或至八、九月为易产之剂，动辄资用，殊不知妇人怀孕，全赖气血以养胎，气血充足则胎自易产，且娠妇至八、九月精神困倦，四肢软弱，饮食减少，动息喘促，何莫非虚弱之证，而更用此耗散之药耶？"然而后世医家还是于安胎保产剂中使用枳壳、枳实，至清代名医程国彭所著《医学心悟》"神验保生无忧散"中也仍称："枳壳，疏理结气，将面前一撑，俾胎气敛抑而无阻滞之虞。"笔者以为，妊胎系有形之物，要使胎儿顺利降生，应令胎宫气血通畅。枳壳确有调理胎气和胎宫之特殊功能，妊娠八、九月用之最为适宜，笔者也时用之，未见有损胎的情况。

自张仲景《伤寒论》承气汤内用枳实破气导滞始，历代名家皆视枳实为勇悍之品，非大实症则畏用枳实。《本草经疏》引朱震亨之言说枳实：“泻痰有冲墙倒壁之力。其为勇悍之气可知。凡中气虚弱，劳倦伤脾，以为痞满者，当用补中益气汤，补其不足则痞自除，此法所当忌也。胀满非实邪结于中下焦，手不可按，七八日不更衣者，必不可用。挟热下痢，亦非燥粪留结者，必不可用。伤食停积，多因脾胃虚，不能运化所致，慎勿轻饵。如元气壮实有积滞者，不得已用一二剂，病已即去之。即洁古所制枳术丸，亦为脾胃有积滞者设，积滞去则脾胃自健。故谓之益脾胃之药，非消导之外，复有补益之功也。时医不识病之虚实，药之补泻，往往概施，损人真气，为厉不浅。”而据现代《中药大辞典》枳实条（临床应用），用枳实治疗胃下垂：将川枳实洗净，加2倍量的水，浸泡24小时，待发胀变软取出，剪为细块，再放原液中煮沸1.5小时，过滤，滤渣加水再煎，共煎3次，最后将滤渣挤压弃去；3次滤液，微火浓缩使成66%或132%浓度的煎剂。每日3次，每次10～20毫升，饭前半小时服。治疗21例，经服药15～45天，痊愈8例，X线钡餐检查胃下极位置较未服药前有显着升高，胃运动功能正常，临床自觉和他觉症状消失；好转6例，X线钡餐检查胃下极位置较未服药前有一定升高，胃运动机能有一定改善，临床自觉和他觉症状消失或减轻，或X线检查虽无明显进步，但临床症状消失：有效6例，X线钡餐检查无明显进步，临床自觉和他觉症状减轻；1例无效。又有用川枳实、蓖麻仁等量制成10%之溶液，行游子透入疗法，每日1次，每次10～20分钟，15天为一疗程。治疗18例，痊愈13例，显著好转2例，好转2例，无效1例。治后多数患者之腹胀、腹痛、便秘、胃纳不佳、失眠、头昏、乏力等症状消失；体重有不同程度的增加。

总之，大剂量使用枳实、枳壳能治疗胃下垂、脱肛、子宫脱垂等各类因人体脏器功能低下而致脱垂者病症。此类病症符合中医学“中气下陷”的情况，其临床体征属“虚证”或“虚中夹实”“本虚标实”。对照先贤对枳实的论述，差别是显而易见的。笔者认为可能有两种情况，一是枳实、枳壳原本平和之品，前人之说谬矣！二是枳实、枳壳既长于破气引痰、散结消痞，又能振中气以举陷，回生机以救危，一药而兼补泄之功，此乃天地造化之妙。若是这一种情况，则对于枳实、枳壳破气降气和升提固脱的双重性原理，值得深入探讨。

笔者还认为枳实、枳壳与青皮、陈皮性质近似，功力相当，并非勇悍之品，临床常用于各类气滞作痛，胸腹胀满的病症，未见有明显耗气损真的情况。

现代研究证实，枳实含挥发油、黄酮苷（橙皮苷、新橙皮苷）、维生素C等，能缓和小肠痉挛，并具有利胆、抗溃疡、强心、增加心脑肾等器官的血流量及升高血压等作用。临床上主要用于治疗胆汁反流性胃炎、胃下垂、子宫脱垂、心力衰竭、冠心病等疾病。

另刘向《晏子使楚》一文中有名句说：“橘生淮南则为橘，生于淮北则为枳。”其中的枳即指枳实。《本草拾遗》说：“旧云江南为橘，江北为枳，今江南俱有枳橘，江北有枳无橘。此自种别，非干变易。”其实，橘和枳是同属一科而又有区别的植物。橘为是芸香科柑橘属的一种水果，味甘；而枳为芸香科枳属小乔木，果实味酸苦。不过二者均有很高的药用价值。

朱砂

阳抱阴承镇心神（丹石杀人毒千年）

朱砂又称辰砂、丹砂、赤丹、汞沙，是硫化汞的天然矿石。我国第一部药学专著《神农本草经》将朱砂列为上品药之首位，并称：“丹砂，味甘，微寒。主身体五脏百病，养精神，安魂魄，益气明目，杀精魅邪恶鬼。久服通神明，不老。能化为汞。”道家把朱砂看成是最神奇的矿石，内功内丹术经典著作《钟吕传道集》如此记载：“感太阳之气，而为众石之首者，朱砂也。”

朱砂以湖南辰州产者最良，故又名辰砂。辰砂矿石，经选砂分类后，其片状者称“镜面砂”，块状者称“豆瓣砂”，碎末者称“朱宝砂”。唐代药典《新修本草》根据丹砂来源将其分为土砂、石砂，《本草纲目》又谓石砂有十数品：“最上者为光明砂，云一颗别生一石龛内，大者如鸡卵，小者如枣栗，形似芙蓉，破之如云母，光明照彻，在龛中石台上生，得此者，带之辟恶，为上。”

朱砂具光明之体，色赤通心，重能镇怯，寒能胜热，甘以生津，抑阴火之浮游，以养上焦之元气，为安神之第一品。质之刚是阳，内含汞则阴；气之寒是阴，色纯赤则阳，故其义为阳抱阴，阴承阳。故近代医家张锡纯说：“凡精气失其所养，则魂魄遂不安，欲养之安之，则舍阴阳紧相抱持，密相承接之丹砂又奚取乎？”临床上朱砂主要作为镇心安神，清热解毒药使用。其主治功用不离重镇，能清心火而安神，使神明得以安舍，以养上焦之元气，为心经安神第一品。朱砂入药多采用水飞制成的极细粉末入丸散剂，亦用来作丸药的挂衣。朱砂也常与其他安神之药配伍以增强功效，拌和其他药物入煎剂，如朱砂拌茯神、朱砂拌柏子仁、朱

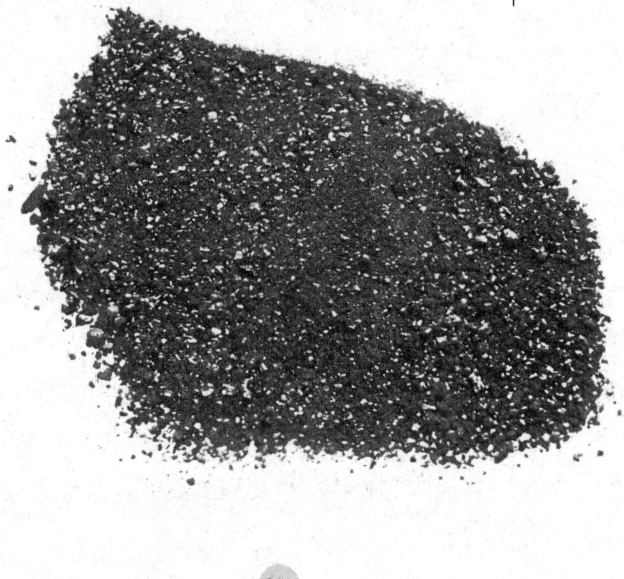

砂拌麦冬等。朱砂还具有解毒作用，能治疗“毒气疥瘘诸疮”（见《名医别录》）。多部古医籍都载有“火照散”，是取朱砂、血竭、没药、明雄黄（各三钱），麝香（五分），“用绵纸条长寸许，每条裹药三分，真麻油浸点，自外而内，周遭照之，疮毒随药气解散，自不内侵脏腑。”《千金要方》磁朱丸，《太平圣惠方》朱砂丸皆以朱砂治眼昏暗，《太平圣惠方》还说朱砂丸：“治眼昏暗，能令彻视见远。”

《名医类案》载一则病例云：“一妇人产子，舌出不能收。医有用姓者、令以朱砂末傅（同敷）其舌，仍令作产子状，以二女掖之，乃于壁外潜累盆盎量危处，堕地作声，声闻而舌收矣。”书中还解释道：“夫舌乃心之苗，此必难产而惊，心火不宁，故舌因用力而出也。今以朱砂镇其心火，又使倏闻异声以恐下。经曰：恐则气下，故以恐胜之也。”

早先人们迷信，一些患有神志疾病的患者被视为“中邪”，家里人便常请骗人的方士来“驱鬼”。方士口中念念有词，让患者喝下符水，有些患者的症状能得到缓解，其实只不过是方士画符画的朱砂所起的作用罢了。民间流传一种治疗“心慌”的偏方，系用猪心加朱砂烧煮后食用，但这种所谓治疗“心脏病”的方法是没有科学依据的。

朱砂不宜久服多服，据晚清医家陆以湉所著《冷庐医话》载：“有婴儿惊风，延某医治之。灌以末药不计数，惊风愈而人遂痴呆，至长不愈，其药多用朱砂故也。”《本草从新》也云：“独用多用，令人呆闷。”

朱砂的化学成分主要是硫化汞，有剧毒。急性汞中毒可引发急性腐蚀性口腔炎和胃肠炎，出现肌肉震颤、神经衰弱症候群等。依据《中华人民共和国药典》的规定，朱砂有毒，不宜大量服用，也不宜少量久服，肝肾功能不全者禁服。朱砂用量为 0.1 ～ 0.5 克，多入丸散服，不宜入煎剂。外用适量。据了解，北京同仁堂集团已将朱砂含量较高的儿科中成药王氏保赤丸（散）和七珍丹的成分进行更改，将朱砂排除在外。

说到朱砂的毒性，还要说一说古代的炼丹术，所谓“炼丹”之最初含义和内容就是升炼丹砂，因使用的基本原料是丹砂。历代炼丹家对丹砂都推崇备至，不少炼丹者还是医家，这样一来炼丹术与古代医药学形成了十分复杂的关系：一方面是消炎除病的医学实践，另一方面是成仙登天的幻想，这两方面的内容错综交织，给古代医药学的发展带来双重影响。

在中国历史上风行服丹药而同时对医药学产生不良影响最为久远的，就要属服食“五石散”了。五石散是由石钟乳、紫石英、白石英、石硫磺、赤石脂五味石药合成的一种散剂。服食五石散，由来更久，曹魏时期吏部尚书何晏带头服用五石散（鲁迅说他是“吃药的祖师爷”），并说吃药后不仅治好了病，而且还觉神明开朗。何晏此人，刘孝标注引《文章叙录》曰：“晏能清言，而当时权势，天下谈士，多宗尚之。”何晏是个能言善道的玄学家，当时权贵和文人都比较推崇他所说的。这样一来，五石散经他那么一宣传之后，初时贵族阶层中人都相继服用，到了南北朝连平民阶层中的男女僧道亦多服用，甚至有穷人生病也要服五石散。五石散药性酷烈暴热，服后全身发热，它虽给寒症患者带来兴奋的感受，但这现象只是昙花一现。随着药性的积累，很多人出现了浮肿、心腹痛、大小便困难、便血、尿血等症状，严重的甚至送掉了性命。服食五石散的风气，自魏晋时期到唐代，五六百年间从未中断，而从唐宋到元明时期，贵族阶层中人多依旧趋之若鹜，南宋李光有一首诗《客有见馈温剂云可壮元阳感而有作》，就是抨击讽刺服用五石散的疯狂和愚昧的：“世人服暖药，皆云壮元阳，元阳本无亏，药石徒损伤……金丹不离口，丱（矿）妙常在傍，真元日渗漏，滓秽留空肠。四大忽分离，一物不得将。歌喉变哀音，舞衣换衰裳，炉残箭镞砂，箧余鹿角霜。咄哉此愚夫，取乐殊未央……恃药恣声色，如人畜豺狼。此理甚明白，吾言岂荒唐。书为座右铭，聊以砭世盲。”可以说直接或间接死于五石散类石药的人不可胜数，五石散类药物实在是杀人不见血的软刀子。

朱砂与文字、印泥关系颇密，早期的甲骨文在刻好后，还要用朱砂或黑粉涂在刻的笔划里，使字迹格外清晰，这就是考古学家称的“涂朱甲骨”。清代制度，皇帝在奏章上用朱笔所书的批示名“朱批”。明、清两代，乡试及会试场内，应试人的原卷（即墨卷）要封糊名，由誊录人再誊写一遍，方送考官批阅，称为“朱卷”，以防考官认识考试人笔迹而作弊。

竹

观赏药用两相宜

竹子挺拔、中空、飘逸、潇洒，被誉为“岁寒三友”和“四君子”之一。中华民族自古崇尚孝道。二十四孝的故事广为流传，为历代帝王、名士和百姓所称颂。《二十四孝》“哭竹生笋”的故事是：“三国时期吴国孟宗，少丧父。母老，病笃，冬日思笋煮羹食。宗无计可得，乃往竹林中，抱竹而泣。孝感天地，须臾，地裂，出笋数茎，持归作羹奉母。食毕，病愈。”

开元二十四年，李白曾隐于徂徕山竹溪，与孔巢父、韩准、裴政、张叔明、陶沔日夕酣饮，号“竹溪六逸”。以竹会友，纵竹欢歌。白居易《养竹记》：“竹似贤，何哉？竹本固，固以树德，君子见其本，则思善建不拔者。竹性直，直以立身；君子见其性，则思中立不倚者。竹心空，空似体道；君子见其心，则思应用虚者。竹节贞，贞以立志；君子见其节，则思砥砺名行，夷险一致者。”竹的这些特征，正是古代文人所比照追求的优秀品格。

竹不语，而人解竹语；竹无语，而其韵自现。姿韵卓然之竹是高洁品格的象征，从中国文化中冉冉而来，展现着其清新典雅，不入流俗的人文内涵，培育出了清高的情怀。

苏东坡对竹一往情深，其《于潜僧绿筠轩》诗中有“可使食无肉，不可居无竹。无肉令人瘦，无竹令人俗。人瘦尚可肥，士俗不可医。”再据《古今谭盖》载，王祈有竹诗两句，最为得意，每为东坡诵之，曰：“叶垂千口剑，干耸万条枪。”苏笑曰：“好则好矣，只是十条竹竿共一片叶也。”苏尝言：“看王大夫诗，难道不笑。”苏东坡曾首创用朱砂画竹，世称“朱竹画”，后代响应者亦不乏名家。

徐庭筠《咏竹》有名句：“未出土时先有节，便凌云去也无心。”竹作为观赏植物，心虚节高，竿直外洁，犹能傲霜雪而不凋，历四时而常茂。在阳台、厅房、书斋或窗前种上几株竹子，将会使居室生辉。盆景制作师认为：无松不古、无兰不雅、无竹不清、无梅不俏。

竹子的可入药部分包括竹叶、竹茹、竹沥。《药品化义》说：“竹叶清香透心，微苦凉热，气味俱清。”淡竹叶别名竹叶麦冬、淡竹米，为禾本科植物芡淡竹叶的茎叶。其功用为清心火，除烦热，利尿。主治热病口渴、心烦、口舌生疮、小便短涩、淋浊等。竹茹别名淡竹茹、青竹茹、竹皮，为禾本植物淡竹、青竿竹或大头典竹的茎秆的中间层。清热化痰，除烦止呕，凉血。主治肺热咳嗽、痰黄稠、心烦不寐、呃逆、妊娠恶阻、吐血、衄血等。

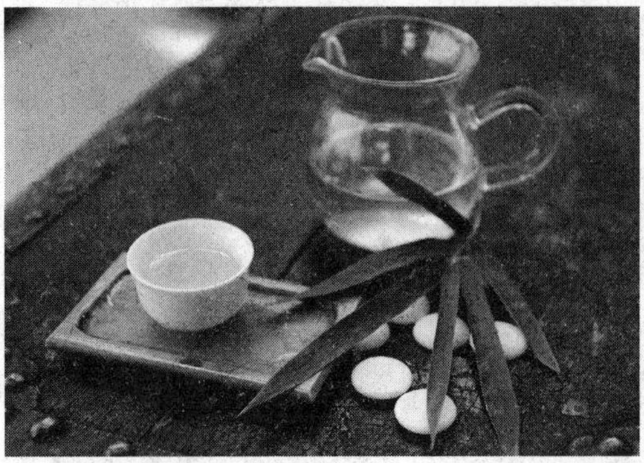

王士雄曰：“条芩但宜于血热之体。若血虚有火者，余以竹茹、桑叶、丝瓜络为君，随证辅以他药，极有效。盖三物皆养血清热而熄内风。物之坚，莫如竹皮。《礼》云：如竹箭之有筠是也。皮肉紧贴，亦莫如竹，故竹虽苁而皮肉不相离，实为诸血证之要药。观塞舟不漏可知矣。桑叶，蚕食之以成丝；丝瓜络筋膜联系，质韧子坚，具包罗维系之形。且皆色青入肝，肝虚而胎系不牢者，胜于四物、阿胶多矣。惜未有发明之者！”王士雄的这番安胎理论令人心悦诚服。本来妊娠期间用药颇多顾忌，常觉无从下手，如今王氏得出了妊娠安胎养胎的三味君药，能令医者“成竹在胸”，亦孕妇之幸矣。笔者临证学习用之，颇多效验。

《续名医类案》记有用竹茹治疗齿衄的案例引窦汉卿之言曰：“一人齿根边，津津血不止，苦竹茹四两，醋煮含漱，吐之而愈。”

竹沥有清肺降火，滑痰利窍的功效。用于中风痰迷，肺热痰壅，惊风，癫痫，热病痰多，壮热烦渴，子烦，破伤风等。据宋代江休复所著《江邻几杂志》记载：“苏才翁尝与蔡君谟斗茶，蔡茶精，用惠山泉；苏茶劣，改用竹沥水煎，遂能取胜。”说的是苏轼和蔡襄斗茶，二人都是斗茶的行家，但蔡襄做过福建转运使，管理过贡茶，因此他斗茶时拿出的茶自然比苏东坡要好。茶不如人，苏东坡要斗赢蔡襄，就必须在用水上超过对方。因此当蔡襄选用“惠山泉”水时，苏东坡别出心裁，用“竹沥水煎，遂得取胜”。据《本草纲目》记载：“将竹截作二尺长，劈开。以砖两片对立，架竹于上。以火炙出其沥，以盘承取。时珍曰：一法：以竹截长五、六寸，以瓶盛，倒悬，下用一器承之，周遭以炭火逼之。时珍曰：姜汁为之使。”

竹子有一种奇怪的现象，就是病危将死时才会开花。在民间，竹子开花被认为是不吉利的现象，是一种凶兆。科学解释其实竹子生长到一定时间后也会衰老，为繁衍后代，在生命结束之前开花、结果。竹子开花后，便会因为没有足够的养分继续生长而死亡。

竹还可以用来编簸箕、扫帚、箩筐等农具，加工制成桌椅、扇子、枕、席、帐杆和供人把玩的各式各样的艺术品等。竹的应用难以尽述，可谓是：“华夏竹文化，上下五千年。衣食住行用，处处竹相伴。”

紫河车

父精母血造化功

紫河车又名胞衣，为健康人的胎盘。紫河车入药始见于唐代陈藏器所撰的《本草拾遗》，但鲜为人识，自金元朱丹溪言其大能补益之后，遂为时用。

《本草纲目·人部》引《丹书》云：“天地之先，阴阳之祖，乾坤之橐（tuó）籥（yuè）（古代冶炼鼓风用的器具），铅汞之匡廓，胚胎将兆，九九数足，我则乘而载之，故谓之河车。其色有红、有绿、有紫，以紫者为良。”故名紫河车。河车之名喻河中之舟船，陆地之车，取其皆能载物之义。《本经逢原》谓紫河年“禀受精血结孕之余液，得母之气血居多，故能峻补营血”。紫河车味甘、咸，性温，入肺、心、肾三经，乃血肉有情之品，大补元气，滋养精血，《本草经疏》言其“乃补阴阳两虚之药，有返本还元之功”。

最早现紫河车功效的是中国人，但研究其功效并将其发扬光大的是日本人。日本研究胎盘（人胎素）的历史久远，现代日本胎盘素技术最为完善，日本也是胎盘素使用最

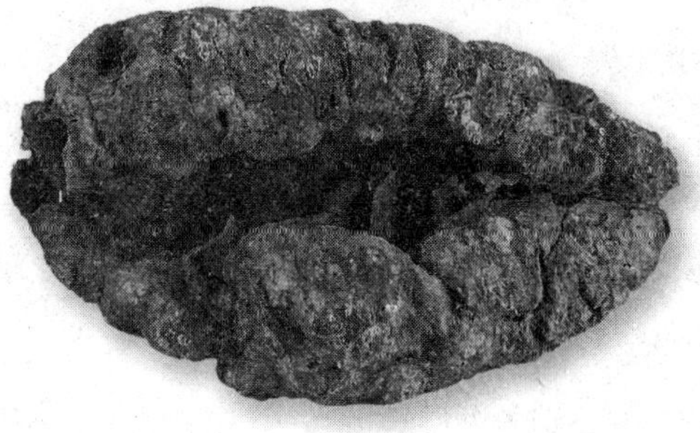

为普及的国家之一。日本对胎盘的神奇功放赞不绝口，《读卖新闻》《朝日新闻》等日本诸大报对胎盘素也都有过大量报道。但国内对人体胎盘和羊胎素的药品使用还保持谨慎的态度，也是出于对胎盘素药品使用可能会有损健康的考虑。

明代医家吴球在《活人心统》中以《丹溪心法》的“补天丸”方加减，创“大造丸”方，用紫河车为主药，功效卓著。吴球在《大造丸》方中记述道：“紫河一具，即胎衣，男用男胎，女用女胎，须头生者佳。以米泔水洗净，新瓦上焙干为末。盖儿孕胞中，脐系于胞，受胞之气养。胞系于腰，受母之荫。

丹溪云：父精母血相合生成，真元气所钟也。夫名为紫河车者，以天地之先，阴阳为祖，胚胎将兆，九九数足，此则载而乘之，故超然非他草木之类可比。古方治虚劳甚者用之，良以此也。一人患虚弱，阳物仅具形迹，面色萎黄，因以河车配诸药为丸，服之不二料，体貌顿异，连生四子；一妇人年六十时衰病，以此入加白药服之即强健，自此每自制服，寿至九十有余，且以其药惠诸亲属，即济甚众；一人大病后不能作呼声，服此即气壮呼声出矣；一人足不能任地者半年，服此丸即能远行矣。用于女人尤好不可言，盖河车本所自出，各从其类耶。若月水不调，兼小产难产及多生女少生男夫妇，服之可以生男，历历可考。又有别法，只用河车一味制丸，治失心风等病无不验，病危将绝气者一服可更活一二日。大抵此药补益之功极重，故百发百中，久服耳聪目明，须发乌黑，延年益寿，有夺造化之功，故名大造。”方中还配有败龟板、黄柏、杜仲、牛膝、生地黄、人参等，因此大造丸身价倍增，深为医家重视。明代医籍《红炉点雪》与《景岳全书》，清代《古今图书集成·医部全录》都载有此方。现代《中国医学大辞典》与《中华人民共和国药典》（1963年版）亦俱有记载，但方名改为“河车大造丸”。

紫　苏

济生安胎紫苏饮

紫苏别名苏叶、苏梗，为唇形科植物紫苏的茎叶。南朝梁时的著名医家陶弘景言紫苏“叶下紫色，而气甚香，其无紫色、不香、似荏者，名野苏，不任用”，所以取名紫苏。有人说紫苏原名“紫舒”，因草为紫色，服后能使人有病去体舒之感而得名，但本草类古籍中并无此说法。

《本草汇言》说：“紫苏，散寒气，清肺气，宽中气，安胎气，下结气，化痰气，乃治气之神药也。”紫苏叶、紫苏梗、紫苏子皆可入药，《本草述》言：“盖叶、茎、子俱能和气，但叶则和而散，茎则和而通，子乃和而降，用者其细审之。”

关于紫苏安胎功能的方剂，以《济生方》的“紫苏饮”最为著名，亦最为常用，朱丹溪在其所著的《格致余论》中记载：“世之难产者，往往见于郁闷安佚之人，富贵奉养之家，若贫贱辛苦者无有也。方书只有瘦胎饮一论，而其方为湖阳公主作也。实非极至之言，何者？见用此方，其难自若。予族妹苦于难产，后遇孕则触而去之，予甚悯焉。视其形肥而勤于女工，构思旬日，悟曰：此正与湖阳公主相反，彼奉养之人，其气必实，耗其气使和平故易产。今（族妹）形肥知其气虚，久坚知其不运，而其气愈弱。久坐胞胎因母气不能自运耳。当补其母之气，则儿健而易产。今其有孕至五六个月，遂于大全方，紫苏饮加补气药，与十数贴，因得男而甚快。后遂以此方随人之形色性禀，参以时令加减与之，无不应者。”《古今医案按》还记载了另一则病案，云陈良甫（即宋代名医陈自明）“治一妇有孕七个月，远归，忽然胎上冲心而痛，坐卧不安，两医治之不效，遂言胎已死矣。已用萆麻子研烂，加麝香调，贴脐中以下之，甚危急。陈诊视两尺脉绝，他脉平和，陈问医作何证治之？答曰：死胎也。陈曰：何以知之？曰：两尺脉沉绝。陈曰：误矣！此子悬也。若在胎死，却有辨处，面赤舌青，子死母活。面青舌赤，母死子活。唇口俱青，母子俱死，今面不赤、舌不青，其子未死，是胎上迫心，宜紫苏饮治之，至十贴而胎乃近下矣。”

明代名医缪希雍，有传世之作《先醒斋医学广笔记》四卷。据《四库全书总目提要》记载：“天启（明熹宗朱由校的年号）中，王绍徽作《点将录》，以东林诸人分配《水浒传》一百零八人姓名，称缪希雍为神医安道全，以其精于医理故也。”在朱国桢《勇幢小品》中记载有：“天启辛酉年间，朱氏患膈

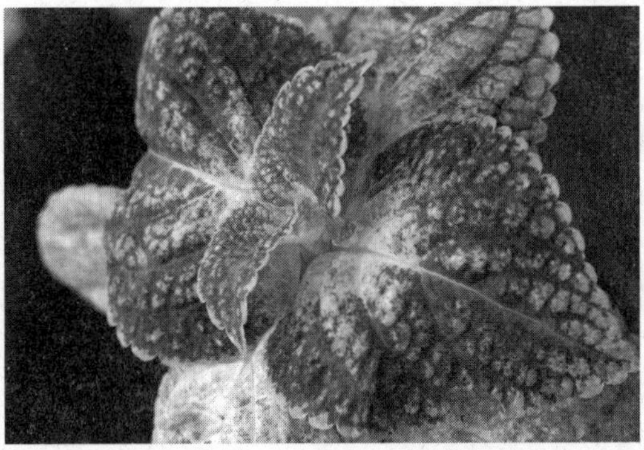

病，上下不通，似分两截，疼痛难忍。缪希雍诊后认为：食则即吐，两便稀少，则病在胸臆上焦，气郁所致，与酒色相关，用苏子一味可医，一剂五钱，当禁酒色，服用苏子十余次，病即痊愈。”

据传紫苏能解鱼蟹毒是华佗首先发现并运用于治疗的。鉴于紫苏有发表、散寒、理气、舒郁、解毒、止痛等多种功效，而常用于做家庭饮品。北宋仁宗皇帝曾昭示天下评定汤饮，结果是紫苏熟水第一，《本草纲目》说：“紫苏嫩时采叶，和蔬茹之，或盐及梅卤作菹（zū，酸菜）食甚香，夏月作熟汤饮之。”